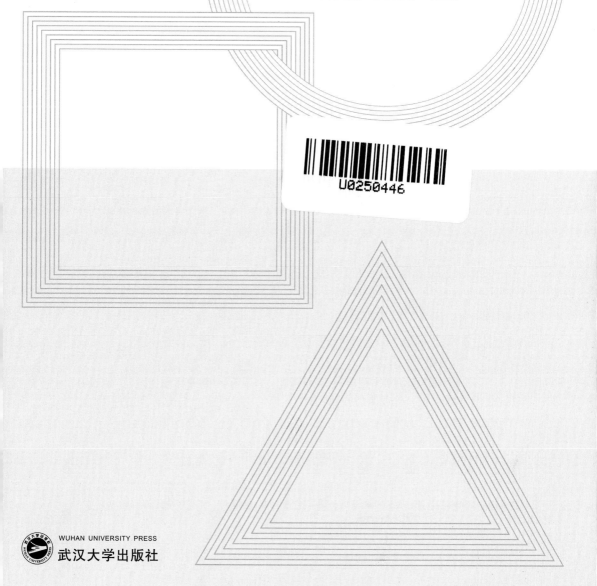

医学伦理学

郑文清　周宏菊　主编

U0250446

WUHAN UNIVERSITY PRESS
武汉大学出版社

图书在版编目(CIP)数据

医学伦理学/郑文清,周宏菊主编.—武汉:武汉大学出版社,2021.8
ISBN 978-7-307-22465-0

Ⅰ.医… Ⅱ.①郑… ②周… Ⅲ.医学伦理学 Ⅳ.R-052

中国版本图书馆 CIP 数据核字(2021)第 139460 号

责任编辑:詹 蜜   责任校对:汪欣怡   版式设计:马 佳

出版发行:**武汉大学出版社** (430072 武昌 珞珈山)
(电子邮箱:cbs22@whu.edu.cn 网址:www.wdp.com.cn)
印刷:武汉中科兴业印务有限公司
开本:720×1000 1/16 印张:23.25 字数:417 千字 插页:1
版次:2021 年 8 月第 1 版 2021 年 8 月第 1 次印刷
ISBN 978-7-307-22465-0 定价:49.50 元

前　言

医学是技术，也是艺术；医学是自然科学，也是人文科学。医学技术使用在人类身体上，不仅产生对个体的影响，也产生深远的社会影响；不仅产生当前的影响，也会产生长远的影响。因此，强调医学伦理道德的重要性，也是医学科学发展本身的课题与需要。

我国社会主义市场经济的逐步建立与发展，医学科学技术自身的发展与进步，我国医药卫生事业的改革与深化，使医药卫生工作人员的职业道德与伦理精神面临着许多新的考验和挑战，也为医学伦理学学科的发展提供了新的机遇。

现代医学与技术的发展，深刻地影响着人类的社会、经济、文化、教育，也带来了人们道德、伦理、价值观的深刻变化，对广大医药卫生工作者和在校的医药大学生进行医学伦理教育，提高他们现代医学伦理道德的敏感度，激发医学伦理学的学习兴趣，培育现代医学伦理学的人文关怀精神，培养良好的职业道德素质，是医药卫生系统加强社会主义精神文明建设，培育社会主义核心价值观的重要内容。

在医疗改革的大背景下，在医患关系变得紧张的今天，我们对医学伦理的审视，变得越来越必要和重要，医学与医生与我们的身家性命有关，医生选择的背后，都是生命的信任与托付。科学技术的发展与进步，使得传统伦理道德越来越受到质疑和挑战。现代医学伦理问题日益凸显，越来越需要我们的认真研究与探讨。

为了满足在校的医药大学生医学伦理学学习与教学的实际需要，适应我国国家职业医师资格考试的要求，我们组织医学伦理学教学与科研人员，编写了《医学伦理学》一书，该书是在《现代医学伦理学概论》（郑文清、周宏菊主编，武汉大学出版社 2017 年版）的基础上，根据社会的发展与教学、科研的需要而进行的重新修订，有的章节改变的内容较多，有的进行了较大的调整，由于教学、科研人员的变动，参与此书修改、编写的人员也随之进行了调整，在此，对于原书作者付出的辛劳表示衷心的谢意!

该书适合医药大学生、医药工作者阅读、参考,也适合从事医事法律实务与理论研究者学习、参考。本书在编写、出版的过程中,得到了湖北中医药大学教务处、设备中心等相关职能部门的大力支持和鼓励,武汉大学出版社文史分社社长詹蜜老师对本书的出版进行了具体的指导,花费了许多的心血,在此,向对该书的出版给予关心和帮助的人们,表示我们由衷的感激!

本书各位编写者在写作的过程中学习、参阅和借鉴了许多文献资料,有些直接吸取了公开出版的相关论文、教材、专著的学术成果,有些是直接借助互联网获得的资讯,尽管书中列举了不少参考书目与文献,但难免挂一漏万,恳请有关作者、专家多多谅解与包涵。在此,也向有关学者、专家致以诚挚的谢意!

本书由郑文清、周宏菊任主编,负责编写提纲、修改与统稿工作。

各章撰写的作者(作者单位)与顺序如下:

第一章、第二章、第三章、第四章、第五章,郑文清(湖北中医药大学);

第六章、第七章、第八章、第九章、第十章,何振(肇庆医学高等专科学校);

第十一章、第十二章、第十三章、第十四章、第十五章,高小莲(湖北中医药大学);

第十六章、第十七章,周宏菊(肇庆医学高等专科学校);

第十八章,张丽(武汉大学);

第十九章,陶军秀(湖北省中医院);

第二十章,刘琼芳(武汉市汉口医院);

附录、主要参考文献,高小莲(湖北中医药大学)。

本书在编写过程中,我们虽然力求完美,但由于认识水平和知识面的限制,书中不当甚至错误恐难避免,恳请学界同仁与读者批评指正,以期今后改进、提高,使之逐步完善。

主编 郑文清 周宏菊

2021 年 5 月 28 日

目　　录

第一章　绪　论

【本章学习目标】

　　通过学习本章内容，了解伦理学的基本知识，掌握道德、伦理、伦理学、医学伦理学基本概念的内涵，掌握伦理学是研究道德的一门学问。掌握医学伦理学的基本内涵，明白为什么要学习医学伦理学的道理，为培养良好的医学职业素质和伦理精神奠定基础。

【本章学习要点】

◆　伦理学的基本内涵

◆　伦理学的分类

◆　医学伦理学的基本内涵

◆　为什么要学习和研究医学伦理学

◆　现代医学伦理学的研究对象

　　什么是伦理学？什么是医学伦理学？我们要学习医学伦理学，首先就要理解这些基本概念。要正确理解医学伦理学，看似简单，其实是一件不容易的事情，涉及理解什么是道德，什么是伦理，什么是伦理学，什么是医学伦理学以及它们之间的关系。

一、伦理学的基本内涵

　　伦理学是什么？简单来说，伦理学就是研究道德的一门科学。既然伦理学是研究道德的一门学问，为何不直接称为"道德学"呢？这里就涉及两个基本而重要的概念：道德和伦理。

1

（一）道德

"道德"一词，在汉语中可追溯到先秦思想家老子所著的《道德经》一书。老子说："道生之，德畜之，物形之，势成之。是以万物莫不尊道而贵德。道之尊，德之贵，夫莫之命而常自然。"[①]

"道"和"德"在中国古籍中是两个概念而分开使用的。"道"在《道德经》中有三种不同的用法。其一，是指宇宙万物产生和发展的总根源，这是老子哲学思想的核心；其二，指自然规律；其三，指人类社会的一种准则、法则。

道，基本含义有"道路""道理"等，是指事物运动变化的规律和规则，也指事物运动变化的最高原则。老子认为，"道"是宇宙万物的本原。

"德"的意思是：直视"所行之路"的方向，遵循本性、本心，顺乎自然，便是德。"德"的本意为顺应自然、社会，按照人类的客观需要去行为，不违背自然规律去发展社会，提升自己。"德"即得之于道，是道的性能。"德"字的出现先于"道"，早在3000多年前商代的甲骨文中已有了"德"字。关于"德"的含义，东汉学者刘熙在《释文》中解释为"德者，得也，得事宜也"。许慎在《说文·心部》中更明确地解释为"德，外得于人，内得于己也"。

"道""德"二字合用，始见于《易大传·说卦》《管子》《庄子》及《荀子》等书。《荀子·劝学》中说："故学止乎礼而止矣，夫是之谓道德之极"，赋予道德明确的含义。从此，道德主要是指在社会生活中所形成的行为准则和规范，也指个人的思想品质、修养境界、善恶评价、道德教育和修养、风俗习惯等。

在西方，道德（morality）一词起源于拉丁文 moralis，指社会风俗、风尚，也有"内在本质""规律""特点""规定""性格""品质"等意思。

现代使用"道德"一词，一般有两层含义，一是指调整人与人之间、人与社会之间、社会与社会之间的行为准则和规范；二是指个人的思想品质、修养境界、是非善恶评价等。

（二）伦理

"伦"和"理"在古代语言里也是分别使用的概念。在古汉语中，"伦"与"辈"同义，《说文》解释："伦，辈也。"引申为群、类、比、序等含义。孟子把"父子有亲，君臣有义，夫妇有别，长幼有序，朋友有信"称为五伦，表明了我国封建社会中人与人之间的不同辈分关系、人伦秩序和做人的规范。

---

① 张忆译注. 老子·白话今译[M]. 北京：中国书店，1992：99.

"理"本意是治玉，带有加工使其显示其本身的纹理之意，后引申为条理、精微、道理、事理等含义。

将"伦"和"理"合为一个概念使用，最早见于《礼记·乐记》，其中有："乐者，通伦理者也。"把安排部署有秩序称为"伦理"。从词源定义上看，"伦理"和"道德"既相通，又有不同。道德侧重指人们实际的道德行为和人与人之间的道德关系，伦理侧重指这种行为与关系的道理和理论；道德是一般用语，伦理更多的是用作书面语。德国哲学家黑格尔就把道德与伦理是分开使用的，道德专指个体的德性、行为和良心，伦理则是指家庭、社会和国家关系与准则。由于"道德"和"伦理"两词在近代汉语中的词义基本相同，在日常生活中人们有时便把它们作为同义词来使用。

"道德"和"伦理"在现代汉语中意思差不多，那为什么要两个不同的表达？我们认为，一般来说，"道德"更是大众化、口语化的表达，"伦理"更是书面化、正规化的表达。例如，在日常生活中，我们会批评某某不讲"道德"，但一般不会说此人不讲"伦理"。

(三) 伦理学

伦理学一词英文为"ethics"，源于希腊文"ethos"，有风俗、风尚、性格、性情、品质、德性之意。"ethos"来源于希腊文短语"ethike aretai"(字面意思是"品质的技能")。大约公元前 3 世纪，古希腊哲学家亚里士多德(Aristotle，前 384—前 322 年)在雅典学院讲学，首先把他所讲授的一门关于道德品性的学问称为"伦理学"(ethike)，"ethike"译成英文便是"ethics"。近代日本学者借用汉语将其翻译成"伦理学"，清代末年，我国学者将其引入中国，沿用至今。

伦理学，可以称为"道德哲学"，是以道德作为研究对象的一门学问。更深入地说，伦理学是研究道德的本质、产生、形成及其发展规律的科学，是研究人与人之间、人与社会之间、社会与社会之间相互关系的道理和规则的学问。

伦理学是一门古老的学问，一般认为由古希腊著名学者亚里士多德创立。亚里士多德给后人留下的最重要的完整的伦理学著作是《尼可马克伦理学》(The Nicomachean Ethics)。据史书记载，亚里士多德还留下了《优台谟伦理学》《欧代米亚伦理学》《大伦理学》和《论美德和邪恶》等伦理学著作。

《尼可马克伦理学》是亚里士多德最重要的，也是唯一的一部完整的伦理学著作，是亚里士多德伦理学思想的最全面的阐述。它在西方思想史上具有特别重要的意义，既是古希腊哲学全部探索的高度总结，同时是作者哲学思想的最终归宿，对西方伦理学思想的发展也有着极为重要的作用。

在我国，到近代才出现真正意义上的伦理学著作，但有关伦理思想在我国古代诸多学者的著作中比比皆是。

前面界定了"道德""伦理"的含义，虽然两词的意义相近，但作为伦理学来说，还是应该加以区分的。道德关系的形成先于伦理学的创立，道德是伦理学的研究对象，道德关系是伦理思想的源泉。伦理是道德的概括，伦理思想是道德关系的理论表现。因此，人们普遍认为，伦理学是道德的理论形态，是系统化、理论化的道德学说。

二、伦理学的分类

依据不同的角度、标准，伦理学可以分为不同的类型。这里根据理论与实践的区分角度进行的最基本的分类方法，将伦理学分为理论伦理学与实践伦理学。

(一)理论伦理学

理论伦理学是专门研究道德基本理论的伦理学分支学科，也可称为哲学伦理学或道德形而上学。认为伦理学只是道德哲学，只应该从理论上研究什么是善，什么是恶，强调对道德问题进行纯哲学的思辨，反对把伦理学作为一门规范科学或应用科学来看待。主要包括元伦理学、规范伦理学、德性伦理学和比较伦理学。

元伦理学(meta-ethics)，又称为分析伦理学(analysis ethics)，是20世纪西方伦理学中占主导地位的伦理学理论，它和规范伦理学相对。1903年摩尔(G. E. Moore)《伦理学原理》(Principle Ethics)一书的出版，是元伦理学兴起的标志。元伦理学主要是分析和探讨各种伦理学的理论、概念、论证方法等的理论，既不关心对社会道德状况的描述和研究，也不主张道德行为规范，而多关注于从语言学、逻辑学和哲学的角度解释、分析、论证道德术语的意义与逻辑，试图寻找道德判断的理由和根据。该理论否认可以通过科学的途径对道德判断进行论证，主张排斥一切规范价值体系，只研究道德语言涉及道德的实际内容；标榜对任何道德信念和道德原则体系都抱"中立"的态度。

规范伦理学(normative ethics)，19世纪末规范伦理学与伦理学或理论伦理学是同一概念，规范伦理学是伦理学的传统理论形式，其历史最为久远。规范伦理学也称准则伦理学，它通过研究善与恶、正当与不正当、应该与不应该之间的界线与标准，研究道德的基础、本质及规律，试图从哲学上形成和论证道德的基本原则、规范和美德的基本要求，以约束和指导人们的道德实践。许多人认为亚里士多德的《尼可马科伦理学》是第一部规范伦理学的著作。经过中世纪直到近代，规范伦理学一直是伦理学的主体。从 19 世纪末到 20 世纪中期，规范伦理学不断受到描述伦理学和元伦理学的挑战而一度式微。由于社会生活要求伦理学要为生活提供价值指导和行为准则，而能够给予实际生活以价值指导的也只能是规范伦理学。如果离开规范伦理学及其研究，其他的伦理学形态也就没有存在的意义。所以，20 世纪中期以后规范伦理学又重新成为伦理学的主流。

德性伦理学（Virtue ethics），又称德性论或美德论，它主要研究作为人所应该具备的品德、品格等。具体地说，美德论探讨什么是道德上的完人，即道德完人所具备的品格以及告诉人们如何成为道德上的完人，即关于道德品质的伦理学基本理论、学说。中心问题是关于人类品格的。美德论的历史源远流长，古希腊哲学家柏拉图（Platon，前 429—347 年）最早提出"美德即知识"的命题。亚里士多德（Aristotetle，前 384—322 年）构建了较完整的美德论体系。此后，许多伦理学家都在亚里士多德美德论体系的基础上，提出自己的美德论体系。因此，不同时代、不同国家和民族都保留了许多传统美德，如仁慈、诚实、廉洁、公平、进取等，并且这些传统美德经过世代验证已成为人们社会生活中共同的行为准则或规范。亚里士多德以问"什么是人的善"这样的问题开始，他的回答是"灵魂的活动合乎德性就是善"。因此，为了理解伦理学，我们必须理解，是什么使人成为有德性的人。亚里士多德以其对细节的敏锐目光，讨论了诸如勇气、自制、慷慨、真诚这样的德性。虽然这种对伦理学的思考方式与亚里士多德联系在一起，但这并不是他所独有的。苏格拉底、柏拉图以及一大群古代思想家都以"什么样的品格特征使一个人成为好人"这一问题作为伦理学的核心问题，结果"德性"占据了他们讨论的中心舞台。什么是德性？亚里士多德说德性是表现于习惯行为中的品格特征。"习惯"是重要的。例如诚实的德性，只是偶尔说真话，或者只有在对他有利时才说真话的人，并不拥有诚实的德性。诚实的人当然地把真诚当回事，他的行为"源自坚定而不可更改的品格"。德性理论应当包含以下几个内容：解释什么是德性；列出哪些品格特征是美德的清单；解释这些美德是什么；解释为什么这些品性对拥有它们的人来说是好的品性。另外，这个理论还应该告诉我们美德是不是对所有的人都一样，或者是否一个文化的美德与另一个文化的美德有区别，一个人的美德与另一个人的美德有区别。

比较伦理学(comparative ethics)，研究不同地域、不同时代的各个民族和各种文化的道德和实践。着重研究各种道德体系的异同及其物质文化背景。此种研究或注重基本道德原则的共同性，如禁止自杀、私通乱伦、偷窃盗抢等；或注重于各种道德实践的差异性，如一夫一妻制与多偶制、禁止堕胎与堕胎自由等。西方学术界一般认为，比较伦理学与人类学、历史学、社会学、心理学等社会科学有密切联系，利用这些学科的材料，侧重于对道德现象作出经验上可予证实的概括，发现并解释客观存在的人类行为模式，不规定道德律令，尽可能避免对道德事实作出优劣高下的价值评判。在此意义上，比较伦理学与规范伦理学形成对照。

(二)实践伦理学

实践伦理学是研究和解决现实生活中的道德理论和规范的伦理学。其研究内容集中表现在职业道德、婚姻家庭道德和社会公德等方面。实践伦理学主要包括描述伦理学和应用伦理学。

描述伦理学(descriptive ethics)，研究社会族群所持有的伦理观，这包括人情、文化、风气、习俗，善与恶的见解、负责任与不负责任的行为、可接受与不可接受的举止等。它是对道德行为和信念、道德观念、道德意识等的实际调查与研究，根据经验描述，通过获得的大量道德事实材料与客观道德信息来研究、再现社会道德状况，如道德社会学、道德心理学、道德人类学、道德民俗学等，它们既不研究行为的善恶标准，也不制定行为的准则规范。

应用伦理学(applied ethics)，是把伦理学的基本理论、原则运用到具体的现实问题中的伦理学，是对社会生活各领域进行道德审视的科学，是研究将伦理学的基本原则应用于社会生活的规律的科学，应用性和学科交叉性是应用伦理学的基本特征。对于伦理学理论的应用有两种主要的方式：体系的和部分的。前者如蒂洛(J. P. Thirous)把人本主义伦理学应用于各个应用领域[1]，罗尔斯(J. Rawls)把一种契约主义伦理学应用于社会的基本制度和人的目的——价值体系[2]。更多地被采用的方式是部分地运用伦理学的理论，而不是把一种体系用于所应用场合。例如，在不同人群的权利问题上应用罗尔斯的差别原则理论，在生命伦理学问题上应用人本主义或宗教伦理学的生命价值理论，等等。部分应用理论的模式总体上有更大的灵活性，可以根据不同应用主体的性质援

---

① 蒂洛. 伦理学：理论与实践[M]. 北京：北京大学出版社，1985.
② 罗尔斯. 正义论[M]. 北京：中国社会科学出版社，1988.

引不同体系中的有关理论作为持某种立场或政策主张的论据。所以，部分地应用伦理学理论的实践自然地引向混合的伦理学理论应用方式。在混合模式的应用中，对某种立场或政策主张的支持或反对常常由不同论据构成，这些论据是不同的伦理学体系的构成部分，每一个单独论据的周详解释就在这个体系自身之中。

三、医学伦理学的基本内涵

伦理学是研究道德的一门学问，按照这个逻辑推演，医学伦理学就是研究医学道德的一门学问，是研究医学道德产生、形成、发展和变化规律的学说。具体一点说，医学伦理学是运用一般伦理学原理解决医学科学发展、医疗卫生实践过程中的医学道德现象和医学道德问题的学问，是运用伦理学的基本理论、方法研究医学领域中人与人、人与社会、人与自然关系的道德问题的一门学问，是医学的一个重要组成部分，又是伦理学的一个分支。这里所说的"医学伦理学"是指学科概念，或者说是个广义的概念(或曰"类概念")。因为，医学伦理学学科发展到今天，"医学伦理学"这个概念已经有多种含义，而且十分含糊了。医学伦理学的范畴涵盖医患之间、医务人员之间以及医务人员和社会之间的关系。

四、为什么要学习和研究医学伦理学

自古以来，重视人的生命是医学界的美德。中国最早的医学典籍《黄帝内经》在《素问》篇中就指出："天覆地载，万物悉备，莫贵于人"。晋代学者杨泉指出："夫医者，非仁爱之士不可托也；非聪明达理不可任也，非廉洁淳良不可信也。"唐代名医孙思邈在《备急千金要方》中认为："人命至重，有贵千金，一方济之，德逾于此"。孙思邈还论述了"大医精诚"的思想，认为一个好的医师，必须具备两个基本素质：对医术的"精"和对患者的"诚"，只有具备精和诚两个基本的素质，才能成为"大医"，才能成为仁者，即医术精湛、医德高尚的医家。

《医学伦理学》是医学生必须学习的课程，但很多人不明白为什么要学习这门学科。医学不是一般的技术科学，具有自然科学的属性，更具有人文科学的性质，是自然科学与人文科学的统一，这是医学伦理学产生的前提条件和坚实基础。医学技术应用到人的身体上，就产生了可不可以、允不允许、应不应该等伦理学范围的诸多问题。中国古语说"医乃仁术"，医学不能只依靠现代科学技术而发展，特别是在现代社会，医学科学技术的发展，越来越需要医学伦理学的思考与引导。现代社会的医师与医务工作者，要适应现代的医学工作，迫切需要医学伦理学的规范与指导。2008年，教育部、卫生部印发《本科医学教育标准——临床医学专业（试行）》文件，在"教育计划"中明确规定"课程计划中必须安排行为科学、社会科学和医学伦理学课程，以适应医学科学的发展和医疗卫生服务需求"。由此可以看出，国家越来越重视医学伦理学课程在医学教育和人才培养中的地位和作用。

医务工作者在社会生活中担负着维护人们健康，预防、诊治疾病的任务。医学工作的特殊性质要求医师具有高尚的职业道德。在医疗活动中，医疗效果不但与医疗技术、医疗设备直接相关，而且与医师的职业道德直接相关。历代医家都认为，道德高尚是医师角色的重要特征，只有品德高尚的人才能胜任医生职业。随着医学伦理学学科的迅速发展，其逐渐成为现代医学科学的有机组成部分，在现代医学中，医学伦理学已经成为医学专业的基础课程。

随着生命科学迅速发展，生命科学所带来的现代医学伦理学问题日益突出和尖锐，为了能从理论上、实践上给人们提供思考与答案，迫切需要现代医学伦理学。学习、研究现代医学伦理学，对于促进我国人民的健康事业，规范医学科学技术的发展方向，培养医务人员的现代医学伦理意识观念和职业精神，推动社会主义精神文明建设，建立和谐社会，都具有理论与现实的意义。

同时，社会信息化、经济全球化、价值多元化，医学观念、医学模式的转变，对现代医学伦理学的发展既提出了新的挑战，也提供了向前发展的动力。现代医学伦理学是现代医学与伦理学相互影响、相互作用、相互渗透而产生的一门新兴交叉科学，为了更好地处理医患关系，提高医学生和医务工作者与患者、患者家属以及社会的协调、沟通能力，医学生和医务工作者更应该学好、研究医学伦理学，同时促进医学伦理学的发展。

五、现代医学伦理学的研究对象

在这里，我们主要从"现代医学伦理学"的角度对其研究对象加以阐释。要说明的是，医学伦理学本身也在发展过程中，其研究对象在各个不同发展时期侧重点会有所不同。概括地说，现代医学伦理学研究的主要内容有：医学伦理学的基本理论、医学职业道德、现代医学技术中的伦理问题、卫生政策中的伦理问题、医疗法律法规中的伦理问题。

(一) 医学伦理学的基本理论

医学伦理学在其形成和发展的过程中，经历了传统医学伦理学和现代医学伦理学两个大的发展阶段。传统医学伦理学形成了生命神圣论、义务论、美德论三大理论体系；现代医学伦理学形成了生命质量论、生命价值论、权利义务论、公益公正论四大理论体系。这些理论就是用来对医学道德现象和道德关系进行解释的基础或者说理论根据。现代医学伦理学的研究对象之一，就是要继续研究这些基本理论，丰富和发展这些基本理论，使之能更好地阐释医学道德现象与医学道德关系在新的历史时期和现代医学科学技术条件下出现的新情况和新特点，以便更好地指导医疗实践。关于医学伦理学的基本理论将在后面的有关章节进行论述，在此不赘言。

(二) 医学职业道德

医学职业道德，简称医德，是医务人员应具备的思想品质，是医务人员与病人、社会以及医务人员之间关系的总和。主要是指发生在医学职业活动中的医学道德现象和医学道德关系，这是现代医学伦理学应该重点研究的内容之一。医学职业道德的研究，应紧密联系医药工作者的职业特点，确立医药职业行为过程中的道德原则和规范，并尽量使之具体化，使之具有可操作性。医学职业道德的研究，应包括以下四个方面：医务人员与患者的关系；医务人员之间的关系；医务人员及医药卫生部门与社会之间的关系；医学临床中的道德关系。

国外许多医学伦理学家认为现代医学伦理学研究的重点应该是医学新科技中的生物伦理问题(如克隆技术、生育控制技术中的伦理学问题等)，而把医学职业道德或者称为临床医学道德排除在研究范围之外。我们认为，不论医学伦理学如何发展，医学职业道德始终应该成为现代医学伦理学的重点研究内容，因为医学伦理学是从研究医学职业道德开始的，关注医学临床职业道德应该始终成为医学伦理学研究的根本问题。医学职业道德研究的核心内容是医患关系。同时，医学职业道德本身也是随着时代的发展而发展的。

(三) 现代医学技术中的伦理学问题

随着医学科学和高新技术的发展，医学中的伦理学问题日趋突出，有的问题使人类面临道德选择的两难困境，国外的医学伦理学者称为 ethical dilemma，按字义说，它是指"道德困境"和"道德上的两难推理"双重含义。即对同一事件具有两种或两种以上的行为可供选择，而各种行为都有其理由，而又都不是绝对的理由。

现代一系列高新技术广泛应用于医学，使预防、临床诊断与治疗出现了前所未有的崭新面貌。许多疾病的不明病因现在明确了，许多无法治愈或控制的疾病现在能够治愈或控制了，许多无法预防的疾病现在能够预防了。医学高新技术为无数病患带来了福音和希望，对人类的健康水平的提高做出了贡献。但是，医学高新技术的应用也引发了各种各样的社会伦理问题：

由于医学高新技术的使用，导致医疗费用迅速上涨，出现了现实经济水平与医药巨额经费之间的矛盾，加上一些医疗单位单纯追求经济效益，过度使用高新技术，因而更加重了病患的经济负担，使患者、企业和国家不堪重负。

医学高新技术的广泛使用，促使医药卫生资源迅速向大医院、大医疗中心集中，加剧了卫生资源分配的不公正、不公平现象，进一步扩大了社会不同阶层在卫生保健方面的差距。

医学高新技术的使用，淡化了医患之间的直接接触，医患之间的交往日益变成了人与物及人与机器之间的交往，医学在某种意义上来说日益失去了它的人性，患者和医务人员之间的关系日渐冷漠和疏远。

医学高新技术的使用，使医学的发展愈来愈趋向于攻克疑难疾病的目标，这就在一定程度上和一定时限内冲击了预防和初级卫生保健，不利于人人享有保健目标的实现。

医学高新技术的使用，还带来许多其他新的伦理问题，如克隆人问题、试管婴儿问题、基因隐私问题、安乐死问题、器官移植问题，等等。

医学科学的发展，高新技术的广泛运用，对人类来说并不总是有利而无弊的，不考虑社会将为此而付出的代价，对人类就可能是造祸而不是造福了。然而，无端地指责或否定，也会影响医学科学的进步和发展。因此，医学的发展，高新技术的运用，应该从伦理学的角度进行审视和研究。

同时，现代医学伦理学的具体内容是医学科技与伦理理论两个方面的因素交互作用的产物，虽然伦理学一般理论对一定时期的医学伦理学起着指导性的作用，但医学科学和医学高新技术在当今医学伦理学中的地位显著上升，这是不争的事实，人们必须首先了解医学科学及医学高新技术的最新发展状况和趋势，才能谈得上对伦理学的发言权，因此，我们必须关注"伦理学中的医学问题"的研究。站在医学的角度思考和审视"医学中的伦理学问题"与站在伦理学的角度思考和审视"伦理学中的医学问题"，应该是现代医学伦理学研究对象中"一个问题的两个方面"，体现了医学与伦理学交叉学科发展的辩证法。

(四) 卫生政策中的伦理学问题

传统的医学伦理学把研究的重点放在临床职业道德上，研究范围局限在医疗临床工作中医生与患者、医生与医生个体间的关系上，主要论述医生的行为规范、义务职责和医德品格等。20世纪以后，特别是第二次世界大战以后，随着医学科学的分化以及卫生事业的社会化，现代医学伦理学的研究对象扩大了。现代医学伦理学把卫生政策及其伦理问题作为研究的重要内容。卫生政策的制定不可避免地涉及伦理学和伦理价值选择，卫生政策的伦理价值取向，反映了一定时期内一个国家卫生政策制定者的伦理水平，也反映了一个国家公平、公正的社会现实状况。尤其是在如何公正地分配有限的卫生资源和如何利用医学高新技术方面等问题上，伦理道德的价值取向起到了不可忽视的影响作用。研究卫生政策与伦理思想的关系是现代医学伦理学的重大课题。

从现代医学伦理学的角度看，卫生政策是一个国家对卫生资源和医学高新技术的社会使用如何进行最合理的控制和最优化的配置问题，从而使有限的卫生资源发挥其最大功效，使医学高新技术的推广使用最公平合理，起到真正维护人类健康利益的一个战略决策。一个国家卫生政策的制定受许多因素的影响，这是现代医学伦理学应该加以认真研究的内容。就具体内容而言，在制定卫生政策的过程中，决策者必然会面临这样的选择：是为社会所有成员服务，还是为社会的某一部分成员服务？是优先发展初级卫生保健，还是优先发展高新技术？是优先考虑预防，还是优先考虑治疗？是只对当代人健康负责，还是要对后代人健康负责？是仅考虑救活人的生命，还是在救活人生命的基础上还注重人的生命质量的提高？诸如此类的问题，显然是现代医学伦理学不可回避的问题。因此，卫生政策中的伦理学问题，也是现代医学伦理学的重要研究对象。

(五) 医事法律中的伦理学问题

法治建设只有以伦理道德建设为依托，才会实现巨大的社会功能。医事法律法规只有建立在医学伦理道德的基础上，才能真正发挥其作用。在医事法律法规的司法实践中，关于医疗活动中涉及的新的社会现象的法律裁决的探索，总是以社会伦理道德评价为基础的。因此，医事法律法规中的伦理学问题，自然是现代医学伦理学应该加以认真研究的内容。

随着整个世界法制化进程的不断推进，伦理道德和法律法规的相互关系的一个显著特征，就是许多过去为伦理道德所调整的社会关系内容逐渐进入法律法规体系，这个显著的特征，同样表现在现代医学伦理学的发展变化的进程之中。法制社会的进程愈向前推进，社会的道德与法律法规的关系就越密切。因此，现代医学伦理学也不应该忽视对法律法规中的伦理学问题的研究。一个社会的伦理道德与其法律法规存在着一个互动的过程。真正理解一个社会的伦理道德与其法律法规的互动过程，探讨和研究两者良性互动的规律，对于深化现代医学伦理学的理论研究，发挥现代医学伦理学的功能，无疑具有理论与现实的意义。

上面论述了现代医学伦理学研究对象的主要内容，这只是概括地加以说明的。其实，现代医学伦理学要研究的内容很多，也很庞杂，一句话，凡涉及现代医患双方、医疗卫生部门及其相关人员、医患与社会的方方面面，都是现代医学伦理学应该研究的对象。

【本章推荐阅读】

[1] 王海明. 新伦理学(修订版)(全3册)[M]. 北京：商务印书馆，2008.

[2] [美]雅克·蒂洛，[美]基思·克拉斯曼. 伦理学与生活(第11版)[M]. 成都：四川人民出版社，2020.

[3] 郑文清，周宏菊. 现代医学伦理学概论[M]. 武汉：武汉大学出版社，2017.

[4] 孙福川，王明旭. 医学伦理学(第4版)[M]. 北京：人民卫生出版社，2013.

[5] [古希腊]亚里士多德. 尼各马可伦理学[M]. 廖申白，译注. 北京：商务印书馆，2003.

[6] [英]乔治·摩尔. 伦理学原理[M]. 长河，译. 上海：上海人民出版社，2005.

[7] 刘俊荣，严金海. 医学伦理学[M]. 武汉：华中科技大学出版社，2019.

[8] [美]戴维·J. 罗思曼. 病床边的陌生人[M]. 潘驿炜，译. 北京：中国社会科学出版社，2020.

[9] 姚泽麟. 利益与道德之间：当代中国城市医生职业自主性的社会学研究[M]. 北京：中国社会科学出版社，2017.

[10] [美]保罗·布卢姆. 善恶之源[M]. 青涂，译. 杭州：浙江人民出版社，2015.

[11] [英]亚历山大·米勒. 当代元伦理学导论(第2版)[M]. 张鑫毅，译. 上海：上海人民出版社，2019.

[12]陈寿灿．当代中国伦理学若干前沿问题研究[M]．北京：金城出版社，2011．

【本章思考与练习】

1. 如何理解道德、伦理、伦理学的概念？
2. 伦理学是如何分类的？
3. 医学伦理学是一门怎样的学问？
4. 为什么要学习、研究医学伦理学？
5. 现代医学伦理学的研究对象有哪些？

【本章延伸阅读】

在全国抗击新冠肺炎疫情表彰大会上的讲话（节选）
习近平

在这场同严重疫情的殊死较量中，中国人民和中华民族以敢于斗争、敢于胜利的大无畏气概，铸就了生命至上、举国同心、舍生忘死、尊重科学、命运与共的伟大抗疫精神。

——生命至上，集中体现了中国人民深厚的仁爱传统和中国共产党人以人民为中心的价值追求。"爱人利物之谓仁。"疫情无情人有情。人的生命是最宝贵的，生命只有一次，失去不会再来。在保护人民生命安全面前，我们必须不惜一切代价，我们也能够做到不惜一切代价，因为中国共产党的根本宗旨是全心全意为人民服务，我们的国家是人民当家作主的社会主义国家。我们果断关闭离汉离鄂通道，实施史无前例的严格管控。作出这一决策，需要巨大的政治勇气，需要果敢的历史担当。为了保护人民生命安全，我们什么都可以豁得出来！从出生仅30多个小时的婴儿到100多岁的老人，从在华外国留学生到来华外国人员，每一个生命都得到全力护佑，人的生命、人的价值、人的尊严得到悉心呵护。这是中国共产党执政为民理念的最好诠释！这是中华文明人命关天的道德观念的最好体现！这也是中国人民敬仰生命的人文精神的最好印证！

——举国同心，集中体现了中国人民万众一心、同甘共苦的团结伟力。面对生死考验，面对长时间隔离带来的巨大身心压力，广大人民群众生死较量不畏惧、千难万险不退缩，或向险而行，或默默坚守，以各种方式为疫情防控操心出力。长城内外、大江南北，全国人民心往一处想、劲往一处使，把个人冷暖、集体荣辱、国家安危融为一体，"天使白""橄榄绿""守护蓝""志愿红"迅速集结，"我是党员我先上""疫情不退我不退"，誓言铿锵，丹心闪耀。14亿中国人民同呼吸、共命运，肩并肩、心连心，绘就了团结就是力量的时代画卷！

——舍生忘死，集中体现了中国人民敢于压倒一切困难而不被任何困难所压倒的顽强意志。危急时刻，又见遍地英雄。各条战线的抗疫勇士临危不惧、视死如归，困难面前豁得出、关键时刻冲得上，以生命赴使命，用大爱护众生。他们中间，有把生的希望留给他人而自己错过救治的医院院长，有永远无法向妻子兑现婚礼承诺的丈夫，也有牺牲在救治岗位留下幼小孩子的妈妈……面对疫情，中国人民没有被吓倒，而是用明知山有虎、偏向虎山行的壮举，书写下可歌可泣、荡气回肠的壮丽篇章！中华民族能够经历无数灾厄仍不断发展壮大，从来都不是因为有救世主，而是因为在大灾大难前有千千万万个普通人挺身而出、慷慨前行！

——尊重科学，集中体现了中国人民求真务实、开拓创新的实践品格。面对前所未知的新型传染性疾病，我们秉持科学精神、科学态度，把遵循科学规律贯穿到决策指挥、病患治疗、技术攻关、社会治理各方面全过程。在没有特效药的情况下，实行中西医结合，先后推出八版全国新冠肺炎诊疗方案，筛选出"三药三方"等临床有效的中药西药和治疗办法，被多个国家借鉴和使用。无论是抢建方舱医院，还是多条技术路线研发疫苗；无论是开展大规模核酸检测、大数据追踪溯源和健康码识别，还是分区分级差异化防控、有序推进复工复产，都是对科学精神的尊崇和弘扬，都为战胜疫情提供了强大科技支撑！

——命运与共，集中体现了中国人民和衷共济、爱好和平的道义担当。大道不孤，大爱无疆。我们秉承"天下一家"的理念，不仅对中国人民生命安全和身体健康负责，也对全球公共卫生事业尽责。我们发起了新中国成立以来援助时间最集中、涉及范围最广的紧急人道主义行动，为全球疫情防控注入源源不断的动力，充分展示了讲信义、重情义、扬正义、守道义的大国形象，生动诠释了为世界谋大同、推动构建人类命运共同体的大国担当！

人无精神则不立，国无精神则不强。唯有精神上站得住、站得稳，一个民族才能在历史洪流中屹立不倒、挺立潮头。同困难作斗争，是物质的角力，也是精神的对垒。伟大抗疫精神，同中华民族长期形成的特质禀赋和文化基因一脉相承，是爱国主义、集体主义、社会主义精神的传承和发展，是中国精神的生动诠释，丰富了民族精神和时代精神的内涵。我们要在全社会大力弘扬伟大抗疫精神，使之转化为全面建设社会主义现代化国家、实现中华民族伟大复兴的强大力量。

第二章 中国医学伦理学发展概况

【本章学习目标】

通过学习本章内容，了解中国古代、近代和现代的医学伦理思想的形成、发展过程，熟悉我国现代医学伦理学的繁荣发展基本概况，掌握我国优秀的医学伦理思想特点及其内涵，奠定医务工作者伦理道德职业素养基础。

【本章学习要点】

◆ 中国古代医学伦理思想的形成

◆ 中国近代医学伦理思想的发展

◆ 中国现代医学伦理学的繁荣与发展

在人类文明发展史上，医学伦理思想及医学伦理学是伴随着人类的医疗实践的发展而发展的。从总体上看，无论是中国还是国外，是先有医学实践，同时伴随着医学实践而产生医学伦理思想，然后才产生医学伦理学这门学问，继而发展成为一门学科。了解医学伦理学学科发展的概况，掌握其发展的基本线索，对于我们全面理解医学伦理学发展的特点，把握医学伦理学产生和发展的规律，继续深入研究、发展现代医学伦理学具有重要的理论和实践的意义。

一、中国古代医学伦理思想的形成

中国是一个历史悠久的文明古国，素有"礼仪之邦"的美称。中国的医学伦理思想随着我国古代医疗实践的出现而诞生，也随着医疗实践的发展而不断丰富和发展。

中国古代没有医学伦理学专门的著作，但有丰富的医学伦理思想。中国古代医学伦理思想，主要体现在古代医学典籍的序言或独立的篇章之中，其他的著作中也有体现。

据《周礼》记载，周代已出现了专司医业的医生，随之便建立了我国最早的医德制度。《周礼·天官·医师》中写道："医师，掌医之政令，聚毒药以共医事，凡邦之有疾病者……则使医分布治之，岁终则稽其医事，以制其食，十全为上，十失一次之，十失二次之，十失三次之，十失四为下。"这既包含了对医疗技术的评价，也包含了最古老的医学道德思想（道德评价）。为什么"次"呢？《素问·徵四失论篇》注释："所以不十全者，精神不专，志意不理，外内相失，故时疑殆。"意思是说医师所以不能取得十全的疗效，是由于医生在治病时，不专心致志，缺乏认真的分析思考，没有把外在的临床表现和内在的病理变化联系起来，因此时常疑虑不决，造成过失。由此可见，当时对医生的考核，不单纯是技术的考核，而且包括医师的思想品德、医疗作风和态度方面的考核。

成书于战国（秦汉）时期的《黄帝内经》，不仅是我国第一部医书，而且还是我国第一部有专门论述医德内容的医书。《黄帝内经》阐明了中国古代朴素唯物主义医德观。它以朴素的唯物主义思想作为医学理论体系，以整体观念为原则，阐述了有关病理、诊断、防疫、治疗等医学问题。与之相适应的，在医学道德方面也有专门论述。在《素问·阴阳应明大论》中指出："治病必求于本。"所谓"求于本"在诊断上要求"必知始终"。在治疗上要求"各司其属"，以所利而为之。如《灵枢·师传篇》专论了医生的责任和良心。《素问·疏五过论篇》将五种行医过失列举出来，并指出医生必须具备四个方面的医德。《素问·徵四失论篇》专论了医生在临床诊疗中易出现的四种失误，以告诫医生。这几篇关于医学道德的专论，成为后世医生的必修课，哺育了千千万万医学世家，并经他们的言传身教，逐渐形成了具有约束力和优良传统的我国古代丰富的医德思想。可以说，《黄帝内经》的问世，不但确立了我国古代医学理论体系的雏形，而且也标志着我国传统医德的初步形成。

东汉名医张仲景（150—219年），著有闻名的《伤寒杂病论》一书，其序言是一篇具有很高价值的医德文献。序言对医学的性质和宗旨、医学道德、医学的发展都做了精辟的论述，指出治病应不分贫贱富贵，"上以疗君亲之疾，下以救贫贱之厄，中可保身长全"。他以救人活命为己任，以仁爱救人为准则，指导自己的医疗实践活动。他在《伤寒杂病论·自序》中指出要以"精究方术"与"爱人知己"的精神，反对那种"孜孜汲汲，唯名利是务"的居世之士，"自非才高识妙，岂能探其理至哉"。张仲景还指出应当"勤求古训，博采众方"，并结合临床实践的方法，进一步继承发扬前人的医学成就，以推动医学的发展。张仲景的医德思想，推进了中国古代医德思想的向前发展。

17

　　三国时代的江西名医董奉，隐居庐山，专为贫民治病，不取报酬，病人痊愈后，凡来感谢者，病轻者嘱其种杏树一棵，病重者嘱其种杏树五棵，不到十年，董家周围的杏树蔚然成林，杏子成熟后，董奉把杏子换成粮食济贫，这一故事广泛传颂，后被称为"杏林佳话"，流传至今。今天，病人时常用"杏林春暖"来表示对医生的敬意，也表示了一种良好的医患关系。

　　隋唐是我国封建社会发展的繁荣时期，名医辈出，医德更加完善与规范化。孙思邈(581—682年)是这一时期我国传统医德的集大成者。他写的《备急千金要方》，就是以"人命至重，有贵千金，一方济之，德逾于此"的意义而命名的。这不仅是一部医学名著，也是一部包含深邃医学伦理思想的著作。其开卷序言《论大医精诚》，是闻名于世的宝贵医德文献。主张医家必须具备"精"和"诚"两个方面的医学素质。所谓"精"就是要具有精湛的医术；所谓"诚"就是指医生应具有高尚的品德。他指出学医的人要"先发大慈恻隐之心，誓愿普救含灵之苦"，要平等待患，"不得问其贵贱贫富"，对患者要"普同一等""一心赴救"，不得浮夸自吹，诋毁同道(行)。总之，孙思邈比较全面地论述了医生的个人品德、专业学习态度、对待病患的态度、与同道的关系等方面的医学道德准则，而且，他还紧密联系临床实践，使伦理思想渗透于医理之中，进行医德教育与评价。其巨著既是中国医学之典籍，也是中国医德史上的光辉文献，对后世医德发展产生了深远的影响。

　　两宋时期，随着医学科学的发展，一方面传统医德活动的内容日益丰富，医学伦理思想有所突破和创新。林逋著的《省心录·论医》重视医德评价，把那些在医疗活动中贪图钱财，沽名钓誉和粗疏轻率的行为，斥之为"庸医"。医学家张杲著有《医说》告诫病家，不得"轻以性命托庸医"，把"治病委之庸医比之不慈不孝"。由此可以看出，张杲的医学伦理思想开始从患者的角度来进行论述和主张，扩大了医学伦理思想研究的视角。

　　《四库全书提要》说："儒之门户分于宋，医之门户分于金元。"中国医学发展到金元时期，形成了医学流派"四大家"，即寒凉派刘完素(守真)、攻下派张从正(子和)、补土派李杲(东垣)、养阴派朱震亨(丹溪)四家争鸣的局面。四大学派形成了当时医学界百家争鸣的局面，充分体现了他们勇于创新的精神。这四大家各树一帜，突破旧的学说，提出新的见解，改变了当时泥古不化和墨守成规的医学面貌，对医学的发展起到了较大的推动作用。

　　刘完素认为评价一个医生应从医道和医德两个方面考虑，"医道以济世为良，而愈病为善"，根本的一点就是济世和愈病。他认为："欲为医者，上知天文，下知地理，中知人事，三者俱明，然后可以语人之疾病。不然则如无目夜游，无足登涉，动致颠殒，而欲愈疾者，未之有也。"①刘完素十分重视深入民间，扶危济困，同病家有密切联系，经常家门前求诊者众，深受人民群众爱戴。他曾三次拒绝朝廷的征召，不愿当宫廷御医，坚持行医民间，因此被御赐"高尚先生"。

金代医学家张从正，攻下派倡导人。他主张爱病人但不讨好病人，顺潮流但不随大流。他据个人临床实践指出，迷信巫神是绝对治不好病的，呼吁医生们努力钻研医学。他对情志疗法颇有研究，用行为疗法证明迷信和宿命论的谬误。他十分重视医患关系，认为治病"必标本相得，彼此相信"，既要相信病人主诉，又要注意分析病情，谨慎从事。

金代医学家李杲，是补土派的代表，他"忠信笃敬"，与人交往"无戏言"，说到做到，生活严谨，作风正派，十分自爱。反对虚妄，重视客观，为传后人医术呕心沥血，挑选教授学生十分重视医德。

元代医学家朱震亨，提出"阳常有余，阴常不足"之论，被称为养阴派的代表人物。他主张生活俭朴，诚恳正直，严于律己，宽以待人。要求对病人热忱，同情病人疾苦，凡病家有请，"虽雨雪载途，亦不为止"。一次，朱震亨出诊刚刚回来，又有病人家属前来请求出诊，家人想拒绝，朱震亨表示：病人痛苦不安，度刻如岁，当医生的怎能自图安逸呢？说完立即不顾劳累再次出诊。金元四大家的医德思想，各有特色，但都深远地影响了我国医德的发展。

我国的医学道德规范、医学道德教育、医学道德理论发展到明朝已日臻完善、成熟。明代医学家龚廷贤著《万病回春》，提出"医家十要"和"病家十要"两则。"医家十要"为：一存仁心，二通儒道，三精脉理，四识病原，五知运气，六明经络，七识药性，八会炮制，九莫嫉妒，十勿重利。这"十要"表明龚廷贤心目中医家的理想模型。"病家十要"为：一择明医，二肯服药，三宜早治，四绝空房，五戒恼怒，六息妄想，七节饮食，八慎起居，九莫信邪，十勿惜费。"病家十要"说明他心中理想病患模型，是能够积极配合药物治疗、心理治疗、行为治疗的人。这两个"十要"是对医患双方提出的一种道德规范，具有较高的伦理学思想价值和医疗实践意义。在今天看来，龚廷贤是最早比较系统阐释"医患关系"的医学家。

清代医学家在医德规范的探索与实践方面，既继承了前人医德学说的精华，又有新的发挥。清初名医喻昌（1585—1664 年）结合临床诊治论医德，写出《医门法律》一书。这里的"法"是讨论辨证施治的原则和灵活性，也可以理

---

① 杜治政，许志伟主编．医学伦理学辞典[M]．郑州：郑州大学出版社，2003：668.

解为临床诊治的法则；"律"是指出医疗差错的原因和医生所负的责任，也即把临床诊治中易犯的错误提出的禁例称为"律"，是对临床医生的医疗行为进行的评价。结合临床阐述了四诊及辨证论治的法则，明确地对医生提出了在诊断与治疗病人时的医德规范和是非标准，从这个意义上可以说是一本临床医学伦理学书籍。

清代医学家王清任是第一个接受经验医学向实验医学转变、传统医学向近代医学转变的医学家。他不受当时"封建礼教"的束缚，勇于进行解剖学研究。1799年，今河北省唐山市一带由于瘟疫流行，很多儿童死亡，他破除迷信，冒着被许多人指责和判罪的风险，不避污秽，对百余具儿童尸体进行解剖，然后进行观察和研究，并且在沈阳和北京等地也开展了解剖学研究。经过40余年努力，著成《医林改错》一书，纠正了古代医书中记载脏器结构及功能的某些错误，同时，他还大胆发表自己的著作，并且声明："非欲后人知我，亦不避后人罪我。唯愿医林中人……临证有所遵循，不致南辕北辙，出言含混，病或少失，是吾之厚望。"这种为广大病人和后世子孙着想的用心及其对科学的探索精神，都是极为可贵的医德品质。

总之，中国医学伦理思想丰富，源远流长。古代医家的仁爱救人，廉洁正直，精研医术，不畏权势，不惧艰难，创新开拓，献身医学的精神是值得我们当代人继承并发扬光大的。当然，我国由于长期处于封建社会之中，古代医学伦理思想中也包含着杂质与糟粕，例如因果报应思想、神学宗教思想等，今天我们应该抛弃。

二、中国近代医学伦理思想的发展

近代中国一步一步地沦为半殖民地半封建社会。英国为了攫取中国的利益，向中国输入鸦片，造成了中国严重的社会经济危机。面对鸦片的输入，林则徐领导了禁烟运动。医学家何其伟(1774—1837年)年探究古方编辑成《救迷良方》一书。道光十八年(1838年)林则徐给皇帝的奏折"戒烟断瘾药方"就是根据何其伟的《救迷良方》而改写的。林则徐领导的禁烟运动和何其伟的《救迷良方》，"拯救了中国四百万以上吸毒者，使他们脱离了痼毒的苦海，恢复了健康，重新做人"①。

近代医学伦理思想表现出救国救民的特点，从关注医学临床伦理转变为关

① 陈亚新等主编. 当代医学伦理学[M]. 北京：科学出版社，2002：17.

注救亡图存，从医人转为医国，从重医德进而转为重政德。许多具有爱国情怀和民族主义思想的医生，开始探索救国救民的道路，此时最杰出的代表人物有孙中山和鲁迅。孙中山早年学医，1892 年毕业于香港西医书院，后投身民主革命。他早年行医时，曾以科学方法为难产孕妇接生，拯救了许多母婴生命。行医时他不仅对生活困难的患者免收诊金，还赠送药品，因此，行医两三个月后就声名鹊起。孙中山当时面对国家民族这个"垂危病人"，逐步认识到"医术救人，所济有限"，因而弃医，投身"医国"的民主革命活动。他从医人到医国，其伦理思想和奋斗目标是一脉相承的，其医德和政德是相互联系的。鲁迅也是怀着"医学不仅可以给苦难的同胞解除病痛，但愿还可以成为我们民族进行社会改革的杠杆"的希望而学医的，后来留学日本的经历才使他走上弃医从文的道路。

民国时期，随着西方医学在我国的传播和发展，在如何对待中西医学问题上产生了三种态度：一派主张全盘西化；一派主张完全尊古；一派主张中西会通。最后中西会通派获得最后胜利，中国的医学伦理思想也得到了发展。1926 年的《中国医学》刊有中华医学会制定的《医学伦理法典》，全文共 2339 个字，其中涉及对一般医疗行为的论述。

近代出现了医学伦理学的专著。我国医学教育家宋国宾（1893—1956 年）于 20 世纪 30 年代著成我国第一部医学伦理学著作——《医业伦理学》（1933 年国光印书局出版），成为我国医学伦理学学科的开拓者。其伦理思想是以"仁义"这一传统伦理观念为基础，阐述了医生之人格、医师与病人、医师与同道、医生与社会关系的伦理主张等。在"医师之人格"篇中，他把才能、敬业、勤业和良好的仪表言辞作为医师的理想人格；在"医师与病人"上，重视应诊、治疗、健康人事指导、手术、医业秘密等伦理问题；在"医师与同道"上，注重"敬人"与"敬己"；在"医师与社会"上，强调医师对社会、国家应尽的义务；在医学与其他有关学科的关系上，已开始注意安慰剂的作用和行为疗法等。

新民主主义革命时期，在中国共产党领导下，我国人民医师继承我国古代医家的优良道德传统，发扬救死扶伤的革命人道主义精神，建立了民主革命的新型医患关系，使中国医学道德跨入了一个新的历史阶段。1941 年毛泽东同志给中国工农红军中央军委卫生学校（中国医科大学的前身）的题词"救死扶伤，实行革命的人道主义"是这个时期医学道德思想的集中概括。"救死扶伤，实行革命的人道主义"，毛泽东同志的这一题词，标志着我国革命人道主义医德伦理思想的诞生，我国革命人道主义医德伦理思想，是随着我党的医疗事业

21

的创立和发展而出现的，是老一辈革命家对革命根据地医疗卫生实践的不断总结而形成的。

同时，国际著名医学家来到中国帮助革命，也带来了医学的国际主义伦理精神，也极大地促进了我国医学伦理思想的传播和发展。加拿大医学家诺尔曼·白求恩（H. Norman Bethune，1890—1939 年）就是其中的杰出代表。1915年，诺尔曼·白求恩毕业于加拿大麦吉尔大学，获医学博士学位，1938 年辗转来到延安，他以对人民对患者极端负责任的精神，在太行山区、冀中平原地区开展医疗救治工作，克服重重困难开展战地手术，并多次将自己的鲜血输给危重的伤病员。1939 年他在一次手术中因感染而发展成败血症，因公殉职。白求恩的国际主义精神和他高超的医术，为中国人民的抗日事业做出了不可磨灭的贡献。毛泽东为颂扬其不朽的精神而发表了著名的《纪念白求恩》一文，高度赞扬他"毫不利己，专门利人"的崇高精神，从此他成为中国医务工作者学习的楷模。同时，印度医学家柯棣华（Kwarkanath S. Kotnis，1910—1942年）、美国医学家马海德也来到中国，帮助中国人民抗日，在医疗事业上也做出了卓越的贡献，他们传播了国际主义精神，传播了高尚敬业的医疗执业精神和职业道德，深受中国人民的尊敬，也影响了一代代的医学工作者。

三、中国现代医学伦理学的繁荣发展

新中国成立后，医学伦理学的发展经历了曲折前进的发展过程。1949 年，新中国成立，中国人民政治协商会议通过的《共同纲领》第 48 条，把"提倡国民体育，推广医药卫生事业，并注意保护母亲、婴儿和儿童的健康"的任务，列为建国纲领中的一项重要内容。从 1950 年起，我国政府就组织力量防治危害人民群众的最严重的疾病，在控制传染病方面，如霍乱、鼠疫、性病、血吸虫病等，以及常见病、多发病、地方病普查普治方面都取得了可喜的成绩。

1952 年，党中央提出了卫生工作要"面向工农兵，预防为主，团结中西医，与群众运动相结合"的医学方针。1954 年我国第一部宪法第 93 条就明确规定了保护人民群众的健康权利，确立了劳动者有享受休息、休养、治疗和福利设施的权利。

1965 年，毛泽东提出"把医疗卫生工作重点放到农村去"的号召，农村卫生工作队伍迅速壮大，涌现出数以百万计的亦农亦医的医疗保健人员（当时称为"赤脚医生"），这支遍布城乡工厂企业、穷乡僻壤的群众性卫生工作队伍，活跃在基层，实践初级救护，普及卫生保健常识，宣传计划生育，有力地保障和维护了最广大人民的身体健康。这一时期，医学伦理思想得到了广泛传播。"防病治病，救死扶伤，实行社会主义人道主义，全心全意为人民服务"的医学伦理思想和原则，在卫生领域内得到了贯彻和体现。今天看来，公平、公正、公益的卫生政策伦理基本思想在当时得到了具体体现。

"文化大革命"（1966—1976 年）时期，由于受"四人帮"的干扰和破坏，社会主义医学人道主义精神遭到了严重破坏，医院内的一些行之有效的规章制度被斥之为"条条框框"，被"砸烂"废止了，医护人员之间的分工被取消，混乱的工作使医院的医疗质量受到了严重影响，差错和医疗事故时常发生，医疗纠纷不断增加。甚至有个别医务人员，利用医疗职务和医疗手段，参与到造成冤假错案的错误行为之中，使社会主义医学人道主义精神和医学道德受到了严重玷污。

20 世纪 70 年代末，医学伦理学在中国处于复兴时期，特别是中国共产党十一届三中全会以来，党在指导思想上实行拨乱反正，恢复了实事求是的思想路线。随着高等学校办学转入正常化、规范化，社会主义精神文明建设不断加强，医学伦理学作为一门课程、一门学问、一门科学，其教学和研究得到了教育行政部门、卫生行政部门和医学高等院校的重视，医学伦理学走上了繁荣发展的时期。

1981 年，卫生部颁发了《医院工作人员守则》，要求全体医务人员"发扬救死扶伤实行革命人道主义精神，同情和尊重病人，全心全意为病人服务"。同年 6 月，在上海召开了首次全国医学伦理道德学术讨论会。同年，中国卫生部、高等医学院校、省市自治区科协，开始加强医学伦理的宣传教育，重视医德医风建设。从此，全国高等医药院校普遍开设了医学伦理学（医德学）课程。

1982 年 11 月，在大连召开了第二次全国医学伦理道德学术讨论会，这次会议的主要成果是讨论了社会主义医德原则，倡议建设有中国特色的医学伦理学。

1984 年 12 月，在福州召开了第三次全国医学伦理道德学术讨论会，会议着重研讨了医学伦理道德与改革问题。

1986 年 10 月，在南宁召开了第四次全国医学伦理道德学术讨论会，会议讨论的主要问题是医学伦理学的义务论、价值论、公益论的理论与实践，个人伦理与社会伦理关系的结合，道德理论与道德实践的转化与提高，以及中国伦理法规与护理伦理法规、生命伦理问题。

1988 年 10 月，第五次全国医学伦理道德学术讨论会暨中华医学会医学伦理学分会成立大会在陕西西安召开，这次会议标志着中国医学伦理学的理论队伍已经形成并走向正规化。

1988 年 12 月，卫生部颁布的《中华人民共和国医务人员医德规范及实施办法》提出医学伦理学的基本原则是"救死扶伤，实行社会主义的人道主义"。该文件提出了七条医德规范，概括为："救死扶伤，人道待人；尊重病人，一视同仁；文明礼貌，关心体贴；廉洁奉公，遵纪守法；谨言慎行，保守医密；互学互尊，团结协作；严谨求实，奋发进取"。规定对医务人员医德考核，其结果作为应聘、提薪、晋升以及评选先进工作者的首要条件。此规范文件的实施，为加强卫生系统社会主义精神文明建设，提高医务人员的职业道德素质，改善和提高医疗服务质量起到了重要的推动作用。同时，国家对医德法规建设的重视，不仅有力地提高了我国医务人员的医德水平，也促进了我国医学伦理学的繁荣与发展。

1991 年 6 月，第六次全国医学伦理道德学术讨论会在成都召开，会议总结了前 10 年的医学伦理道德的建设成就和学术成果，并对 20 世纪 90 年代进行了展望。同年 9 月，国家教委、卫生部、国家医药管理局、国家中医药管理局联合制定了《高等医药院校教师职业道德规范》《高等医药院校学生行为规范》《医学生誓言》，迈出了医学伦理道德走向规范化道路的第一步。

除召开全国性医学伦理道德讨论会外，全国各地相关学术机构还不定期地举办了各种研讨会，如 1988 年在上海召开了全国首次安乐死和脑死亡理论研讨会。1990 年在上海召开了"健康道德"讨论会。各种专题研讨会，对拓宽医学伦理学的研究范围，深化现代医学伦理学的研究内容，促进医学伦理学的学科发展，都具有重要的意义。

1999 年 5 月 1 日起施行的《中华人民共和国执业医师法》（第九届全国人民代表大会常务委员会第三次会议 1998 年 6 月 26 日修订通过）明确规定："医师应当具备良好的职业道德和医疗执业水平，发扬人道主义精神，履行防病治病、救死扶伤、保护人民健康的神圣职责。全社会应当尊重医师。医师依法履行职责，受法律保护。"《中华人民共和国执业医师法》从立法目的、医师素质、考试和注册、执业规则、考核和培训、法律责任等多方面对医疗实践、医学伦理问题加以立法，使之规范化。

2003 年，在抗击非典（SARS 病毒）的过程中，广大医务工作者表现了舍生忘死，救死扶伤的崇高职业精神，形成了"万众一心，众志成城，团结互助，和衷共济，迎难而上，敢于胜利"的伟大精神，这一精神是对民族精神的继承和创新，是民族精神在新时期的集中展现和提升，是医务工作者优秀的职业伦理道德的集中体现和升华。

2008 年，教育部、卫生部印发《本科医学教育标准——临床医学专业（试行）》，在"本科临床医学专业毕业生应达到的基本要求"中关于"思想道德与职业素质目标"表述为："（一）遵纪守法，树立科学的世界观、人生观、价值观和社会主义荣辱观，热爱祖国，忠于人民，愿为祖国卫生事业的发展和人类身心健康奋斗终生。（二）珍视生命，关爱病人，具有人道主义精神；将预防疾病、驱除病痛作为自己的终身责任；将提供临终关怀作为自己的道德责任；将维护民众的健康利益作为自己的职业责任。（三）树立终身学习观念，认识到持续自我完善的重要性，不断追求卓越。（四）具有与病人及其家属进行交流的意识，使他们充分参与和配合治疗计划。（五）在职业活动中重视医疗的伦理问题，尊重患者的隐私和人格。（六）尊重患者个人信仰，理解他人的人文背景及文化价值。（七）实事求是，对于自己不能胜任和安全处理的医疗问题，应该主动寻求其他医师的帮助。（八）尊重同事和其他卫生保健专业人员，有集体主义精神和团队合作开展卫生服务工作的观念。（九）树立依法行医的法律观念，学会用法律保护病人和自身的权益。（十）在应用各种可能的技术去追求准确的诊断或改变疾病的进程时，应考虑到病人及其家属的利益，并注意发挥可用卫生资源的最大效益。（十一）具有科学态度、创新和分析批判精神。（十二）履行维护医德的义务。"可以看出，这个时期，我们对于医学生的思想道德和职业素质的认识和要求都达到了比较全面而科学的程度。

2019 年底武汉爆发了新冠肺炎（Corona Virus Disease 2019，COVID-19），面对突如其来的严重疫情，广大医务人员白衣为甲、逆行出征、舍生忘死挽救生命。广大医务人员以对人民的赤诚和对生命的敬佑，争分夺秒，连续作战，承受着身体和心理的极限压力。广大医务人员用血肉之躯筑起阻击病毒的钢铁长城，挽救了一个又一个垂危生命，诠释了医者仁心和大爱无疆！在这场同严重疫情的殊死较量中，中国人民和中华民族以敢于斗争、敢于胜利的大无畏气概，铸就了"生命至上、举国同心、舍生忘死、尊重科学、命运与共"的伟大抗疫精神。伟大的抗疫精神，极大地丰富和发展了我国的医学伦理思想，也必将有力地促进、推动中国的医学伦理学学科的向前发展。

20 世纪 80 年代以后，我国医学伦理学的相关学术出版物和研究机构不断出现，有力地推动了我国现代医学伦理学学科的发展和深化。中国西安交通大学医学院主办的《中国医学伦理学》，是我国医学伦理学研究的重要阵地。中国自然辩证法研究会主办、中国科学技术协会主管的《医学与哲学》，也大量发表医学伦理学的研究论文，成为我国医学伦理学研究的重要刊物之一。华中科技大学同济医学院主办的《医学与社会》、北京市法庭科学技术鉴定研究所主办的《法律与医学杂志》、卫生部政策与管理研究专家委员会和云南省卫生厅主办的《卫生软科学》等杂志，都发表了许多医学伦理学、医学法律法规方面的论文，也是我国医学伦理学研究的重要刊物。

在医学伦理学学术出版物不断涌现的同时，大量的医学伦理学专业研究机构和学术团体也不断出现。1988年10月成立的中华医学会医学伦理学分会（Medical Ethics Branch of Chinese Medical Association），是中国医学伦理学方面的群众性学术组织，是中华医学会体系内的专科学会之一。中华医学会医学伦理学分会成立后，开展了广泛持续的学术交流，举办了多次医学伦理学教师培训班，为高校和医院培训医学伦理学教学人才；通过调查研究和较为充分的讨论，先后制定并公布了《医院伦理委员会组织条例》《病人的医疗权利与义务》《器官移植的伦理原则》等大量的可资借鉴和研究的伦理规范；开展了大量的国际学术交流，先后多次邀请日本、美国、加拿大、德国等国学者来我国访问讲学，扩大了我国医学伦理学的国际影响。同时，一批生命伦理学研究中心在东南大学、武汉大学、华中科技大学等单位成立，也极大地促进了我国现代医学伦理学的研究。

现在，医学伦理学不仅成为高等医学院校的一门标准化课程，而且其学科发展呈现了专业化、规范化的发展态势。

【本章推荐阅读】

[1] 孙福川，王明旭. 医学伦理学（第4版）[M]. 北京：人民卫生出版社，2013.
[2] 郑文清，周宏菊. 现代医学伦理学概论[M]. 武汉：武汉大学出版社，2017.
[3] 刘俊荣，严金海. 医学伦理学[M]. 武汉：华中科技大学出版社，2019.
[4] [美]保罗·布卢姆（Paul Bloom）. 善恶之源（Just Babies：The Origins of Good and Evil）[M]. 青涂，译. 杭州：浙江人民出版社，2015.
[5] 曹志平. 中国医学伦理思想史[M]. 北京：人民卫生出版社，2012.

【本章思考与练习】

1. 中国古代医学伦理思想有哪些？
2. 中国古代医学伦理思想有什么特点？
3. 中国近代第一本医学伦理学专著及其主要内容是什么？
4. 中国现代医学伦理学发展的基本情况是怎样的？

【本章延伸阅读】

"人民英雄"张定宇

2020 年 8 月 11 日，国家主席习近平签署主席令，授予在抗击新冠肺炎疫情斗争中做出杰出贡献的人士国家勋章和国家荣誉称号，张定宇被授予"人民英雄"国家荣誉称号。

张定宇，男，汉族，1963 年 12 月出生于湖北省武汉市，1986 年 7 月参加工作，中共党员，毕业于同济医科大学，博士研究生学历，获医学博士学位。

1997 年 11 月，张定宇同志曾响应国家号召，随中国医疗队出征，援助阿尔及利亚。

2008 年 5 月 14 日，四川汶川地震第三天，张定宇同志就带领湖北省第三医疗队出现于重灾区什邡市，全力抢救伤员。

2011 年除夕，张定宇同志作为湖北省第一位"无国界医生"，在巴基斯坦西北的蒂默加拉医院，度过了一个不同寻常的中国年。那天凌晨，他被一阵电话铃声唤醒。一名产妇子宫破裂出血，需紧急抢救。张定宇匆匆赶到手术室，做麻醉，稳定病人血液循环。不到 30 分钟，一个男婴呱呱坠地。紧接着，第二台剖宫产病人转到手术台，张定宇紧急给产妇侧卧位做腰麻。麻醉完成，快速输液，20 多分钟，又一个新生命诞生。

2017 年，张定宇同志随武汉市卫健委赴外地出差，被专家发现腿有异样。2018 年 10 月，张定宇被确诊患有渐冻症、双腿日渐萎缩。

2019 年 11 月，武汉市发生比较严重的流感，感染科病床已满，在做好消杀工作后，结核科等其他科室马上接收流感住院病人。这为疫情中的跨科室作战打了"前站"。

2019 年 12 月 29 日，随着首批不明原因肺炎患者转入金银潭医院，这里成为全民抗疫之战最早打响的地方。

2020 年 1 月 23 日，湖北省新型肺炎应急科研攻关研究专家组召开第一次工作会议，正式宣布成立由中科院武汉病毒所牵头、张定宇等 13 位相关学科专家组成的新型肺炎应急科研攻关研究专家组攻关新型肺炎研究。

2020 年 1 月 28 日，张定宇同志隐瞒了身患渐冻症的病情，顾不上被新型冠状病毒感染的妻子，坚守在抗击疫情最前沿——用渐冻的生命，托起信心与希望。疫情暴发后，张定宇以"渐冻"之躯冲锋在前，拖着高低不平的脚步追赶时间，带领医院干部职工救治 2800 余名患者，其中不少为重症、危重症患者。

2020 年 2 月 16 日凌晨 3 时许，张定宇等专家组织动员遗体捐献，全国第一例新冠肺炎遗体解剖工作在金银潭医院完成，并成功拿到新冠肺炎病理，为开展新冠肺炎病理研究创造了条件。

武汉市金银潭医院是最早接诊新冠患者的定点医院，收治病人全部为重症和危重症患者，是抗击疫情的最前沿。身为院长的张定宇日夜坚守，果断决策，处理得当，带领全体医护人员，为抗击疫情做出重要贡献。张定宇自己还是一位病人，2018 年 10 月他被确诊为患有渐冻症，在新冠袭击武汉时，张定宇隐瞒了病情，也无法照顾已感染新冠的妻子，一直坚守在抗疫一线。

张定宇，一个战斗者，一个指挥者，也是一颗定心丸。人们在第一时间知道了金银潭医院，却在一个月以后才知道他。他知道自己患上了绝症，却要为患者、为社会燃起希望之光；他阻挡不了自己的病情，却用尽全力去把危重患者拉回来。他的双腿已经开始萎缩，但他站立的地方，是最坚实的阵地。

张定宇同志长期从事医疗一线工作，面对新冠肺炎疫情，在身患重疾的情况下冲锋在前，身先士卒，团结带领全院干部职工夜以继日战斗在抗击疫病最前沿，始终坚守在急难险重岗位上，以实际行动书写了对党和人民的忠诚。

2020 年度"感动中国"对张定宇医师的颁奖词这样写道："步履蹒跚与时间赛跑，只想为患者多赢一秒；身患绝症与新冠周旋，顾不上亲人已经沦陷。这一战，你矗立在死神和患者之间；那一晚，歌声飘荡在城市上空，我们用血肉筑成新的长城"。

（来源：https://baike.baidu.com/item/张定宇）

第三章 国外医学伦理学发展概况

【本章学习目标】

通过学习本章内容，了解国外医学伦理思想的产生、发展过程，掌握国外优秀的医学伦理思想特点及其内涵。熟悉国外现代医学伦理学的繁荣发展基本概况，借鉴国外优秀的医学伦理思想成果繁荣发展我国的医学伦理学。

【本章学习要点】

◆ 国外医学伦理思想的产生和发展

◆ 国外医学伦理学学科发展概况

◆ 国外医学伦理学学科发展阶段的划分

国外医学伦理学的产生、发展与我国的医学伦理学的产生、发展也有基本类似的过程。表现的特点也是先有医学伦理道德思想的产生和发展，然后诞生医学伦理学学问或学科。国外医学伦理学的产生和发展，我们可以从医学伦理思想与学科发展两个方面来加以了解和把握。

一、国外医学伦理思想的产生和发展

(一)古希腊医学伦理思想

在公元前 6 世纪至公元前 4 世纪，古希腊医学形成，以后成为欧洲医学的基础。西方医德思想最早、最著名的代表人物是被称为西医之父的希波克拉底（Hippocratē，约前 460—前 377 年）。他是古代希腊医学思想的集大成者。他敏于观察，善于思考，吸收了东方医学和其他医学学派的成就以及民间医学的长处，提出了自己的医学学说。他提出的"体液学说"和机能整体的观点，初步奠定了西方医学的科学基础。

希波克拉底把疾病看作发展着的现象，医师所医治的不仅是病而是病人，从而改变了当时医学中以巫术和宗教为根据的观念。他主张在治疗上注意病人的个性特征、环境因素和生活方式对患病的影响。他还重视卫生饮食疗法，但也不忽视药物治疗，尤其注意对症治疗和预防疾病的发生。他对骨骼、关节、肌肉等都很有研究。他不仅确定了自己的医学体系，而且确立了自己的医学道德规范体系。

希波克拉底不仅使希腊医学摆脱了宗教迷信的束缚，走上了科学发展的道路，而且提出了医生应当具备的美德和优良品质，建立了医生行医的行为规范和伦理原则。著名的《希波克拉底誓言》(简称《誓言》)是希波克拉底警诫人类的医师职业道德的圣典，是向医学界发出的职业道德倡议书，是从医人员入学第一课要学的重要内容，成为西方医学伦理的典范，对后世产生了极为深远的影响。《誓言》作为西方医学伦理学的典范，一直沿用至今，达两千多年之久，可谓经久不衰。许多国家今天撰写、颁布的医学生的誓言(词)，还十分明显地脱胎于希波克拉底的《誓言》，可见其影响之深远。1948 年，世界医协大会对这个《誓言》加以修改，定名为《日内瓦宣言》。后来又通过决议，把它作为国际医务人员道德规范。由此可见，希波克拉底对后世的伟大贡献。

《誓言》中提倡的不伤害原则、为患者谋利益原则、保密原则、尊重同道(行)原则，随着医疗实践不断发展而成为西方医学伦理的核心价值思想。希波克拉底的医学著作被后人编辑成《希波克拉底全集》，这部集子中收集了他的《誓言》《原则》《操行论》《论医生》《论可贵的品行》等著名的医学伦理思想的宝贵文献。在《论法规》中，希波克拉底指出：医术是一切技术中最美和最高尚的。在《论医生》中他还指出：至于医学，它的目的是解除病人的痛苦，或至少减轻病人的痛苦。他还在一篇题为《箴言》的论文中，辑录了许多关于医学和人生方面的至理名言。如"人生短促，技艺长存""机遇诚难得，试验有风险，决断更可贵""暴食伤身""无故困倦是疾病的前兆""简陋而可口的饮食比精美但不可口的饮食更有益"，这些至理名言当今还能给人以深邃的启发。

概括地说，以希波克拉底为代表的古希腊医学伦理思想主要有：(1)尊师如父母；(2)接济患者急需犹如兄弟；(3)行医的目的是为病患谋幸福；(4)平等对待病患；(5)敬重医学同道；(6)作风正派；(7)保守职业秘密；(8)举止高雅，给患者以信心。

(二)古罗马医学伦理思想

公元前 1 世纪，古罗马医学全面继承和发展了古希腊医学，在医学伦理思想方面，也继承和发展了古希腊的思想。这一阶段最著名的医学家及医学思想家是盖仑(Claudius Galen，约 129—199 年)。

盖仑，是古罗马医师、自然科学家和哲学家，是继古希腊希波克拉底之后的古代西方医学理论家，创立了医学知识和生物学知识的体系。他的学说在 2—16 世纪时期被奉为信条，对西方医学的影响很大。他发展了机体的解剖结构和器官生理学的概念，认为研究和治疗疾病应以解剖学和生理学知识为基础。他虽没有解剖过人的尸体，但在研究解剖学时采用了各种动物(包括猴子)。他的成就为西方医学中解剖学、生理学和诊断学的发展奠定了初步基础。但他又认为身体的构造和一切生理过程都有一定的目的性，并把机体内所进行的各种过程在无法解释时均归结为非物质力量的作用，带有宗教神学的观点。

盖仑一生著述丰硕。最新的文献研究表明，从他撰写第一部著作《论医疗经验》至晚年写作《论万灵药》，列入其名下的著作约有 434 种，其中至少有 350 种被认为是比较可靠的。他的研究领域十分广泛，按内容可分为：综合性论述、生理学、卫生学、病因学、症状学、药物学、器械、治疗学、评论。

盖仑是一位具有独立思考精神的医学家和哲学家。他提出医生的合理的知识结构应该是精通哲学的 3 个分支：逻辑学，即如何思维的科学；物理学，即自然的科学；伦理学，即为什么的科学。医生具备了这些知识就能获得患者的信赖和钦佩。他认为，从理想上讲医生从事医疗实践的目的是爱人类而不是爱利益，因为科学探索与金钱追求是相互排斥的。他在《最好的医生也是哲学家》一文中指出："我研究医学，抛弃了娱乐，不求身外之物……作为医生不可能一方面赚钱，一方面从事伟大的艺术——医学。"这些思想，在今天看来，都闪耀着医学职业道德的光辉。

盖仑还对医学中的医患关系十分重视。他认为在疾病治疗过程中，患者的合作和信任是十分重要的，这种合作与信任能通过医生在临床上的适当方式得以建立。他指出医生能通过谨慎的、患者所能接受的语言，通过指出患者已知道但尚未告诉医生的事情，以及通过预后判断，使患者对其产生信任。同样，要准确地评估医生的能力，可通过比较他的预言和实际治疗效果而得出答案。尽管理解患者，明了疾病是不容易的，但盖仑声称：只要医生通过严密的观察和认真的思考，就能将不确定性减到最小。此外，盖仑十分重视医生的行为在治疗中的价值，认为适当的治疗行为包括"道德上的至善"和"医疗上的有效"。

古罗马的医学伦理思想除了体现在医学家盖仑的思想中外，还有一些医学伦理思想体现在古罗马的法律之中。例如《十三铜表法》中就记载：禁止在城市中进行尸体埋葬，不得饮用河水而要饮用泉水；孕妇死时应取出腹中之活胎儿等。在公元 160 年安多尼王朝时所颁布的法令中，有任命救治贫民之医师的条文。在查士丁尼制定的法典中，有劝告医生侍奉富贵者时，力避逢迎献媚，而应将救治贫民视为乐事的规定。

古罗马时期的医学伦理思想中，也有我们今天应该抛弃掉的宗教迷信的成分。盖仑医学体系的一个基本特征是将自然看做有目的的，自然的行为具有完美的智慧，自然不做无用功。盖仑认为，造物主（神）创造的每个结构都是为了满足于一定的功能需要，通过解剖学研究可以发现和证实造物主的智慧、力量和完美。盖仑虽然注重逻辑思维，试图建立一个可证明的科学体系，但是，他同时也意识到逻辑证据的局限性，因此他承认创世者（造物主或神）的存在。今天看来，这显然是唯心主义思想，是不正确的。

（三）古印度医学伦理思想

在古印度，医生最早是僧侣们兼职的，那时正处于神医学的医学时期，人们认为只有僧侣与神最接近，所以只有他们有资格为众生解除病痛。后来，随着医学的发展，渐渐地出现了一批专门从医的人，他们的工作经验和实际操作技术都比僧侣们要强。久而久之，医生职业就独立出来了。

尽管古印度医学发展缓慢而曲折，但人们在长期医疗实践中还是逐渐形成了自己的一整套完整的医学理论体系。在成书于公元前 600 年的医学经典《阿输吠陀经》（Agur Veda，又译《寿命吠陀经》《生命经》）中就有关于健康与疾病的三体液学说。这三体液是气、胆及痰，又称三大。古印度人认为三者必须均衡才能保持人体的健康，一旦紊乱，人就会患各种疾病。后来，人们又加入了 7 种成分，即血、肉、骨、精、脂、骨髓和乳糜（消化的食物），认为这 7 种成分均来源于食物。还有人并入了排泄物：尿、粪、汗、黏液、发爪和皮屑。这样就形成了一个较为完整的理论体系：一切疾病皆来源于体液、身体成分和排泄物的紊乱。《阿输吠陀经》中已记载了 77 种病症之名，并开出了对症的药方，当然，这些记载也夹杂着巫术迷信。

古印度的医生们根据以上理论来分析和使用各种药剂，他们认为各种药剂都有独特的维尔耶、毗婆迦、拘那之性（即物理性质、化学成分和生理活动），三者共同作用，调节机体的紊乱。古印度医学理论代代相传，不断发展、延续了近四千年，直到后来外族不断入侵，才使得古印度医学融入了世界医学之中。

古代印度也是世界文明的发源地之一，其医学伦理思想是世界东方伦理思想的重要组成部分。医学伦理思想在古代印度有悠久的历史，《阿输吠陀经》，其中就包含着不少医德思想。公元前5世纪名医"印度外科鼻祖"——苏斯拉他（Susruta Samhita）著的《苏斯拉他集》和公元前1世纪的名医"印度内科鼻祖"——科拉加（Caraka Samhita）著的《科拉加集》，其中包含的医学伦理思想具有广泛的影响。他们对医学本质、医师职业和医学伦理都做了精辟的论述。《科拉加集》被誉为医学百科全书，探讨了诊断、疾病预后和疾病分类问题，并把营养、睡眠与节食视为维护人体健康的三大要素。书中提到的药物有500种。

苏斯拉他的医学伦理思想可归纳为：为医须具备四德，即正确的知识，广博的经验，聪敏的知觉和对患者的同情心。医生要尽一切力量为患者服务，甚至牺牲自己的生命。医生应有良好的仪表、习惯和作风。医生要全面掌握医学知识和技术。在外科治疗中，医生要和助手密切配合，挑选助手时要选那些聪明能干、乐于助人、和蔼忍让的人。军医除了学识应高深外，还应兼有高尚的道德，并为神明所喜悦。

科拉加反对医学商品化，他提出一系列医学伦理标准，要求一个医生在开始接受行医培养的时候，就应学习这些标准。他曾说："医生治病既不为己，亦不为任何利欲，纯为谋人类幸福，所以医业高于一切；凡以治病谋利者，有如专注于沙砾，而忽视金子之人。"这些论述都体现了医学的人道主义精神和崇高的医学职业道德。当然，古代印度医学伦理思想中也有封建的宗教伦理思想的糟粕成分。

(四) 古阿拉伯医学伦理思想

古代阿拉伯医学主要是继承和发展了古代希腊和罗马的医学传统。阿拉伯帝国建立以后，其文明长期保持着很高的水平，包括医学在内的科学技术及文化成就，即使在帝国之后很长时期内，都始终保持领先地位。古代阿拉伯帝国在科学文化上一贯抱有的宽容态度大大推动了那个时代的医学进步和发展。阿拉伯帝国的医学成就给人类社会的发展留下了不可磨灭的印记。在伊斯兰鼎盛时期，大量的古希腊、罗马医学文献被直接翻译成阿拉伯文，或经过古叙利亚文或波斯语转译成阿拉伯语。古代阿拉伯医学构成了世界医学史上的重要阶段。

古代阿拉伯最有名的医学家是拉齐（A. I. Rhazi，865—932年）和阿维森纳（Avicenna，980—1037年）。拉齐是古阿拉伯一位博学的医学家，他研究过哲学、数学、物理学、天文学与音乐学，其主要著作《医学纲要》被认为是一本百科全书，对阿拉伯人产生了极其重要的影响，他根据盖仑的原则和形式使医学理论进一步规律化和公式化。

阿维森纳是中世纪东方最伟大的哲学家之一，也是一位最著名的医生、科学家和百科全书式的学者，被后人尊称为"学者之王、医师之首"，是亚里士多德学派的主要代表之一，与之前的古希腊著名医学家希波克拉底、古罗马医学家盖仑并称人类"医学三杰"。他对东方或西方文化，都产生了深远的影响。他的医学著作更是数百年间，东、西方医生争相学习的典范。阿维森纳所著的医学巨著《希腊—阿拉伯医典》，建立了阿拉伯完整的医学科学体系。

在医学伦理思想中，有突出建树的代表人物是阿拉伯名医迈蒙尼提斯（Maimonides，1135—1204 年），他是犹太人，著有《迈蒙尼提斯祷文》。《迈蒙尼提斯祷文》的中心思想是：作为一个医生一切要为病人着想，不能有贪欲、吝念、虚荣，不为名利侵扰，"事功难且巨，愿神全我功。若无神佑助，人力每有穷。启我爱医术，复爱世间人。存心好名利，真理日沉沦。愿绝名利心，服务一念诚。神请求体健，尽力医病人。无分爱与憎，不问富与贫。凡诸疾病者，一视如同仁"。体现迈蒙尼提斯的医学伦理思想方面的著作还有《摩西箴言》《养生法》《论毒物》等。

（五）近代西方的医学伦理思想

476 年，罗马帝国灭亡，欧洲奴隶制瓦解。此后的 1000 多年里，欧洲处于中世纪黑暗时代，科学文化和艺术都被宗教迷信所控制而停滞不前。基督教和经院哲学思想渗透到医学领域，医学的发展被引向引证、注释权威著作的道路，变成了经院式的医学。作为与医学密切相关的医学伦理思想和观念也同样受到了宗教的影响，严重阻碍了医学伦理道德的向前发展。

14—16 世纪，是欧洲文艺复兴时期，文艺复兴运动冲破了中世纪封建宗教统治的黑暗，代表新兴资产阶级生产力和生产关系的思想家提出了人道主义的口号，批判了以神道为中心的传统观念。资产阶级人道主义思想唤起了良知、自由、平等、博爱的思想潮流，使它们不断渗透到医学领域，人类伦理思想包括医学伦理思想发展到一个重要时期。人道主义思想促进了以实验医学为基础的医学科学的迅速发展，从而也大大促进了人类医学伦理思想的向前发展。

17 世纪，英国医学家威廉·哈维（William Harvey，1578—1657 年），在塞尔维特等前人研究成果的基础上，经过长期研究，用实验方法发现了血液循环，不仅纠正了流行 1500 年之久的盖仑的错误理论（认为人有两种血液流动，即从肝脏出来的血液，通过静脉来营养身体各部；从心脏出来的血液，则通过动脉来分布生命的灵气），而且对基督教的宗教神学思想统治也是一个有力的打击。他于1628年发表了《动物心血运动的解剖研究》一文，恩格斯称赞说：哈维由于发现了血液循环而把生理学（人体生理学和动物生理学）确立为一门科学。

1865年，伯尔纳著的《实验医学导论》在法国巴黎问世。1543年，比利时解剖学家，人体解剖学奠基者维萨里（Andreas Vesalius，1514—1564年）发表了划时代的《人体的构造》一书，第一次正确描述了静脉和人类心脏的解剖，纠正了古罗马盖仑关于人体构造的200多处错误，给予了人类全新而正确的人体构造认识，也极大地冲击了当时欧洲宗教神学观点。

近代医学牢固地在生物科学的基础上发展了起来。医学的发展和医疗卫生事业的社会化，使医务人员的医德行为准则从个体走向群体，从临床走向科研、实验、社区等，内容不断充实，影响面也越来越大。针对这些医学伦理新课题，不少医学家和伦理学家进行了研究。此时德国柏林大学医学家胡佛兰德（C. Wilhelm Hufeland，1762—1836年）发表的《医德十二篇》是其中的代表作。《医德十二篇》中提出了救死扶伤、治病救人的十二条医德要求，在西方世界广为流传，被称为是《希波克拉底誓言》的发展。

英国医学家、医学伦理学家帕茨瓦尔（Thomas Percival，1740—1804）1791年为英国曼彻斯特医院起草了《医院及医务人员行动守则》，并在此基础上于1803年出版了世界上第一部《医学伦理学》（Medical Ethics）著作。帕茨瓦尔《医学伦理学》一书，首次提出了"医学伦理学"的概念，虽然他没有正面给医学伦理学下定义，但是从有关的材料可以分析出他对医学伦理学概念的理解。在这本书中，帕茨瓦尔提出了应由古典医德学重视行医者个人德性和医生与患者关系转换为强调医生群体执业行为的标准化和医方内部关系的和谐；应由由古典医德学过分强调医生的道德义务与责任转换为法律对医疗活动的调节作用。他认为，职业伦理学是"人性的知识"与"广泛的道德责任"之间的综合"，医学伦理学的一般体系是使无论是官方正式的行为还是医学领域之间相互的交往都受文雅和正直原则所指导。这种观点在19世纪被广泛接受。帕茨瓦尔《医学伦理学》的出版，标志着作为学科形态的医学伦理学的诞生。从此，医学伦理学作为一门学科走上了广泛研究、影响日益深入的发展道路。1847年，新成立的美国医学会（American Medical Association，AMA）制定的伦理准则，其主要内容也是直接引自帕茨瓦尔的《医学伦理学》，从中可见《医学伦理学》的广泛影响。1864年，在日内瓦成立了万国红十字会，1884年订立了《万国红十字会公约》等，这样使医学伦理迈步走向成熟，趋向系统化、规范化、理论化、学科化。

二、国外医学伦理学学科发展概况

20世纪以来，由于自然科学和社会科学突飞猛进地发展，使得医学对社会的伦理影响、作用加剧，引起社会各方面的重视。第二次世界大战期间，纳粹医生大量违反医学人道主义精神的罪行，震惊了医学界和伦理学界，战后，医学伦理学得到了应有的重视，各国加强医学伦理学的研究，把它作为医学院校的一门课程开设的趋势迅速发展，一些国家或地区相继成立了医学伦理学的专门研究机构或组织，各类学术出版物也不断涌现，各种专题学术研讨会纷纷在世界各地举办，医学伦理学学科发展呈现出前所未有的繁荣景象。

20世纪80年代，医学伦理学在西方的医药院校已成为一门标准化的课程。一系列国际医学伦理文献和法律文献相继产生。各国纷纷制定准则，将医学伦理以条例、宣言、誓词等形式肯定下来，作为约束医疗行为和评价道德的标准。其中影响较大的有：1947年，美国医学会（AMA）制定了医师道德标准；1949年世界医学会全体大会在伦敦举行，通过了《国际医德守则》；1953年7月国际护士会议采纳了护士伦理国际法；1965年国际护士协会通过了《国际护士守则》，并于1973年做了重要修改；1964年，在芬兰赫尔辛基召开的第18届国际医学大会，通过了《赫尔辛基宣言》（以人类为对象的医学研究的伦理学准则）；1975年10月第29届世界医学大会在东京召开，通过了《东京宣言》（关于对拘留犯和囚犯给予折磨、虐待、非人道对待和惩罚时，医师的行为准则）；1968年，在澳大利亚悉尼召开的第22届世界医学大会通过了《悉尼宣言》（关于人的死亡的五项标准）；1977年在美国夏威夷召开的第6届世界精神病学大会，通过了《夏威夷宣言》（关于对待精神病人的医学伦理准则）；1996年3月，国际人类基因组组织在德国海德堡会议批准通过了《国际人类基因组组织关于遗传研究正当行为的声明》；1997年11月，联合国教科文组织通过了《世界人类基因组与人权宣言》；1997年国际人类基因组组织伦理委员会在英国伦敦会议上，通过了《国际人类基因组组织伦理委员会关于DNA取样：控制和获得的声明》；1999年，国际人类基因组组织伦理委员会发表了《人类基因组组织伦理委员会关于克隆的声明》；2002年，美国内科学基金、美国医师学会基金和欧洲内科医学联盟共同发起倡议，发表了《新世纪的医师职业精神——医师宣言》。该宣言已被36个国家和地区的120个国际医学组织认可和签署该宣言，成为引导现代医学职业发展的风向标；2016 年，国际医学科学组织理事会联合世界卫生组织制定发布了新版《涉及人的健康相关研究国际伦理准则》，提出了健康相关研究中数据的收集、储存和使用的伦理规范，等等。

进入 21 世纪以来，以合成生物学、基因编辑、脑科学、再生医学等为代表的生命科学领域孕育新的变革，融合机器人、数字化、新材料的先进制造技术正在加速推进制造业向智能化、服务化、绿色化转型，以清洁高效可持续为目标的能源技术加速发展将引发全球能源变革，空间和海洋技术正在拓展人类生存发展新疆域。科学技术从来没有像今天这样深刻影响着国家前途命运，从来没有像今天这样深刻影响着人民生活福祉。

概括地说，国外医学伦理学学科发展表现出以下几个特点或趋势：

第一，研究领域不断扩大。20 世纪以前传统医德学的研究范围局限在医疗工作中医生与病人、医生与医生个体间关系，主要论述医生的行为规范、义务职责和道德品质（美德）。20 世纪以后，随着医学科学的分化及卫生保健事业的社会化，现代医学伦理学的研究对象从医患关系（特别是临床医患关系）、医际关系扩展到医学与社会的关系，研究领域从医疗临床扩展到预防保健、康复、护理、医学科研、教学教育以及医药卫生管理各个方面。20 世纪 70 年代以后，医学模式理论诞生，现代医学模式在实践中逐步转变，生命科学取得了长足的进展，把医学伦理学的研究推向了一个新的阶段。

第二，医学伦理观念不断更新。医学伦理学学科不断向前发展的过程中，其积极的成果就是医学伦理观念不断更新。从传统的义务论、美德论、德性论扩展到功利论、境遇论、社会公益论等；从传统的生命神圣论转变为生命质量论，进而转变为生命价值论；从反对堕胎、节育到计划生育、优生优育观念的深入人心；从强调医学是治病救人、延长生命、战胜死亡到增进维护人类健康，注重提高生命质量，追求尊严死亡、安乐死；从医生的绝对权威地位到主张建立"参与式"的医患关系模式。所有这些新的医学伦理观念的逐步发展和建立，使医学伦理学的面貌为之一新。

第三，教学研究空前活跃。世界各国都将医学伦理学列入医学院校的课程教学体系，并努力使之成为一门标准化的课程，不少国家还开设了医学伦理学的专业系科、学院，培养硕士、博士高层次人才。美、英、法、日、加拿大、澳大利亚等国相继成立医学伦理学等人文医学的独立研究机构，广泛开展医学伦理学的各种专题研究，教学研究表现出空前活跃的态势。

第四，医学伦理道德逐步走向法规化道路。第二次世界大战以后，人们逐步认识到，只依靠伦理道德的教化作用，不足以实现伦理学的主张，必须使伦理道德有法律法规的保障，因此，第二次世界大战后，国际上通过了一系列医学伦理的法律法规化的文献，实际上就是医学伦理道德实现法律法规化转变的开端，今天看来，这一转变的步伐仍有加快的趋势。

第五，作用与地位日益提高。国际卫生组织及各国政府、卫生机构设立了数目众多的"医学伦理委员会"与"生物技术伦理委员会"，发挥其决策、指导、协调、监督等职能，对医学行为与卫生政策进行规范、约束和监控，促进了人类社会对伦理的关注，对伦理的敏感度，也加深了国际社会对伦理的理解和关注，灌输了医学伦理的观念，在全球范围内引发了一次又一次激烈的争论，如20世纪60年代关于脑死亡和器官移植的伦理争论，70年代关于安乐死问题的伦理争论，80年代关于人工生殖技术的伦理争论，90年代关于基因技术和克隆人的伦理争论，21世纪初的人类基因科技伦理争论，等等。可见，现代医学伦理学日益发挥了其不可替代的作用和功能，其作用和地位日益提高。

三、国外医学伦理学学科发展阶段的划分

从国外医学伦理学发展阶段的角度来划分，医学伦理学学科的发展大致经历了传统医学伦理学、生物医学伦理学和生命伦理学三个阶段。

(一)传统医学伦理学

以临床医患关系为主要研究对象，研究领域局限在临床医疗内，强调医生的义务、责任和美德，受宗教神学思想影响较大，又可称为医德学。从时间上看，传统医学伦理学主要是指欧洲文艺复兴以前的医学伦理学。这一时期影响最大的医学伦理思想是古希腊的希波克拉底的医学伦理思想。希波克拉底的医学伦理思想影响了整个传统医学伦理学时期。这个时期医学伦理学的基本理论是美德论、义务论、生命神圣论。

(二)生物医学伦理学

文艺复兴以后，科学革命给机械工业、物理学、化学、生物学带来了巨大成功，医学的发展奠定在生物学、解剖学、生理学巨大成功的基础之上，因此，这一时期的医学称为"生物医学"时期，此时的医学伦理观念也深受"生物医学"观念的影响，因而便称之为生物医学伦理学。哈维的心血运动论最终取代了盖仑的关于血液运动的学说，以后在机械论为主导哲学思想的指导下，以解剖学和生理学为主的实践医学在18世纪取得了突飞猛进的发展。19世纪的

病理学有了长足的进步。实验医学家头脑中产生了尊重科学、尊重事实的理念，宗教神学的伦理道德观念日益淡薄，他们认为医学的最高任务莫过于延长人的寿命。由于一系列新的科学的诊断和治疗疾病方法的产生，从而为医生关心同情患者、治疗疾病、解除患者痛苦提供了科学的现实基础和条件，这都是医学人道主义的集中体现。这一时期，医学伦理学虽然也研究医患关系，但并不局限于此，研究范围扩大了，从临床走向保健、预防、康复医学，生物实验医学中人体实验道德成了生物医学伦理学的紧迫课题；生物医学技术发展本身及其所带来的伦理观念的变化，焦点集中在生死两端，如生殖技术、生育控制、残废新生儿处置和安乐死等新的伦理问题。生物医学伦理学这一概念，一般认为是美国学者比彻姆（T. L. Beauchamp）和查尔德仑斯（J. F. Childress）首次提出来的，他们合著了《生物医学伦理学原则》一书，在书中首次提出了生物医学伦理学的概念。他们认为："生物医学伦理学作为一门应用伦理学，是一般道德理论、原则、规范在医疗实践与卫生保健实施以及医学和生物医学研究中的应用。"生物医学伦理学的基本原则是医学人道主义，基本理论是公益公正论、权利论、生命质量论、生命价值论。

（三）生命伦理学

一般认为，生命伦理学一词最早由美国威斯康星大学的生物学家和癌症研究者波特（V. R. Potter）在1970年提出。他在1971年出版了一本重要著作《生命伦理学——通向未来的桥梁》，在书中明确提出了"生命伦理学"的概念，并认为生命伦理学是"一门把生物学知识和人类价值体系知识结合起来的新学科"，它在科学和人文学科中间建起一道桥梁，帮助人类生存，维持并促进世界文明。同年，英国学者瑞南·吉伦（Raanan Gillon）在《应用伦理学百科全书》中，列出了生命伦理学词条，认为生命伦理学研究产生于生物学实践领域（包括医学、护理、兽医在内的其他卫生保健职业）中伦理学问题的学科。它们研究范围很广，除了生物科学研究中的伦理学，还包括环境伦理学（涉及环境污染、人与动物以及自然界中其他部分之间的适宜关系）、性、生殖、遗传和人口中的伦理问题以及各种社会政治道德问题，如失业、贫穷、歧视、犯罪、战争和迫害对人群健康的负面效应。

生命伦理学最先产生于美国，有其独特的历史背景。生命伦理学的诞生建立在20世纪医学科学发展的基础上。20世纪医学的发展可从医疗技术的科学含量程度、卫生保健费用投入的规模、享受服务人群的数量、庞大的医务人员和专家队伍、医疗服务系统的复杂性等多个方面看出其历史背景。生命伦理学正是在这一背景下应运而生的。生命伦理学是传统医学伦理学、生物医学伦理学的继续发展，它并不是不研究传统医学伦理学、生物医学伦理学的内容，只是其研究的范围更加广泛而已。生命伦理学的基本原则是"人本主义"，其基本理论除继承生物医学伦理学时期(阶段)的公益公正论、生命质量论、生命价值论外，还发展了环境论、境遇论、动植物权利论。

生命伦理学的概念虽然诞生在美国，但是这一概念提出以后，为许多国家的医学伦理学家引用和采纳。自20世纪中叶以来，随着现代医学的发展和医疗技术、手段、设备的更新，在与人的生命活动各阶段密切相关的医疗实践中，伦理、社会、法律等问题层出不穷。例如"试管胚胎"养育的婴儿长大后寻找生父的权利问题；由其他人工生殖技术诞生的后代是否享有各种相关权利的问题；人体器官、精子、卵子等的出售与商业化倾向问题；器官移植受者的身份认定问题；寻求胎儿优生、流产与胎儿性别鉴定问题；脑死亡条例的制定及实施问题；安乐死与临终关怀问题；基因技术与基因歧视、克隆人问题等，许多仍是争论不休、悬而未决的问题，有待进一步深入探索与研究①。近些年来，人类基因组研究带来的一系列伦理、社会、法律问题更是引起全球的关注。科学家预测：21世纪是生命科学的世纪。而生命科学的进展，生物技术更广泛的应用，不仅会给人类展现更美好的希望曙光，同时也带来了更多的伦理难题，给生命伦理学的理论研究和实践提供了更大的空间。

【本章推荐阅读】

[1] [美]格雷戈里·E.彭斯. 医学伦理学经典案例(第4版)[M]. 聂精保，胡林英，译. 长沙：湖南科学技术出版社，2010.

[2] 孙福川，王明旭. 医学伦理学(第4版)[M]. 北京：人民卫生出版社，2013.

[3] 郑文清，周宏菊. 现代医学伦理学概论[M]. 武汉：武汉大学出版社，2017.

[4] 刘俊荣，严金海. 医学伦理学[M]. 武汉：华中科技大学出版社，2019.

[5] [英]托尼·霍普. 医学伦理[M]. 吴俊华，李方，译. 南京：译林出版社，2015.

[6] [美]保罗·布卢姆. 善恶之源[M]. 青涂，译. 杭州：浙江人民出版社，2015.

---

① 徐宗良. 生命伦理学[M]. 上海：上海人民出版社，2002：10.

【本章思考与练习】

1. 国外医学伦理学的代表人物、主要代表作品及其伦理思想是什么？

2. 国外医学伦理学的学科发展特点是怎样的？对中国的医学伦理学学科发展有何借鉴？

3. 国外医学伦理学学科发展阶段是如何划分的？各有什么特点及其理论？

【本章延伸阅读】

世卫组织启动全球人类基因组编辑注册计划

世界卫生组织 2019 年 8 月 29 日宣布启动一项针对人类基因组编辑活动的全球性注册计划，旨在跟踪并规范人类基因组编辑研究进展。

世卫组织总干事谭德塞呼吁，在技术和伦理影响得到适当考虑之前，各国不应允许在人类临床应用中进行人类生殖细胞基因组编辑的任何进一步工作。

世卫组织一个 18 人专家咨询委员会 29 日宣布启动这个注册计划的第一阶段，使用世卫组织的国际临床试验注册平台（ICTRP），对体细胞和生殖细胞临床试验进行注册。

该委员会呼吁全球所有与人类基因组编辑相关的研发项目责任方登记有关试验。为确保注册管理机构的运作符合目的且充分透明，委员会表示将与利益攸关方广泛沟通，并可提供在线咨询和参与指导。

谭德塞在当天的委员会会议上表示，一些科学家已经宣布他们希望编辑胚胎基因组，这说明世卫组织相关工作十分重要和紧迫。他说，一些疾病曾被认为是无法治愈的，新的基因组编辑技术为患者战胜疾病带来了巨大希望，但新技术的某些用途也带来了独特和前所未有的道德、社会、监管及技术等方面的挑战。

2018 年底，世卫组织宣布将在未来两年内与利益攸关方广泛协商，制定一个强有力的人类基因组编辑国际治理框架。按计划，委员会未来两年内将与包括患者群体、民间团体、伦理学家、社会学家等在内的利益攸关方进行一系列面对面和网络磋商，就制定人类基因组编辑国际治理框架咨询意见。世卫组织强调，这一框架应具备可扩展、可持续的特点，并适用于国际、地区、国家及地方各个层面。

（来源：2019 年 8 月 30 日 14:35 新华网）

第四章 医学伦理学的基本原则

【本章学习目标】

通过学习本章内容，了解医学伦理学基本原则产生的背景，掌握医学伦理学基本原则的内涵及其临床应用，奠定医学职业道德规范和职业素质的良好基础。

【本章学习要点】

◆ 人道主义原则

◆ 尊重与自主原则

◆ 有利与无伤害原则

◆ 知情同意原则

医学伦理学的基本原则是医学伦理学的一个最根本的问题，是医务工作者职业道德规范体系的总纲和精髓。医学伦理学的基本原则，是构建医学道德规范的最根本、最一般的道德根据与原理，贯穿着医学道德体系的始终。概括地说，医学伦理学的基本原则包括人道主义原则、尊重与自主原则、有利与无伤害原则、知情同意原则四条最基本的原则。

一、人道主义原则

(一)人道主义原则的含义

在普通伦理学上，人道主义(humanitarianism)是指一种道德价值观和道德原则，是 14—16 世纪欧洲文艺复兴时期的先进思想家，为了摆脱经院哲学和教会的思想束缚提出的，作为反封建制度与宗教势力的思想武器。人道主义的基本内涵是提倡人的价值和尊严，维护人的需要与利益，强调人的地位和作用，是一种以人为本、以人为中心的世界观。法国大革命时期又把人道主义的内涵具体化为自由、平等和博爱。人道主义在革命时期起着反对不平等的制度的积极作用。

医学伦理学家把人道主义的基本精神引进到医学伦理学中加以发挥和提炼而形成的医学人道主义原则，具体来说，就是医务人员尊重、同情、关心和救助被防治者的医德精神。医学人道主义原则，要求对被防治者要尊重、同情、关心和救助，尊重是同情的前提，同情是关心的基础，关心是同情的表现，救助是同情和关心的实质。以上四个方面的内容，相互联系，形成辩证统一的过程和整体。

(二) 医学人道主义的来源

人道主义作为一种理论体系是近代历史的产物，但人道主义思想却源远流长，它随着医学道德的形成而出现，随着医学道德的发展而发展，经历了古代、近代和现代三个发展阶段。

人道主义一词，由 Humanitarianism 译述而来。人道主义，在文艺上表现为鼓吹自由思想，以利排斥教会的束缚，以人道取代神道，亦为人文主义的展现。在伦理上则与博爱主义相同，主张超越人种、国家、宗教等所有的差别，承认人人平等的人格，互相尊重，互相扶助，以谋人类全体之安宁幸福为理想。法国哲学家、社会学家孔德 (Auguste Comte) 所创的人道教 (Religion of Humanity)，其教义亦与人道主义相通，以仁爱为原理，秩序为基础，增进人类幸福为目的，主张保障人类的和平与福祉。

人道主义源于人道、人文思想。中国过去的词汇，虽无"人道主义"一词，但经传中早已出现人道两字。如《礼记·丧服·小记》云："亲亲、尊尊、长长，男女有别，人道之大者也"。《易传》讲"有天道焉，有人道焉，有地道焉"。《周易》云："立天之道，曰阴与阳；立地之道，曰柔与刚；立人之道，曰仁与义"。《中庸》云："诚者天之道也，诚之者人之道也。"这些语意和西方的人道主义相通。

现代的医学人道主义产生于 20 世纪第二次世界大战阶段。现代的医学人道主义把医学看成是全人类的事业，其道德原则已作为国际医德法规受到各国医学界的尊崇，在医德领域里形成了广泛反对非人道主义行为的国际舆论。1948年，世界医学会大会通过《日内瓦宣言》，提出"我庄严地宣誓把我的一生献给为人道主义服务"，医学人道主义作为世界医务界人士的共同职业伦理原则。

现代社会，世界性的联系空前加强，包括医学在内的科学技术飞速发展，医学人道主义也发展到一个新的阶段。现代医学人道主义具有以下特点：（1）具有广泛的国际性，形成了医学人道主义的国际法规。（2）理论基础更加完整和科学；（3）与医学防治活动联系密切，更具有医学实践的指导意义。

(三)医学人道主义原则的依据

医学人道主义(Medical humanism)始终是医学的旗帜，是在长期的医学实践中形成的，它充分体现了医务人员的行医伦理善之德性。历来人们都把医学视为救人的"仁术"，把医务人员视为行善的"仁爱之士"。

医学人道主义表现了医务人员善的行医动机。防病治病，为人类的健康服务，是医务人员行医动机。我国的医学家们认为，"天覆地载，万物悉备，莫贵于人"(《黄帝内经》)。因此，要尊重人的生命和健康，"救人一命，胜造七级浮屠"。法国的医学界认为："医学职业是为人类服务的，在重视人的生命和尊重人格的情况下，维护人的健康，治疗伤疾，减轻人的痛苦。"(《法国医学伦理学法规》)德国柏林大学胡佛兰德教授说："医生活着不是为了自己，而是为了别人，这是职业的性质所决定的。不要追求名誉和个人利益，而要用忘我的工作来救活别人，救死扶伤，治病救人，不应怀有别的个人目的。"([德]胡福兰德：《医德十二箴言》)

医学人道主义表现了医务人员善的行医情感。尊重同情，是医务人员善的行医情感。身陷病境不能自拔的患者，医务人员是唯一的搭救人，而且只有怀着尊重和同情的高尚情感的医务工作者，才能担当此任。

医学人道主义表现了医务人员善的行医行为。关心和救助，是医务人员善的行医行为。医务人员善的行医动机和善的行医情感，是通过善的行医行为表现出来的。不关心，不救助，何谈尊重和同情？古今中外优秀的医务人员，正是在尊重和同情的崇高情感的驱使下，对患者无微不至的关心，全力以赴地进行救助。

医学人道主义是医德要求的最基本和最重要的内容。其他内容都是在此基础上建立起来的。医务人员只有首先贯彻和执行医学人道主义，才能够谈得上贯彻和执行医德的其他内容要求。医学人道主义最能够体现出医德的特点，表现出医务人员的理想人格。历史上所有授人新生的伟大医学家，无不闪烁着医学人道主义的耀眼光芒。

(四)社会主义医学人道主义的基本要求

社会主义医学人道主义是在无产阶级世界观的指导下，批判地继承了人类历史上人道主义的优良传统而形成的崭新的医德基本原则。它是医学中人道主义的较高形态，体现了社会主义制度下对人的生命价值的尊重。与其他医学人道主义相比，有着明显的特点。它始终把为人类谋幸福、为实现人类的健康作为自己的出发点，将热爱患者、同情患者、尊重患者生命、尊重患者人格、尊重患者平等的医疗权，作为社会主义医疗活动的人道主义的核心内容。

1941 年 5 月，毛泽东同志就为延安的中国医大题写了著名的"救死扶伤，实行革命的人道主义"这一医学道德原则。毫无疑问，实行革命的人道主义这一医学道德原则，不仅继承发扬了同情、关心、救治病患的优良医德传统，规定了医疗卫生工作的基本任务，而且十分明确地将人道主义这一医学道德原则与无产阶级的革命事业相联系。显然，革命的人道主义与超阶级的、抽象的"自由""平等""博爱"的人道主义世界观有着本质上的区别。革命的人道主义是社会主义人道主义的前身，社会主义人道主义是革命人道主义发展的必然，作为伦理原则，二者本质上是一致的。

医学的出发点和归属应是维护人类的健康。一切与维护人类的健康相背离的医学技术都是非人道的，应禁止使用。对广大人民群众生命的尊重和爱护，超出了医务人员与病人个人全面的联系，而扩展到防病、治病、保障人民身心健康的整体层面。

尊重病人的价值与人格。医学工作者在医疗活动中，首先应尊重病人本身的生命价值，不论患者的地位、职业、民族、亲疏等都应平等相待，通过救死扶伤，挽救其生命，促使其健康。此外，患者都有自己的人格，都享有医疗权利，不论对意识清醒的病人，还是对意识有缺陷的病人，都应尊重他们的人格。

尊重病人的正当愿望。医学工作者应充分尊重病人的正当愿望，关心、体贴病人的疾苦。对于病人的不当要求，如为止痛而滥用麻醉性药物等，应耐心解释，以理服人，以情感人，以赢得病人的理解与配合。

发扬医学国际主义精神。社会主义人道主义是没有国界的，在医务活动的国际交往中，应发扬白求恩精神，热忱为全世界人民的身心健康服务，为提高世界人民的健康水平作贡献。同时，增强我国人民同世界各国人民的友好情谊。

坚决反对不人道行为。社会主义医学人道主义坚决反对各种形式的对人、对病人的不人道行为。要求把战俘、囚犯、精神病人、智力障碍者与一般人同样对待，反对法西斯主义、恐怖主义对人的残害，保障人的健康权利。

二、尊重与自主原则

(一)尊重与自主原则的含义

尊重与自主原则(Principle of Respect and Autonomy)又可简称为尊重原则或自主原则。尊重是人的一种基本需要,每一个人都应该得到社会和他人的尊重。从心理学角度来说,患者需要得到比常人更多的尊重。医患交往时一方面应该真诚地相互敬重与重视,在临床实践中,医务人员要尊重患者及其家属,尊重患者的人格与尊严,尊重患者的生命和生命价值,尊重患者的自主权利;另一方面,患者及其家属应该尊重医务人员的劳动和人格。

自主(autonomy)是指不受他人强迫,做出有关自己生命和身体的种种决定。这种原则实质是赞同一种民主的价值,在不伤害他人的情况下,个体应当不受干预地作出影响他们自身身体和生命的基本医学决定。英国著名政治理论家、伦理学家约翰·斯图亚特·密尔(John Stuart Mill,1806—1873 年)在其名著《论自由》(1859 年)中指出,个人"对于他自己,对于他自己的身体和心智,该个人拥有至高主权。"

尊重(respect)与自主是不可分割的统一体。每一个人都是自主的个体,因此,如果他的行为,没有阻碍另一个自主的个体,从一般的理解上来说,其行为又是理性的,我们应该尊重其行为的选择。例如,在医疗上,一个作出了明确且正确诊断的晚期的癌症患者,他如果选择了放弃治疗,我们认为其行为是理性的,其自主行为理应得到尊重。

(二)尊重与自主原则的依据

随着现代医学模式、医患关系模式的转变与医院管理方式的改变,对患者的尊重,让患者自主,在医疗实践中的应用日益受到重视,其原因可以概括为如下几个方面:

第一,医患关系发生了显著的变化。传统社会主动—被动型医患关系模式正朝着以民主化为特征的指导—合作型与共同参与型的医患关系模式方向转变。这种转变的最大特征就是医患关系趋向于民主化。民主化的医患关系,一方面促使患者自主意识的增强;另一方面促使医疗机构和医务人员重视对患者的尊重。

美国阿拉巴马大学伯明翰分校哲学系和医学院的哲学教授彭斯(Gregory E. Pence)考察了自主原则发展的历史,认为自主的伦理学原则是在抵制家长主义伦理学中发展起来的。20世纪60年代初，在美国发生的病人权利运动中，家长主义的医生们被认为是歧视女性的老古董，他们将严厉的传统观念强加在更进步的、更自由的、更年轻的一代人身上。世俗的宗教的美德伦理学倾向于家长主义的，尤其是当他们强调医生们具有更多的智慧和当他们教导年轻的医生去服从老医生的指导而忽略病人意愿的时候。个体的自主原则，与这些传统的、严格的、世俗与宗教的良医角色，形成了鲜明的对照。

第二，现代医学模式的变化。所谓医学模式，是指在一定时期内，人们对健康的总的看法和根本观点。现代医学模式由"生物医学模式"转变为"生物—心理—社会医学模式"，该模式认为，疾病与健康不仅和生物因素相关，也与心理、社会因素相关。1977年，纽约大学的戴依（S. Day）教授倡导，全人类健康应表现为"生物—心理—社会"的健康观念。同年，美国罗彻斯特大学医学院精神病学和医学教授恩格尔在《科学》杂志发表了《需要新的医学模式：对生物医学的挑战》一文，提出了这种新的现代的医学模式。恩格尔指出，传统的生物医学模式，只注重疾病的生物因素，是还原论的方法，忽视患者的整体，忽视患者是一个有情感、有心理、处于一定环境中的整体。

现代"生物—心理—社会医学模式"要求医务工作者不仅从生物学角度，还必须从社会学角度与心理学角度去认识疾病的发生、发展和转归；既重视患者的躯体疾病，又了解患者的行为方式和心理状态；既要治"身"，又要治"心"；既要给患者开药物处方，又要给患者开心理处方和社会处方。例如，当管理一位糖尿病患者时，医生不仅要处理高血糖这一病理问题，还要把病人看成一个有家庭、职业、社会责任以及各种困惑情绪、持有特定健康观念的人，处理中不仅要给适当的降糖药物并让其控制饮食，还必须考虑食物结构的改变对患者及家人可能造成的冲击、治疗价格的承受能力、是否知道有并发症或存在恐惧、是否了解遗传的危害等，还特别要注意其健康的基本观念并合理引导。总之，在现代医学模式这一背景下，对患者的尊重比以往任何医学时期都占据更重要的位置，尊重患者便成了医患之间共同关注的新课题、新任务，也是建立和改善现代医患关系的重要环节。

第三，情境伦理学的要求。情境伦理学也可称为境遇伦理学（situation ethics），是指根据现实境况决定道德选择的伦理学理论，是以道德相对主义为基础的伦理学思潮。在医疗实践中，由于医者与患者之间、患者与患者之间所处情况（政治情况、生活情况、经济情况、对生命的理解及人生态度等价值取向）的不同，存在着对相同疾病的诊断与治疗的不同，医者与患者、患者与患者可能出现不同的选择。面对这种情况，患者的自主权应该日益受到医疗机构与医务人员的高度重视和尊重。

第四，医患知识差距的缩小。由于现代社会教育的普及，特别是在城市，患者的文化水平越来越高，他们的医学与药物知识越来越多；电视、多媒体的普及，现代健康教育充分利用各种现代的技术手段对民众进行有的放矢的医学知识的教育，民众的医学知识量与质都得到了明显提高，这为民众患病之后，对临床诊疗措施的利与弊的评价奠定了基础，也为患者争取获得尊重提供了知识准备。正是在这种背景下，对患者的尊重，发挥患者的自主权，越来越受到关注。现代的医生，不能再视患者是无知者。例如，糖尿病患者，由于糖尿病是慢性疾病，患者患病多年，他对自己的疾病是十分了解的，关于糖尿病方面的医学知识、治疗药物可能也十分清楚，这是医生了解、尊重患者的前提。同时，尊重患者也是民主社会、法制社会的时代要求，也是患者的心理需要。

(三) 尊重与自主原则的基本要求

第一，尊重患者的人格权。患者享有人格权。所谓人格权，就是一个人生下来即享有并受到法律、道德等肯定和保护的权利。从学理上讲，人格权是指民事主体依法支配其人格利益并排除他人侵害的，以维护和实现人身自由和人格尊严为目的的权利。《中华人民共和国民法典》(以下简称《民法典》) 规定，人格权是民事主体享有的生命权、身体权、健康权、姓名权、名称权、肖像权、名誉权、荣誉权、隐私权等权利。此外，一般人格权，是指自然人享有基于人身自由、人格尊严产生的其他人格权益。当前社会，人们对于个人生活安宁、私人空间保护、信息安全等问题越来越重视，同时现代医疗科学、网络技术的发展，也为传统的人格权保护带来了新的挑战。

尊重患者的人格权，还包括尊重患者的人格尊严。人格尊严是指自然人在其出生至死亡之间，所享有的作为一个人所应有的最起码的社会地位，并且应受到社会和他人最起码的尊重。在此基础上，向前延伸到胎儿的人格利益，向后延伸至死者的人格利益，都是人格尊严的保护范围。因此，人格尊严的内容，不仅包括在其出生之后至死亡之前的应受尊重，而且对于出生和死亡，出生之前以及死亡之后也都享有所应受到的尊重，即人格尊严包括自然人生的尊严、活的尊严、死的尊严以及胎儿的尊严、死者的尊严。生的尊严和死的尊严就表现为生命尊严。① 患者作为公民的一分子，在医疗服务过程中其人格尊严

---

① 杨立新，李怡雯．论《民法典》规定生命尊严的重要价值[J]．新疆师范大学学报 (哲学社会科学版)，2020(41)：6.

应该受到社会的保护。医疗机构与医务人员对任何患者（包括死去的患者）都应当无条件地尊重其人格尊严。

只要承认人是社会的存在，就必须承认生活在社会中的每个人都有自己的尊严，这是社会、法律给予每个人的基本权利。《民法典》第1002条规定："自然人享有生命权。自然人的生命安全和生命尊严受法律保护。任何组织或者个人不得侵害他人的生命权。"这是我国立法上第一次规定生命尊严的概念，也是第一次将生命尊严纳入生命权的内容之中，具有特别重要的意义。生命尊严之所以能够成为民法典人格权编规定的概念之一，离不开社会基础的变迁。随着生活水平的提高以及科技的快速发展，人们不止看重生命安全利益的维护，更强调生命尊严利益的维护。

在医疗实践中，尊重患者的人格权，还要做到对患者一视同仁，平等医疗。无论患者是穷人还是富人，是高官还是百姓，都应该做到一视同仁地对待，给予其平等的医疗权利，在医务人员的内心，不应该对患者有高低贵贱之区分。

第二，尊重患者的自主选择权。随着医患关系从传统社会的家长式模式向现代社会的民主式模式的转变，尊重患者的自主选择权越来越受到社会和医学界的重视。患者也越来越强烈地希望在医疗过程中拥有更多的自主权。患者的自主权是患者权利中一种最基本的权利，是体现患者生命价值和人格尊严的重要内容。作为临床医患关系和伦理学的一个特定概念，它是指具有行为能力并处于医疗关系中的患者，在医患交流之后，经过深思熟虑，就有关自己疾病和健康问题所做出的合乎情理和自身价值观的决定，并据此采取负责的行动。

尊重患者的自主选择权，首先是强调患者自主权意识。因为意识是行为的先导，有什么样的意识就会有什么样的行为。其次，努力让患者获取更多的医疗信息。获取有关医疗信息是患者做出决定的前提，能让患者获取有关医疗信息是尊重患者自主权的关键环节。再次是帮助患者理解医疗信息，医务人员不能仅仅是让患者简单地签字或做出某种决定，重要的是要帮助患者理解让他们做决定的相关信息。理解有关医疗信息，是自主决定的基础，离开这个基础就无自主可言。最后是给患者更多自主的机会。尊重患者自主选择权还应该注意到医患之间关系不对称性和不对等性的特点，变患者的被动为主动，坚持与患者协商，主动向患者提供有关疾病治疗的信息，给患者提供更多的自主机会，鼓励患者自主地做出选择。患者有拒绝诊疗的权利，也是尊重与自主原则的具体体现。

第三，尊重患者的隐私权。要做到尊重患者的隐私权，应该了解、掌握隐私及隐私权的概念。隐私是指公民不愿让他人了解和触及的个人私事、私人信息、个人的心理活动、生理特征、私生活等。隐私一般具有个体专有性和对外封闭性等特点。一般来讲，隐私就是那些个人享有的、与他人和社会公共利益无关的、纯属个人的私人事物。隐私权实际上就是使自己的个人隐私不受他人侵犯的权利。患者具有隐私权，是得到法律保护的一种公民基本权利。

医疗职业的特点决定了医生常常可以了解到患者的某些隐私，可涉足患者从未和他人谈及或暴露过的身心领域。对患者的这些隐私医务人员要加以保护，否则，泄露出去，就会给患者带来伤害。为此，尊重患者的隐私权一直是中外医学伦理学的一条重要道德规范。我国《执业医师法》规定："对患者生理的、心理的及其他隐私，有权要求保密。病历及各项检查报告、资料不经本人同意不能随意公开。"保护患者的隐私权要求医务人员对因诊治需要而获悉的患者所有隐私，原则上都应保密，除非得到患者的允许向他人透露，或者有特殊规定时有条件地只向特定机构报告、提供。

三、有利与无伤害原则

(一) 有利与无伤害原则的含义

有利与无伤害原则(Principle of Beneficence and Non-harm)，可简称为有利原则或不伤害原则，其实质是医务人员的医疗行为如何做到最有利于患者，实现对患者利益的最大化、最优化。从另外的角度来说，就是尽量减少对患者的伤害，实现对患者的损害的最小化。因此，有利与无伤害原则也可理解为"利益最大化"原则或者"伤害最小化"原则。

有利(beneficence)，即"对他人做有利的事情"(这也是普通伦理学的一般要求)，西方学者认为，有利原则与犹太—基督—伊斯兰教的有关同情和帮助他人的德行、教义有关。有利就是行为能够带来客观利益、好处。就医疗行为主体的医师而言，就是为患者行善。在西方，这一原则也被称为行善原则。美国的《贝尔蒙特报告》(The Belmont Report)将这一原则理解为：实施治疗时，不仅要尊重患者自己作出的决定使他们免受伤害，而且要努力确保他们的福利(well-being)。有利包含不伤害，不伤害是有利的起码要求和体现。做到有利与无伤害，要求医务人员的医疗行为，其动机与结果均应该避免对患者的伤害。

一般地说，凡是医疗上必需的，属于医疗的适应证，所实施的诊治手段是符合不伤害原则的。相反，如果诊治手段对病人是无益的、不必要的或者禁忌的，而有意或无意的强迫实施，使病人受到伤害，就违背了有利与不伤害原则。任何一项医疗技术本身都存在利弊两重性，因而可能的医疗伤害与患者的巨大健康利益是纠缠在一起的。医学如一把"双刃剑"，为患者带来一定的健康利益的同时，也存在着对患者的潜在伤害。中国古代医学早已明确指出，医术可以救人，也可以杀人。因此，在目前的医疗实践活动中，任何医疗措施都是与患者的健康利益及医疗伤害相伴而来的。所以，医务人员在医疗实践中应该树立有利而不伤害的医疗理念，恪守不伤害的道德原则，把医疗的伤害性降低到最小程度，做到以最小的损伤代价换取患者最大的利益。

无(勿)伤害(non-harm)即"不伤害他人"，这是医学职业精神的一句古老的行为准则，它意味着如果一名医生技术上不成熟的话，他就不应该去做，因此医学生们不应当在病人身上做练习而伤害他们(除非病人已同意)，病人本是需要帮助的，而不是帮助学生学习，至少，病人在看医生离开后情况不能比在此之前更糟糕。无伤害原则，禁止医学技术上的不合格、不成熟以及危险的非治疗性的实验。

(二)医疗伤害的种类

要正确理解并遵循有利与无伤害原则，从逻辑上说，必须首先明白什么是医疗伤害(损害)(medical damage)。

医疗伤害，是指因医疗机构及其医务人员的故意或过失(即医疗过错)，而对就医患者造成身体上或精神上的损害结果。在诉讼实践中，因医务人员的故意而造成患者医疗伤害的，视情节可构成刑法上的"医疗事故罪"，法律责任由刑法对其进行调整；因医务人员的过失而造成患者医疗损害结果的，属民事侵权行为的，依据《民法典》应由医疗机构承担医疗损害赔偿责任。

一般来说，医疗伤害可以分为医疗技术伤害，医疗行为伤害、医疗产品伤害和医疗经济伤害四种类型。

第一，医疗技术伤害。医疗技术损害，是指医疗机构及医务人员从事病情的检验、诊断、治疗方法的选择，治疗措施的执行，病情发展过程的追踪以及术后照护等医疗行为，不符合当时既存的医疗专业知识或技术水准的过失行为，导致患者躯体疼痛、功能损害、组织肢体伤残或生命丧失等伤害。简单地说，医疗技术伤害是指由于医务人员医疗技术使用不当造成的患者生理或健康的伤害。技术性伤害主要包括诊断、药物、手术等原因造成的伤害。医疗技术损害适用过错责任原则。

在临床上，违背医学科学原理或不符合患者病情及生理病理状况的用药，称为不合理用药或滥用药。它包含两层含义：一是与治疗目的不一致的用药；二是不合常规的超量使用药物。在临床上主要表现为：用药指征不明确，即没有对症下药；违反禁忌用药；剂量过大或不足；疗程过长或过短；合并用药过多等。滥用药物所造成的医疗伤害是：药源性疾病增多、药物性依赖增多、医药资源浪费。

手术治疗以其见效快、不容易复发的优势成为根除某些疾病最常用的方法。但是，手术治疗是以一定的创伤性、破坏性为前提的，会给患者身体带来一定程度的伤害，使患者遭受一定的痛苦。在日常医疗实践中，手术治疗出现的伤害(缺陷)，概括起来主要有三种：一是计划性伤害(缺陷)，二是意外性伤害(缺陷)，三是过失性伤害(缺陷)。其中过失性伤害(缺陷)必须追究医务人员道德和法律的责任。

常用的辅助检查的诊断技术如放射诊断中的 X 线透视、造影等对患者身体可能造成不同程度的损伤，这种损伤在临床上称为诊断伤害。它是导致医源性疾病的重要原因。如放射诊断中的 X 线透视与造影伤害生殖细胞、致畸；光学内镜如肠镜、支气管镜造成对管壁的机械性损伤等。

第二，医疗行为伤害。医疗行为伤害是指由于医务人员语言、态度等行为对患者造成的精神、心理、感情等方面的伤害。例如，对患者态度粗暴，告知病情不适当，给患者造成心理压力或精神损害；无故泄露患者的隐私，致使患者在工作、生活中的不利；说话不注意场合、对象给患者造成尴尬；体格检查手法不当或环境不宜对患者产生心理的、人格的伤害等，这些都属于医务人员对患者的医疗行为伤害。医疗行为伤害中，最主要的是对患者造成的精神损害。所谓精神损害，是指医疗损害所导致的受害人心理和感情遭受创伤和痛苦。医疗机构及医务人员应依法对患者所遭受的精神损害进行赔偿。

第三，医疗产品伤害。医疗产品伤害，是指医疗机构及医务人员在医疗过程中使用有缺陷的药品、消毒药剂、医疗器械以及血液及制品等医疗产品，造成患者人身损害的医疗行为。《民法典》(第 1223 条)规定："因药品、消毒产品、医疗器械的缺陷，或者输入不合格的血液造成患者损害的，患者可以向药品上市许可持有人、生产者、血液提供机构请求赔偿，也可以向医疗机构请求赔偿。患者向医疗机构请求赔偿的，医疗机构赔偿后，有权向负有责任的药品上市许可持有人、生产者、血液提供机构追偿"。对于医疗产品损害责任，应当适用无过错责任原则，即无论医疗机构或者医疗产品的制造者、销售者是否具有过错，都应当承担侵权责任。

第四，医疗经济伤害。医疗经济伤害是指由于医务人员出于个人或集团的利益导致的使患者蒙受不必要的经济利益的损失。例如，有些医疗单位或个人，存在着对一些本来可以用适宜技术治疗的疾病，为了增加收入而"过度"使用高新医疗技术的现象，即"过度医疗行为"，实质上造成了对病人的经济性伤害，即病人花费了不必要的经济费用，给病人造成了经济上的损失。

(三) 有利与无伤害原则的基本要求

医疗技术的应用存在利弊两重性，所以，在对任何一项医疗技术的应用时都应持慎重的态度，权衡利弊，认真选择，使医疗行为的动机与结果既对患者有利又避免对患者的伤害。为此，对技术的运用和行为的选择必须恪守有利与无伤害原则。

第一，疗效最佳。疗效最佳是指医疗实践中的诊疗效果在当时的医学技术条件下，或在当时的医学发展水平上，是最好的、最显著的。一般来说，疗效最佳可以从两个方面考虑，一方面是选用的诊疗措施所产生的效果应该是目前医学界普遍认可，同时又是适应具体患者的最有效的检查、最有效的药物、最有效的手术等诊治措施。另一方面，选用的诊疗措施所产生的效果应该是目前医学界普遍公认，同时又是医院现有条件能够提供的，患者也能接受的。

我们知道，许多辅助检查或多或少会给患者带来一定的损伤和危害，所以，使用辅助检查必须严格掌握适应症，根据诊治疾病的需要来决定是否进行辅助检查，坚决杜绝因经济原因，或迎合患者不正当的要求，或临床研究的原因，而施行与疾病诊治无关的辅助检查。另外，还必须根据诊治的需要、患者忍受性强弱及风险性大小进行多方面的综合分析，权衡利弊选择利大于弊的检查，最大限度地防范辅助检查给患者带来的伤害。

第二，损伤最小。临床诊疗工作中，任何诊疗技术都存在着利弊两重性，难免会或多或少给患者带来一定的伤害(损害)。为了减少伤害，在疗效相当的情形下，医务工作者应以安全度最高、副作用最小、风险最低、伤害性最少作为选择的诊疗方法的标准。这里，要严格区别三种情形，利大于弊、利弊相当还是弊大于利，很显然，坚持医疗有利原则，就是要选择利大于弊的诊疗方法。

手术治疗都将使患者付出代价，诸如疼痛、功能受损、器官缺失等，轻则增加患者痛苦，重则致患者残废，甚至死亡。正是这些特点决定了手术治疗中，医务人员必须严格遵守有利与无伤害原则，权衡手术治疗与非手术治疗的利弊及其界限，掌握手术治疗的适应症，防止滥施手术给患者带来不必要的伤害。所实施的手术治疗必须是患者病情确实需要的，在现有条件下其他治疗方法又是与其不能相比的，并且是最好的或唯一的治疗方法。凡是可做可不做的，术后无希望康复的，术后反而加速病情恶化的，或手术治疗虽是必需的但做手术的条件并不具备的，都不宜施行手术治疗。

第三，痛苦最轻。对于患者来说，诊疗实施过程中，痛苦是难以避免的，包括患者疾病本身的痛苦，患者因诊疗的负面作用所导致的痛苦。痛苦不仅是躯体上的，还有精神、心理上的。痛苦虽然是客观存在的，为了减轻患者的痛苦，这就更需要医务工作者在确保诊疗效果的前提下，精心选择诊疗方法，尽最大努力减轻患者痛苦。在特定情形下，对于晚期癌症患者、临终患者，消除或减轻其痛苦已上升为临床诊疗的主要矛盾，选择诊疗方案常常是以减轻痛苦放在临床决策中的第一要素加以考虑。医务工作者不仅仅是要减轻患者的身体（躯体）的痛苦，还要注意考虑减轻患者的精神、心理的紧张、焦虑，从而最大限度地整体减轻患者的痛苦。

第四，耗费最少。随着市场经济的发展，医院经营模式的转变，医疗费用越来越成为影响医患关系的重要因素。市场经济的负面因素在医患关系中也日益凸显，防止"过度医疗消费"的现象成为医务工作者面临的重要职业难题。耗费最少成为诊疗实践中最优选择的职业伦理要求。例如，许多药物在一定剂量下是良药，超出剂量则成为毒药。不仅如此，同一药物、同一剂量，对某些人有治疗效果，而对另一些人不但无效，而且还有可能引起不良反应或产生副作用。为此，在药物治疗中，如果用药不当，不仅治疗无效、延误病情，甚至还会造成严重的后果。所以，在药物治疗中，要严格遵守有利与无伤害原则，防止没有用药指征的用药，防止出现与治疗目的不一致的用药，防止不合常规的超剂量用药，杜绝滥用药物给患者造成的严重的身体伤害、经济伤害。

四、知情同意原则

（一）知情同意原则的含义

知情同意（informed consent）思想萌生于 18 世纪欧洲的启蒙运动（movement of enlightenment）。在此时期，推理思考与论证推断等理性主义被推崇为社会合理性和权威性的基本源泉，个人自治与理智成为欧洲社会的基本价值观念。这些思想、观念不断渗透到医学伦理学领域之中，至今，这种思想越来越发挥了它的巨大作用，成为医学临床实践的基本原则之一。例如，在英国、美国、德国等发达国家，知情同意原则业已成为现代医疗临床实践和医疗法律的基石。知情同意是患者自主权的具体表现形式，是诊疗工作中医务人员处理医患关系的基本伦理原则之一。

从严格的意义（或法学的意义）上说，知情同意概念和思想的直接产生是由于国际上制定与通过的《纽伦堡法典》(the Nuremberg Code)。第二次世界大战时，德国纳粹分子借用科学实验和优生之名，用人体实验杀死了600万犹太人、战俘及其他无辜者，这些人被纳粹统称为"没有价值的生命"。主持这些惨无人道实验的，除纳粹党官员外，还有许多医学教授和高级专家。德国战败后，这些为首分子被作为战犯交纽伦堡国际军事法庭审判，其中有23名医学方面的战犯。同时，纽伦堡法庭还制定了人体实验的基本原则，作为国际上进行人体实验的行为规范，即《纽伦堡法典》，并于1946年公布于世。自此以后，特别是世界医学联合会于1964年通过了《赫尔辛基宣言》以来，知情同意原则（观念）在西方世界就普遍流行起来，即未取得患者或当事人自由意志下的知情同意，就不允许对他们进行任何医学实验，知情同意被确认为人体试验的首要原则。逐渐地，知情同意进入到临床医学实践中，被规定为患者的基本权利，进而发展成为一条普遍的现代医学伦理学基本原则。

知情同意也称知情许诺或承诺，临床上指在患者和医生之间，当医务人员对患者做出诊断或推荐一种治疗方案时，要求医务人员必须向患者提供包括诊断结论、治疗方案以及治疗费用等方面的真实和充分的信息，尤其是诊断方案的性质、作用、依据、损害、风险以及不可预见的意外等情况，使患者或其家属经过深思熟虑自主做出选择，并以相应的方式表达其接受或拒绝此种治疗方案的意愿和承诺，并在患者方明确承诺后才可最终确定和实施拟订的治疗方案。简单地说，知情同意是指患者有权知晓自己的病情，并对医务人员采取的防治措施有决定取舍的自主权。知情同意是患者经过审慎思考的一种理智行为，是患者深思熟虑而非简单认可的结果。

我国的《民法典》认为，患者知情同意权是指在诊疗活动中具备意思表示能力的患者，在非强制状态下充分接受和理解各种与其所患疾病相关的全部真实诊疗信息，在此基础上对医务人员制定的诊疗计划结合自己的实际，自愿做出选择的权利，包括知情权和同意权。知情是同意的前提，而同意是知情的结果。患者的知情同意只有在医方充分告知的前提下才能实现，医方也只有在得到患方明确的同意和承诺之后，才能最终确定和实施治疗方案。

《民法典》规定，医务人员在诊疗活动中应当向患者说明病情和医疗措施。需要实施手术、特殊检查、特殊治疗的，医务人员应当及时向患者说明医疗风险、替代医疗方案等情况，并取得其书面同意；不宜向患者说明的，应当向患者的近亲属说明，并取得其书面同意。

医疗，尤其是外科医疗，是实施于自由个人身体上隐私侵入性的最高的社会行为。如果没有获得个人授权或法律的许可，任何社会成员不可随意在他人身体上进行切割或使用药物，这就产生了知情同意思想，形成了个人决定是否接受医疗的核心观念，而且，这种医疗决定通常以医患合作方式达成。

在实施侵入性的人体操作、高风险的内科用药和临床试验研究之前，医师必须首先获取患者的医疗同意或医疗授权，而且，这种医疗授权必须经由书面确认，即签署有关的知情同意书。这样做，在程序上遵守法律，在本质上保护患者的身体完整权和情感平静权。从另外的角度说，患者的医疗同意或医疗授权也可以起到消除外科手术、危险用药和医学研究的犯罪性质的作用，从而达到保护患者的目的。

(二) 知情同意权的主体

知情同意权的主体主要是患者或患者的法定代理人、监护人以及患者的亲属。从法律上讲，精神正常的 18 周岁以上的成年患者，具有完全的民事行为能力，知情同意只能由其本人做出方为有效，他人不能代理做出。对无表决行为能力的患者，或精神病患者，或无民事行为能力的未成年患者，其知情同意权应由其法定代理人或监护人或患者的亲属行使。对于 16 周岁以下的未成年人 (限制民事行为能力的人)，可以进行与其年龄、智力相适应的民事活动。因此，限制行为能力人对于危险性小的一般医疗行为可以成为知情同意权的主体，但对于危险性较大的医疗行为，即使是较高年龄的未成年人，其知情同意仍要由监护人做出。未成年人的监护人依次为父母、祖父母、外祖父母、兄、姐、关系密切的其他亲属、朋友、居民或村民委员会等。精神病患者的监护人依次为患者的配偶、父母、成年子女、其他近亲属等。

(三) 知情同意原则的主要内容

第一，医务告知的主要内容。《中华人民共和国医疗事故处理条例》中规定，在医疗活动中，医疗机构及其医务人员应当将患者的病情、医疗措施、医疗风险等如实告知患者，及时解答其咨询；但应当避免对患者产生不利后果。

如何让患者充分知情呢？以下方面应向患者或家属告知：(1) 入院告知：告知医院概况，包括医院文化环境、服务范围、学术地位、技术水平、专科特色、治疗方案等。(2) 诊断过程告知：告知患者现有症状、原因，潜在的危险性、可能产生不良后果的诊断性检查或对患者疾病所做的诊断。(3)治疗过程告知：告知有明显副作用或易出现意外的药物，拟定实施手术的内容及可能发生的危险，实施手术的预期效果及改善程度，不实施手术将产生何种后果，施术者对不确定因素的把握程度及发生意外时的对象及准备。(4)创伤性操作告知：诊疗过程中如需要实施创伤性技术操作，应对患者全面交代清楚，包括目的、意义、风险、必要性以及拒绝治疗的后果等。(5)改变治疗方案告知：在改变治疗方案前应让患者事先了解新治疗方案对自己所患疾病的重要治疗作用、新治疗方法的自身缺陷、接受治疗的风险性及拒绝治疗可能带来的后果等。(6)临床实验性检查和治疗告知：告知临床实验性检查和治疗给患者带来的可能性益处、可能承担的风险与不适，同时说明患者接受临床实验性检查和治疗是自愿的，患者有权在任何时候中止类似的检查和治疗。(7)经济费用告知：告知患者或代理人诊疗过程所需的费用，尤其是昂贵的药物、检查及治疗措施的费用要事前告知。(8)暴露患者隐私部位的告知：所有涉及患者身体隐蔽部位的检查和诊疗及致患者不适的检查和诊疗都应事先告知患者。

第二，医方告知实施原则。医方在实施告知时应把握好如下原则：(1)紧急救治的告知原则。为不延误抢救的时机，对某些急诊救护无法实行或代理实行知情同意的患者，可不受知情同意限制。我国《医疗机构管理条例》规定，"无法取得患者意见而又无家属或关系人在场，或者遇到其他特殊情况时，主治医师应当提出医疗处置方案，在取得医疗机构负责人或者被授权的负责人批准后实施"。这种情况产生的一些不良后果不应该受到事后追究。(2)不良后果预示原则。临床工作中凡是有可能产生不良后果或者会出现无法满足患者主观要求的所有诊疗措施，医务人员都应对可能的不良反应做出充分考虑后，预先进行告知。(3)告知适度原则。如果要求所有的诊疗活动都实施医疗告知，这是不现实和不科学的。在实践中必须遵循适度原则，有重点、有针对性地确定一些医疗告知的项目和范围，并逐步加以修改和完善。(4)顺序原则。我国民法规定只有在患者放弃或正式委托亲属、患者缺乏或丧失行为能力的时候才能让亲属行使知情同意权。在我国知情同意权代理人的先后顺序为：配偶、子女、家庭其他成员、患者委托的其他人员。

第三，知情同意在临床上的表现。患者在充分理解医务人员提供的诊疗信息的基础上，并有能力做出自主、自愿的判断后，必须做出同意或不同意的决定权，即同意权。同意权主要有三种表现形式，即语言表示、文字表示、行为表示。(1)语言表示，是指知情同意发生在医师与患者之间的对话过程，通过患者或患者家属的语言叙述、提问与医师的答复满足患者或患者家属对医疗信息的需要，从而最终达到同意或否定的目标或结果。例如，患者口头答复医师，作出肯定或否定的意思表示，就属于语言表示的知情同意。(2)文字表示，是指通过文字表述的形式确定患者知情同意的过程。例如，在外科手术之前，医师通过与患者签订《外科手术知情同意书》来确定患者的知情同意的过程，这也可以看作是狭义的知情同意，也称为严格意义上的知情同意。(3)行为表示，是指通过患者就医过程、动作来确定知情同意的过程。例如，患者就医过程中，挂号、缴费、拿药等一系列行为、动作也可以视为患者的知情同意过程。从逻辑上说，因为如果患者不同意医师的诊断、处方，就应该不会服从医师的建议，不会发生上述行为或动作。也有学者称之为"隐含同意"的形式(类型)。

在临床医学实践中，不少医务工作者、患者或患者家属，认为外科手术之前签订的知情同意书才是知情同意，也即只承认文字表示的形式，其实，这种理解是不准确的，在实践中也是有害的，不利于保护医患双方的权利与义务。知情同意不只是一张需要患者签字的简单表格，而是一个复杂而充满挑战的医患互动的过程，医师、患者、患者家属甚至患者的代理人都应积极参与这一过程。医师应该把最为必要、重要的患者病情信息、目前最优的治疗方案、替代治疗方案以及预后信息，尤其是不良预后信息充分告知患者，以利患者作出理性的决定，获取患者知情同意是医师不可推卸的强制性医疗职责。同时，患者是知情同意的主体，更要严肃对待，在充分知情的基础上，认真参与这一法定的医疗工作程序，理性地作出决定，且应承担合理的风险。总之，知情同意作为现代医学伦理学的基本原则，其在临床医疗实践中的表现形式是多样的、广义的。

(四)知情同意原则运用的具体问题

第一，知情同意与特殊干预权。在临床工作中常会遇到病情告知后，患者及家属不同意的情况，此时医务工作者可以行使医疗干预权。医疗干预权，是在医学伦理原则指导下，医生为患者利益或他人和社会利益，对患者自主权进行干预和限制，并由医生做出决定的一种医疗伦理行为。它适用于特殊情况下，用于限制患者自主权利以达到完成医生对患者尽义务的目的。它有两个特点：一是行为的目的和动机是善的；二是由医生代替患者做出决定。它主要适用于以下几种情况：患者缺乏理智的决定，拒绝治疗会给患者带来严重后果的；讲真话会给心理承受能力差的患者造成沉重的精神压力，进而拒绝治疗，甚至轻生自杀，医生不得不隐瞒病情真相；对丧失或缺乏自主能力的危急患者，又联络不上其法定代理人的情况下，为了及时抢救患者，由医生做出决定；为了他人、社会利益免受伤害，由医生决定对传染病人实施隔离治疗，对少数精神病患者实施约束。

第二，知情同意中的代理人同意问题。代理人同意是知情同意的一种特殊形式，是指某些患者由于缺乏做决定的自主能力，在涉及医疗判断、医疗方案的选择或决定时，在医务人员向患者及其代理人说明有关医疗好处、危险性和可能发生的其他意外情况等信息后，由代理人为患者做出同意或不同意的决定。代理人一般应当是患者的至亲、近亲以及合法的监护人，代理人应该是有行为能力的人，并且与患者无利益和情感上的冲突。代理人同意的适用范围如下：代理婴幼儿同意。婴幼儿不可能知情，也不可能表示同意，对其医疗决定必须由代理人同意。代理智能障碍者同意。对于先天愚笨型或精神分裂症或昏迷等缺乏自主判断力的患者，对其医疗决定必须由代理人同意。代理限制民事行为能力人的同意。即 16 周岁以下的未成年人，尽管智力上已具备或基本具备能力选择或决定是否同意，但法律上规定他们的自主权是被限制的，对其医疗决定必须由代理人同意。代理正常成年患者的同意。这类患者具有足够的智力及判断力，但由于种种原因得不到自主权的实施，比如，患者根本就没有自主意识而习惯于依赖亲属决定，在这种情况下从道德角度讲代理人同意也是合理的。

【本章推荐阅读】

[1]张金钟，王晓燕．医学伦理学(第 4 版)[M]．北京：北京大学医学出版社，2019.

[2]郑文清，周宏菊．现代医学伦理学概论[M]．武汉：武汉大学出版社，2017.

[3][美]格雷戈里·E.彭斯．医学伦理学经典案例(第 4 版)[M]．聂精保，胡林英，译．长沙：湖南科学技术出版社，2010.

[4]孙福川，王明旭．医学伦理学(第 4 版)[M]．北京：人民卫生出版社，2013.

[5]唐秀华．医学伦理学案例教程[M]．兰州：兰州大学出版社，2019.

【本章思考与练习】

1. 医学人道主义原则的内涵与依据是什么？
2. 尊重与自主原则的内涵与依据是什么？基本要求是什么？

3. 如何理解有利与无伤害原则？基本要求是什么？

4. 医疗伤害的种类有哪些？在医疗实践中如何避免医疗伤害？

5. 知情同意原则的内涵是什么？

6. 知情同意的主体是如何规定的？

7. 知情同意原则运用的具体问题的内涵是什么？

8. 在医疗实践中如何贯彻知情同意原则？

【本章延伸阅读】

案 例 分 析

一位高中生，女，18 岁。患口腔颌面部恶性肿瘤，并有颈淋巴结转移，医生认为需做根治术，因手术后外观和功能有一定损伤，家长拒绝做根治术，要求医生选择术式既达到根治的目的又不给孩子留下伤残。医生讲：只能尽最大努力，不能担保尽善尽美。家长同意签字后实施手术，术后一切顺利，家长致谢。

半年后，该同学肿瘤复发，需要第二次手术，且难度加大，家长认定是医生第一次手术切除不彻底，要求追究医生责任。那么，医生是否应负道德责任？请你对此做伦理评价。

第五章　医学伦理学的基本理论

【本章学习目标】

通过学习本章内容，了解医学伦理学基本理论产生的背景，掌握医学伦理学基本理论的内涵及其临床应用，奠定医学职业道德规范和职业素质的良好基础。

【本章学习要点】

◆　生命质量论

◆　生命价值论

◆　权利义务论

◆　公益公正论

医学伦理学的形成与发展具有丰厚的理论基础，生命质量论、生命价值论、权利义务论、公益公正论共同构成了现代医学伦理学的基本理论。医学伦理学的基本理论，也是医学伦理学的理论大厦。在人类社会发展的不同阶段，由于医学科学技术的发展水平不同，人们的健康需求不同，社会文明与法治进程的差异，人们对生命质量论、生命价值论、权利义务论、公益公正论的理解、解释也不尽相同。我们有必要对医学伦理学的基本理论进行更深入的阐述。

一、生命质量论

(一)生命质量论的含义

生命质量又称为生命素质、生存质量、生活质量等。生命质量的概念至今还存在着许多争议。一般来说，在社会学领域多称(译)为生活质量；在医学领域多称(译)为生命质量、生存质量。

世界卫生组织(WHO)生命质量研究组将"生命质量"定义为：不同文化和价值体系中的个体对于他们的目标、期望、标准以及所关心的事情有关的生活状况的体验。这是一个很宽泛的概念，生命质量受到个人的生理健康、心理状况、独立能力、个人信念、社会关系与环境诸多因素的影响。由于地域、文化、价值观的差异，生命质量的概念，目前还没有统一的定义。

从医学伦理学的角度来说，生命质量论(theory of quality of life)是以人的身体(体能)和智力(智能)等素质的高低、优劣为依据，衡量生命对自身、他人和社会存在的地位和作用，全面评价患者疾病及治疗对患者生理、心理和社会生活等方面的影响的一种伦理学基本理论。

生命质量论强调人的生命质量而不是数量(如寿命、人口数量)，强调要增强和发挥人的潜能(如提高教育质量)，不仅关心人的生命是否存活与保持，更进一步关注生命存在的状态。认为不同的生命质量对社会的影响和意义不同，应当有区别地对待生命，对于生命质量极其低下的患者，医务人员没有义务维持治疗(即可放弃治疗)。

(二)生命质量论产生的背景

生命质量研究最初开始于 20 世纪 30 年代美国的社会学领域，作为评估不同国家不同地区社会发展水平的宏观指标，其内容包括国民收入、健康、教育、营养、环境、社会服务与社会秩序等方面。由于当时经济复苏后的美国虽然经济发展较快，但社会并不和谐，单纯的经济发展数量指标已不能反映社会发展水平和人民生活的好坏，实践中迫切需要更综合、更全面、更人性化的社会学指标。1929 年美国胡佛研究中心的奥格培(W. F. Ogburn)主编的《1928 年的社会变化》(Social Changes in 1928)，报道并讨论了美国各个生活方面的动向。此后，关注人群生活质量的研究日益增多。

第二次世界大战以后，随着社会、经济的发展，人口问题成了制约社会发展的突出问题，社会需要控制人口数量、提高人口质量，否则，人类自身的生存和发展将受到威胁。人口数量达到一定程度，特别是人口数量成为制约人类发展的不利因素后，人们自然会关注人类的生命质量问题，促使人们对生命质量进行研究与探讨。

生命质量论引入医学伦理学领域，是现代医学高新技术背景的产物。现代生物医学的进步，为生命质量论提供了理论依据。20 世纪 50 年代，人类遗传学、分子生物学等新学科的兴起和遗传基因的认识，使得生命质量概念越来越深入人心，为人类改善生命的状态及生存条件提供了技术保障和理论依据。同时，现代医学高新技术的日益增多，也给人类带来了伦理困惑。例如，当医疗技术的发展可以维持低质量的生命，保证了生命的数量，但有限的社会资源无法维持时，生命质量问题就变得尤为突出了。人们普遍认为，只有具有更高生命质量的个体才能有更大的权利要求获得维持生命的资源。植物人多年的住院治疗，巨大的医疗费用是值得的吗？如何看待植物人的生命质量？癌症晚期的患者生命质量到底如何进行评估？这些伦理困惑(问题)，说到底都与医学高新技术息息相关。

20 世纪 60 年代后，生命质量指标体系的研究与应用受到经济发达国家政府和政党的高度关注与重视，其研究也蓬勃开展起来。70 年代后期，在医学及其相关领域形成了生命质量指标体系研究热潮。目前，生命质量测评已被广泛应用于癌症及慢性病临床治疗方法筛选、预防性干预措施效果评价、人群健康状况监测以及卫生资源分配决策等领域。生命质量概念的广泛流行，同样也引起了医学伦理学家的关注。

随着医学科学技术的重大突破，传染病得到了有效控制，人类的预期寿命有了极大提高，但随着社会经济的快速发展，人们的社会生活方式发生了巨大的变化，与人类心理、社会、环境、伦理因素有关的疾病增加，人群的疾病谱发生了根本改变，难以治愈的心脑血管疾病、癌症、精神疾病等慢性病成为威胁人类生存的主要疾病，这些疾病很难用治愈率、再入院率和生存率等客观指标来评价临床疗效和评估预后；同时，人们发现仅仅追求健康的数量具有较大的片面性。传统的医学目的、医学思维与医疗行为不能适应形势变化的需要，于是，医学开始由单纯关注生命的延长与局部躯体功能的改善，发展到从生物的、心理的、社会的、伦理的诸多方面来综合评价人类的健康和疾病。

(三) 生命质量的构成

对于生命质量的构成，不同的阶段有不同的理解，因而有不同的指标。大体说来，20 世纪 60 年代以前，多局限于硬指标，即客观指标，如生存时间、期望寿命、人均收入、受教育的状况等。这期间比较有名的如物质生活质量指数(the physical quality of life index)，由 15 岁以上人口识字率、婴儿死亡率和预期寿命三个客观指标综合构成。

20 世纪 60 年代以后，人们开始追求个体的幸福感而不仅仅是生存的时间，生命质量构成以主观感觉指标为主，兼顾一些客观指标，如麦克斯威尼(A. J. Mcsweeny)和赫顿(R. K. Heaton)认为生存质量的构成包括情绪功能、社会角色功能、基本行为功能、娱乐和享受功能四个组成部分。

20世纪80年代中后期起，生命质量构成趋向于以主观感觉指标为主。1995年，美国学者弗瑞尔（B. R. Ferrell）等提出测定一个人的生活质量至少应包括身体健康状况（生理功能活动有无限制、休息和睡眠是否正常等）、心理健康状况（智力水平、心理活动、情绪变化、紧张刺激等）、社会健康状况（个人社会交往与活动、爱情婚姻、职业、社会地位及家庭关系等）与精神健康状况（价值观、精神文化生活、宗教信仰等）。

（四）生命质量的评定标准及应用

20世纪40年代，医学领域就开始对生命质量的评定方法和标准进行研究。最早的量表是1949年D. A. Karnofsky等提出的著名的Karnofsky行为状态量表（Karnofsky performance status），用于对癌症病人进行身体功能测量，并通过癌症病人化疗前后生命质量的变化来评价化疗效果。由于当时疾病谱以传染病为主，因而未引起足够的重视。

1989年6月，在加拿大召开的国际研讨会上讨论了有关生命质量问题：以生命质量作疗效评价指标时，它的含义是什么？生活的哪些方面应当包括在生命质量测定的范围之内？测定项目分类的基础是什么？如何衡量一种量表的有效性？怎样根据测定结果做出生命质量高低的结论？我国在1995年召开的第八次全国医学伦理学会议上也讨论了生命质量问题。一些代表提出了优生优育与生命质量综合评测表、学龄前儿童生长发育评测表、围生期保健评测表等。

有一种观点认为，生命质量在不同年龄阶段、不同状态下应有不同标准。因此，要使生命质量的判定具有可操作性，应当对生命质量的概念给予恰当的界定，以此制定生命质量指标体系。这种测量标准至少应反映下述几种不同类型的情况：胎儿生命质量的标准；幼儿、学龄前儿童、青少年、成年人、老年人生命质量的标准；患有各种不同疾病的病人生命质量的标准；残疾人生命质量的标准；用于预防保健的评价标准。

按自然素质和生理功能界定，生命质量的概念是指人体自然素质及功能状况，是人体各器官、各部位自然素质功能的综合体现。它侧重于生命的自然体征。作为一个生命个体，有没有生命，生命的好坏，指的是人体各脏器、肢体及脑的功能状况。根据这种界定，生命质量的判断可以有以下三项标准：（1）主要质量，即个体身体及智力状况。比如无脑儿使婴儿生命质量低到不应该维持下去的地步。（2）根本质量，即生命的意义和目的，在家庭、社会和道德关系上对他人的影响。比如不可逆的昏迷病人，肉体和精神遭受极度痛苦的晚期癌症病人，其根本质量几乎不存在，延续生命已失去了意义。(3)操作质量，例如智商，用来测定智能方面的质量。谁来判定生命的质量，有三种选择：主体自己判定；代理人判定；第三方判定，即家属、医生的判定。

按生存和生活状态界定，生命质量存在三种不同等级和要求：(1)生命质量的最低要求，即能够满足生理及生存的最基本的需求。如日常生活能自理，能自己饮食，能自己站立行走，能大小便，能交谈，大脑思维活动正常。(2)能从事一般劳动和一般工作，做一些轻微的事，料理一般生活。这是指具备一定体力条件，可以从事一般劳动和一般工作。比如可料理家务，可外出行走，可外出购物，可写字、阅读等。(3)能够发挥自己的聪明才智和个性特长，展示自己的智慧、体力。比如能写作，能进行科研活动，从事领导工作，创造性地从事自己的职业活动等，这是生命质量的最高标准和要求。

医务人员在临床工作中既要保护病人的生命，也要考虑病人的生命质量。在保护病人生命前提下力争最好的生命质量。在考虑病人生命质量时，首先应争取第三种质量、第二种质量，最差的情况下也应争取第一种质量。在可以争取更好生命质量时，放弃了争取的机会，不仅在医术上是失败的，在道义上也是会受到谴责的。当维护病人生命与提高生命质量产生矛盾时，下述方法可供选择：第一种，为了保存生命，必须以牺牲生命的某些质量(不是全部)为代价，应当牺牲生命的某些质量以保存生命。第二种，有可能争取到一定的(或较好的)生命质量，但对生命可能有威胁，应采取审慎的措施，在保全生命的前提下，不放弃争取高生命质量的努力，甚至可以根据生命质量可能达到的水平，承担一定的风险。第三种，保存生命与维护生命质量发生根本矛盾，应以保存生命为重，但不应放弃挽救生命质量的努力，哪怕是最基本、最低水平的生命质量也不应放弃。第四种，对于生命质量极其低下，在临床上无法救治的患者，甚至对于患者来说，生存是件极其痛苦的事情，就应该放弃治疗，完全没有生命质量的救治，是没有意义的。

(五)生命质量论的意义

生命质量论的出现，对推动社会和医学的进步是积极和有重要意义的。生命质量论没有停止在以保证生命数量为特征的阶段，对生命的存在提出优质的要求，这无疑是人类对生命认识上的重大进步。

生命质量论弥补了生命神圣论的不足，为生命价值论提供了物质基础。生命质量论是在生命神圣论基础上的发展和超越，又是生命价值论发展的前提和基础，它引导医学由单一地关注生存走向对存活与质量、价值的多重关注，是对生命神圣论的辩证否定，也是对整个生命论的发展与完善。在对人类生命的看法上，生命神圣论、生命质量论和生命价值论是一个不断深入和完善的认识过程，是人类关于自身的重要认识成果。

追求生命质量是人类的理性选择，它为社会人口政策、环境政策、生态政策的决策，提供了一定的理论依据。生命质量论认识到人口素质事关国家前途、民族兴衰与人类命运，表明人类追求自身完美的认识已进入自觉阶段。为人们和医务人员控制人口的再生产而采取避孕、流产、节育、遗传咨询等行为提供了道德支持，以及对不同生命质量的病人而采取延续、维持、缩短、结束其生命的方式提供了取舍标准。

生命质量论促使医务人员努力追求高质量的生命，引导医务人员在救死扶伤、防病治病中把追求生存质量作为主要的医学目标，维护了患者与社会的整体利益，有利于改善医患关系，促进社会和谐。

现代化高新技术使用、推广的前提条件是什么？医务人员面对不同生命质量的病人，采取延长还是缩短，维持还是结束生命？生命质量论为这些问题的抉择提供了医学伦理学的基本理论依据，具有临床伦理的实践意义。

二、生命价值论

(一) 生命价值论的含义

价值，原意是指事物的用途和积极作用，表示人与各种对象之间需求和满足需求的关系。人不仅要认识现象的特性，还要从对象对自己生活是有益还是有害的角度来进行评价。客体对于主体作用是价值关系的基础，价值既不是客体本身，也不是客体的属性，而是主体对客体认识关系的结果。价值论，又称价值哲学，指从哲学的角度考察和探讨价值问题的理论。

怎么理解和把握人的价值呢？在所有的生命体中，人为万物之灵，人是万物的尺度，因而，人具有最高的价值，人本身就具有自身的价值，这是人的内在价值，这也是人的价值与一般物的价值的根本区别，一般物的价值必须能满足人的某种需要才有价值可言，而人不一定要满足他人的某种需要，因为人不能成为他人的手段，人本身是目的，从这个意义上来说，人自身的价值(内在价值、生物学价值)是绝对的，这也是由人的生命神圣性决定的。另一方面，人是社会性的存在，是社会性动物，人不能只为自己而独立存在，还应使自己对他人、社会具有某种积极的意义或作用，这实质是指人的道德价值(外在价值、社会学价值)。因此，人的价值是自身价值与外在价值的统一，是生物学价值与社会学价值的统一。

生命价值论(Theory of value of life)是以人具有的内在价值(生物学价值)与外在价值(社会学价值)的统一，来衡量生命存在的意义或作用的一种现代医学伦理学基本理论，它成为当代人类对生命控制和死亡控制的主要依据。其内容包括三个方面：第一，尊重人的生命。即关注人的生命存在，维护人的生命健康，捍卫人的生命价值。因为人的生命及其价值是至高无上的。第二，尊重生命的价值。人的生命之所以是至高无上的，主要在于它的存在一方面对其自身有着第一价值性，生命对于任何人都只有一次；另一方面人的生命对于他人和社会也有极重要的价值，即人的生命对于主客体都存在价值。这个价值是人的生命内在价值与外在价值的统一，对人的需要的满足，是人的价值的核心，是医学行为选择的主要伦理依据。第三，人的生命是有道德价值(外在价值)的，如果生命质量过于低劣，作为医务人员，在一定的条件下，没有义务加以保护与维持，那么可以放弃没有意义的治疗。

(二) 生命价值论的基本观点

第一，人的生命是生物学生命与社会学生命的统一。生命价值论强调尊重人的生命是尊重人的生物学生命与人的社会学生命统一的生命。人的生物学生命是人生命存在的基础。现代医学伦理学认为人的生命除生物学生命外，还包含有更本质的生命属性，即人的社会学生命。人的社会学生命包括人的自我意识和人的社会关系两大要素。人之所以为人，人与动物的区别就在于他有其他物种所没有的自我意识和社会关系。其中，社会关系是促使人的生物学生命向人的人格生命转化的终极源泉。现实的人的生命以生物学生命为基础、为前提，而以社会学生命为核心、为本质。人的生命是生物学生命与社会学生命的有机统一体。

第二，尊重人的生物学生命与尊重人的社会学生命相统一。生命价值论主张把尊重人的生物学生命与尊重人的社会学生命有机地结合起来，并强调医学在保存人的生物学生命的同时，更重要的是要完善、增进人的社会学生命。其基本信条是：尊重人的生命，接受人的死亡。尊重人的生命首先必须尊重人的生存权利。然而人的生存权利，本身就包括对死亡状态选择的权利。对无法医治又存在身心极端痛苦的患者，在不违背患者自身利益的同时，也不对家属、他人和社会可能造成危害的前提下，患者拒绝一切救治措施或是终止治疗或放弃治疗等选择，应给予尊重，这是尊重人的社会学生命。接受人的死亡是尊重人的生命的一项基本内容，这是现代医学伦理学与传统医学伦理学对待生命的主要区别之一。

第三，尊重生命的内在价值与尊重生命的外在价值的统一。人的生命对主客体都有价值，而且生命价值也具有大小高低之分。判断生命价值高低或大小可从两方面考虑：一是生命的内在价值，即生命质量，它是判断生命价值的前提和基础；二是生命的外在价值，它是由人的社会学生命来体现的，即某一生命对他人、对社会和人类的意义。在医疗实践中，用生命价值论去看待人的生命，就既要看到生命的内在价值，也要看到生命的外在价值；既要重视人的生物学生命的存在，也要重视人的社会学生命的意义，这是生命价值论的核心。一个新生儿，尽管在婴儿期其生命还谈不上明显的外在价值，但不能因此而结束其生命，否则就会犯生物学生命与社会学生命相脱离的错误。衡量一个人生命价值大小必须把生命的内在价值与外在价值相统一，依据生命价值是一个价值过程的特性来判断。

(三) 生命价值论的应用

第一，生命价值论是医学发展的重要判断的依据。在高新技术高速发展并应用于临床的今天，如人体器官移植术的开展、人工生殖技术的临床应用等，引发了人们对医学的目的是以人为目的，还是以人为手段的史无前例的哲学思考。从医学发展史看，医学所做的一切，都是为了促进人的生命健康和幸福，为了促进人的生存和发展。医学的终极目的是以人为目的的，医学的发展最终还是以是否促进人的发展来衡量的。因此，当医学的发展与人的发展出现不和谐或相冲突时，医学必须坚持生命价值论，做出相应调整，使医学的发展与人的发展保持一致。

第二，生命价值论为公正分配稀有卫生资源提供了依据。在医疗卫生资源供不应求的情况下，医务人员依据什么标准来分配稀有、贵重的卫生资源呢？谁有权优先享受？其伦理学的依据又是什么？这是当今卫生资源微观分配的难题之一。而对稀有卫生资源，是以病情轻重缓急为标准，还是以患者社会地位的高低、才能大小为标准？是以人的生物学生命质量为标准，还是以人的社会学生命质量为标准？生命价值论给我们提供了理性的思考、决策的依据。

第三，生命价值论是医疗行为选择的深层依据。现实医疗生活中，谁看病谁付钱，但当急诊患者由于种种原因不能支付医疗费用时，医疗机构和医务人员是否应给予及时的治疗；又如医务人员面对呼吸心跳存在而意识完全消失的

"植物人"状态的患者，是不惜一切代价进行积极治疗还是放弃治疗或终止治疗；面对无法医治的临终患者，在生命终止之前，是借助医学的特殊手段延长其痛苦不堪的生命，还是在生命终止之前同意患者的死亡要求，采取安乐死的医学手段缩短其痛苦不堪的死亡过程。这些伦理道德难题的处理，生命价值论为其提供了医疗行为选择的深层依据。

三、权利义务论

(一) 权利义务论的含义

权利是指公民或法人依法行使的权力和享受的利益。义务在伦理学上，同责任、使命、职责具有同等意义，一般来讲，义务是指个人对社会、对他人应尽的责任。作为一个人，都要在一定的社会关系中生活，为了维护生存的条件，社会就会向人们提出客观要求，并规定为社会尽义务。在政治、法律范围内，权利和义务是对应的，谁要尽到了自己的义务，他就可以享受一定的权利。但在道德领域，我们承认义务与权利是对等的，更强调义务不以权利为前提。把权利看成是义务的条件，把得到某种权利作为尽义务的前提，就不是在真正履行义务，也就不可能达到道德义务和权利的统一。在处理两者关系上，不能把权利与义务的对等关系绝对化、简单化，不能有权利就尽义务，无权利就放弃责任。因此，医德范畴的权利就是医患双方在医学道德允许的范围内可以行使的权利和应享有的利益，它既指医务人员行使的权利，也包括病人应该享受的权利。医德范畴的义务是指医务人员对服务对象、对社会应尽的责任。

在现代法治社会背景下，权利与义务更具有法律的属性，医务人员、患者及其关系人，都应该在法律的范围内享受自己的权利、维护自己的权利，同时又尽自己的义务，履行好自己的义务。

权利义务论(theory of rights and obligations)，作为一种现代医学伦理学基本理论，是指医疗机构、医务工作者、患者及其关系人都应该在国家的法律法规的范围内享受权利履行义务的医学伦理学理论。权利义务论，是现代社会依法治国背景下的产物。

在医患关系中医生和患者作为当事双方都有各自应享有的权利和应尽的义务，并且都以对方权利的享有和义务的履行作为自己存在和实现的前提，两者之间是相辅相成、缺一不可的。只有当医生和患者的权利都得以完整享有，并都能自觉履行各自应尽义务时，和谐的医患关系才能真正地建立，医疗活动才能成功。

(二)病人的权利与义务

病人权利问题是现代医学伦理学的最为重要的议题之一。临床医疗中存在的和不断出现的道德难题和伦理争议许多都是围绕病人权利这一主题而展开的，正确认识和对待病人的权利对每一个医务工作者都至关重要。

病人权利是指病人在医疗卫生活动中应享受的权益或利益。病人权利是公民基本权利的一部分。我国宪法明确规定："中华人民共和国公民在年老、疾病或丧失劳动力的情况下，有从国家和社会获得物质帮助的权利。国家发展为公民享受这些权利所需的社会保险、社会救济和医疗卫生事业。"

病人权利不仅是一个涉及法律规范如隐私权、知情同意权、保密权等的法律概念，更是一个伦理学概念，涉及更多的是伦理道义上的内容，因为病人权利的许多方面有赖于医务人员的道德义务和病人的义务来实现。例如，病人有对自身疾病认知的权利，但如果病人不履行在治疗中应有的很好配合治疗的义务，如果医生不向病人做必要的说明解释，病人这一权利就实现不了。

第一，病人享有的权利主要包括：(1)平等享受医疗的权利。当人们的生命受到疾病的折磨时，他们就有解除痛苦、得到医疗照顾的权利，有继续生存的权利。任何医护人员和医疗机构都不得拒绝病人的求医要求。另一方面，病人享受医疗服务的权利是平等的。虽然有限的医药资源不能平均满足病人的特殊需要，但在医疗服务面前，病人在人格上是平等的，不能因患者的权势大小、收入多少、关系亲疏等不同就区别对待。(2)知情同意权。病人有权获知有关自己的诊断、治疗和预后的最新信息。在医疗活动中，医疗机构及其医务人员应当将患者的病情、医疗措施、医疗风险等如实告知患者，及时解答其咨询，但是，应当避免对患者产生不利后果。如果医院、医师计划实施与病人治疗相关的研究时，病人有权被告知详情并有权拒绝参加研究计划。病人有权接受治疗前，如手术、重大的医疗风险、医疗处置有重大改变等情形时，得到正确的信息，只有当病人完全了解可选择的治疗方法并同意后，治疗计划才能执行。病人有权在法律允许的范围内拒绝接受治疗，医务人员要向病人说明拒绝治疗对生命健康可能产生的危害。(3)隐私和尊严保护的权利。病人有权要求有关其病情资料、治疗内容和记录应如同个人隐私，须保守秘密。病人有权要求对其医疗计划，包括病例讨论、会诊、检查和治疗都应审慎处理，不允许未经同意而泄露，不允许任意将病人姓名、身体状况、私人事务公开，更不能与其他不相关人员讨论病情和治疗，否则就是侵害公民隐私权。(4)服务选择权与监督权。病人有比较和选择医疗机构、检查项目、治疗方案的权利。医务人员应力求较为全面细致地介绍治疗方案，帮助病人了解和作出正确的判断和选择。病人同时还有权利对医疗机构的医疗、护理、管理、后勤、管理医德医风等方面进行监督。因为病人从到医疗机构就医开始。即已行使监督权。(5)免除一定社会责任和义务的权利。按照病人的病情，可以暂时或长期免除服兵役、献血等社会责任和义务。这也符合病人的身体情况、社会公平原则和人道主义原则。(6)获得赔偿的权利。由于医疗机构及其医务人员的行为不当，造成病人人身损害的，病人有通过正当程序获得赔偿的权利。

　　第二，病人应履行的义务主要包括：(1)保持和恢复健康。保持和恢复健康是包括病人在内的全体公民的义务和责任。因为个人健康与否不单纯是个人的私事，而是与社会和他人的利益密切相关。对自己的健康不负责任，引起疾病或影响健康，必然造成承担社会责任和义务能力的减弱，既会给社会和家庭增加负担，同时对个人也是一种损失。公民个人应该养成良好的生活习惯、健康的行为方式，注重自我保护，保持身心健康。一旦生病，就应该主动地就医，接受治疗。(2)尊重医务人员的职业自主权。医疗过程中，患者及家属不得以任何借口要挟医务人员，妨碍医务工作，应尊重医务人员的人格和自尊心，决不能对医务人员横加指责，故意刁难，甚至动手殴打。遇到医患纠纷应以科学为依据，以法律为准绳，不可侵犯医务人员的人格尊严和职业自主权。(3)遵照医嘱，配合治疗。患者应遵照医嘱，积极配合医师进行诊断与治疗，充分信任医生，较好发挥心理因素的治疗作用；没有患者对医务人员品德、技术上的信任，正常医疗活动就无法进行；在信任的基础上还应主动配合，积极参与到医疗活动中来。只有充分发挥医患双方的积极性，才能获得较好的疗效。(4)按规定缴纳医疗费用。交钱就医，这是长期通行的就医惯例。为增强医院发展的活力，调动医务人员工作的积极性，按规定向患者收取医疗费用是适当的，以弥补服务消耗和成本消耗。但有时遇到急诊或危重病人，医院本着人道主义精神，也常先救人，后交费。这让少部分人钻了空子，病中拖欠，病愈逃账，给医院造成损失。因此，患者在医前和医中，应按规定缴纳医疗费用，这是患者应遵守的就医道德规范。(5)支持医学科研。医学科学的发展，医疗技术的提高，离不开医学科学研究与试验。人类既是医学科研的主体又是医学科研的客体。医务人员常常需要对一些罕见病、疑难病进行专门研究，有时还需要对不明死因的患者进行尸体解剖，一些新药的使用及新方法的推广也需要病人配合验证。医学事业要后继有人，医学教育中医学生的临床实习更需要患者的信任和理解。研究和发展医学科学，培养和造就医疗卫生事业的接班人，是一项造福子孙后代的事业，病人有义务支持这项事业的发展。

(三) 医生的权利与义务

医生的权利，是指医生依法应享有的权力和应享受的利益。医生的义务即指在全部的临床医疗工作中，无条件地忠实于病人的利益，在力所能及的范围内去做每一件事来治疗病人疾病、增进病人的健康。同时，每个医务人员还必须承担对他人、社会的责任，增进公众的健康，促进社会的发展。这就是现代医学伦理学所谓的医生双重义务观。

第一，医生的权利。医务人员享有的权利主要是医务人员的职业自主权。《中华人民共和国执业医师法》规定，医师在执业活动中享有下列权利：(1)在注册的执业范围内，进行医学诊查、疾病调查、医学处置、出具相应的医学证明文件，选择合理的医疗、预防、保健方案。(2)按照国务院卫生行政部门规定的标准，获得与本人执业活动相当的医疗设备基本条件。(3)从事医学研究、学术交流，参加专业学术团体。(4)参加专业培训，接受继续医学教育。(5)在执业活动中，人格尊严、人身安全不受侵犯。(6)获取工资报酬和津贴，享受国家规定的福利待遇；(7)对所在机构的医疗、预防、保健工作和卫生行政部门的工作提出意见和建议，依法参与所在机构的民主管理。(8)在一些特定情况下，医生可以为保护病人、他人和社会的利益，对某些病人的行为和自由进行适当的限制，即特殊干涉权。这是针对诸如精神病人、自杀未遂病人拒绝治疗，传染病人强制性隔离等情况而拥有的一种特殊权力。

患者生病，常处于一种依赖状态，希望得到医务人员的指导和帮助，这就使得医务人员的医疗活动具有自主权。医务人员在医疗活动中，是采用门诊治疗还是住院治疗，是保守治疗还是手术治疗，服用何种药物，要求患者及家属如何配合等，都是由医务人员根据医学知识决定的，是医务人员范围内的事情，患者及家属不得无故干预医务人员的自主权。当然，医务人员在决定治疗方案时，也应征求患者的同意，尊重患者的权利。医务人员在征求意见时，并不是简单地要患者及家属同意自己的方案，而是认真细致地说明治疗方案选择的意图，使患者及家属在真正知情的情况下选择最佳治疗方案。这不是对医务人员自主权的侵犯，恰恰是更好地体现了医务人员的自主权。

第二，医生的义务。主要指医务人员对服务对象、对社会应尽的责任。主要包括：(1)承担治疗的义务。世界医学会 1949 年《日内瓦协议法》明确规定："在我的职责和我的患者之间不允许把对宗教、国籍、种族、政党和社会党派的考虑掺杂进去。"医务工作者必须以所掌握的全部医学知识和治疗手段尽最大努力为各类患者治病，不能以任何政治的、社会的等非医疗理由推脱为患者治病的义务。(2)解释说明的义务。医务工作者有义务向患者说明诊断、治疗、预后等医疗情况，让患者了解病情，但要注意避免可能对患者造成精神上的伤害。(3)保密的义务。保密也是一种医疗措施，《日内瓦协议法》规定："凡是信托于我的秘密，我均予以尊重。"医疗中的秘密，包括医生在体检诊疗中得到的情况，以及患者认为属于自己的隐私均应守口如瓶。(4)对社会的义务。医务人员对患者尽义务与对社会尽义务总体上是一致的，但由于个人利益与社会利益的基点不同、指向不同，也会产生矛盾，甚至冲突。当发生矛盾时，必须首先考虑社会利益，协调个人利益和社会利益，使两者尽可能统一起来。同时医务人员还有向社会宣传、普及医学知识的义务，积极遵守和执行卫生政策法规的义务等。

四、公益公正论

(一) 公益公正论的含义

公益，就是公共利益，就是要使医学技术和医疗服务最有益于广大的病人或患者。

公正，即公平、正义、正直，没有偏私的意思。公正，主要是指对基本的社会物质和基本的政治权利等方面而言的，在狭义上指的是分配上的平等。对卫生资源如何公平、公正分配，正是公正论发挥作用的领域。公正包括形式的公正和内容上的公正。美国当代著名哲学家，哈佛大学教授约翰·罗尔斯在其名著《正义论》(1971 年出版)中论述了"正义的理论"，认为"正义"在整个伦理学体系、各种社会行为、社会制度及社会理想中，都占有极其重要的地位，是社会分配权力和义务、规定各种利益的基本原则，是美德的集中体现。他还提出了两个正义原则是：第一要在政治领域内保障所有公民的平等自由；第二要在社会和经济领域内实现机会的公正平等，即便差别不可避免，也要使这种差别最有利于最不利者(最弱者)。

公益公正思想早在古希腊哲学中就已有体现。梭伦、赫拉克利特和柏拉图等人都论述过公正问题。在亚里士多德的论述中，已明显涉及公益观念，他把公正分为广义和狭义两种。广义的公正是依据全体成员的利益，使行为符合社会公认的道德标准。狭义的公正主要是调节个人之间的利益关系。亚里士多德和柏拉图一样，都强调城邦国家和奴隶主阶级的整体利益。

对公益公正思想做进一步阐述的是 18 世纪欧洲的功利主义学派。但在启蒙时代，功利主义哲学家标榜的公益公正是不彻底的，虽然他们最早提出个人利益与公共利益的关系。边沁认为社会利益与个人利益是同一的，他认为社会利益只是一种抽象，它不过是个人利益的抽象化，只有个人利益才是唯一现实的利益。到了功利主义的另一代表人物密尔那里，在个人利益与社会利益之间，他更突出了冲突的一面，他认为两者冲突时，可用法律加良心来加以调节。功利主义把追求多数人最大幸福当成最高道德，依据法律和良心来调节个人和社会利益的矛盾，这些思想观点，对公益公正论的形成有重要作用。

公益公正论在马克思主义中有了新发展。集体主义精神提倡眼前利益服从长远利益，局部利益服从全局利益，个人利益服从集体利益，丰富了公益公正论的内容，克服了功利主义的片面性。

公益公正论是强调人类健康利益原则，主张公正合理地解决医疗卫生活动中的各种利益矛盾，要求医疗卫生资源公平合理地分配的道德理论，是医疗卫生政策制定和决策的基本理论依据，是现代医学伦理学的基本理论。

(二) 公益公正论提出的背景

1973 年在美国召开的"保护健康和变化中的价值"学术讨论会上，西方学者约翰逊(A. R. Johnson)和赫尼格斯(A. E. Henegers)首次提出把公益公正论引入现代医学伦理学，并指出，医学已经从医生与患者个人间的关系发展为一种社会性事业；医疗卫生事业在社会化过程中，其服务方向已经主要转向社会人群，从而使医患关系转变为医学活动与社会的关系，医学行为与人类后代、生存环境的关系；在医德关系的调节机制上，传统的医学伦理学理论显示出明显的局限性，必须有新的医学伦理学理论来调节这种新关系。公益公正论正是在这种背景下产生的。

医学已经从只发生于医生与病人个体关系上的技术应用，发展成一种庞大的社会性事业，发展成"在特定的物质环境里，专业人员和辅助人员与公众在情报、经济和职业方面的复杂的相互作用"。在这种医疗社会性事业中，医生似乎成为这架机器运转中的一个齿轮或部件。医生个人医疗行为的道德水平，相当大程度上取决于医疗社会性事业所奉行的方针、政策，同时也带来了医疗行为影响的广泛性。尽管在现代医疗社会性事业中，医学仍是中心，但医学如果离开了社会性，如不渗透到当代社会组织之中，医疗活动既不能顺利进行，也不能被充分认识和理解。

由于上述两方面因素决定了医疗费用惊人的增长。不仅是整个医疗费用在整个社会支出中的比例增高，而且更重要的是一些危重、奇特病人费用的巨额开支。有限的费用常耗费在一些危重、奇特病人身上，而他们又常很难治愈和康复，而更多的人由于费用的被占用，难以享受必需的、应当的医疗保健。所以，必须把公益公正论摆到相当重要的地位上来。

当代医学仍然面临以下主要问题或矛盾：个人与社会之间的矛盾，如照顾个人的健康与保护全民健康、福利的矛盾，满足某一病人的要求与损害他人利益的矛盾；效率与公平之间的矛盾，如医药资源的有效利用与资源的公平分配之间的矛盾，医药资源的消费与这些资源消费所获效益之间的矛盾；眼前利益与长远利益之间的矛盾，如向现有人口提供完善保健服务与仅仅对后代有利的医疗技术发展之间的矛盾。正是这些问题使医学伦理学中许多问题处于进退两难的困境，很难给出圆满的回答。

上述种种矛盾，实际上是个人伦理与社会伦理的矛盾。在当代医疗实践中，尽管医务人员一片好心，按传统的个人伦理观尽了最大努力，但却又常常陷入痛苦、烦恼或受到非难和指责。面对一个具有严重先天性缺陷的婴儿，医生看到的是他那强烈的求生欲望，很自然会尽全力帮助他存活下来，从道德情感上看，医生尽到了职责，心理上得到了满足；但当医生一想到勉强存活下来的婴儿今后还需在痛苦和死亡线上挣扎，想到要给家庭、社会带来的种种负担，他又感到好像做了一件错事，内心感到不安和内疚。正是这种个人伦理与社会伦理的矛盾，使得医学伦理的步履艰难，医生的行为难以抉择。医学伦理在发展中的这种处境，表明医学伦理学已经发展到一个新的阶段。

如何解决医学伦理学面临的上述矛盾呢？西方医学伦理学界提出了公益公正论，认为公益公正论是摆脱医学伦理学当前困境的正确途径。公正固然是个人的美德或品质，但更重要的是社会性事业的美德。因此，我们应像社会提出的公正的法律、公正的法庭、公正的税收一样，也应提出公正的医学，即医学中的公正公益。

公益公正论要解决公正的医学问题，必须首先解决两个问题。第一，究竟什么是公益？第二，公益如何实现，即如何保证最大多数人的利益？公益，当然是指大多数人的利益。至于公益如何实现的问题，在我们看来，在个体与群体、少数人与多数人利益出现冲突的情况下，应把群体和多数人的利益放在第一位，这是集体主义道德最起码的要求，医学道德也不应例外。但考虑到医学是涉及人的生命这一特殊问题，我们也不应简单地以牺牲少数人的生命为代价去换取多数人的利益。而应采取变通的、渐进的多种方法，使个人生命损失减少到最低限度，并为少数人所理解和接受。但公益公正作为首要原则是不能否定的。实际上,现代医学伦理所碰到的优生、器官移植、基因工程、堕胎、严重缺陷新生儿的处置等,也只有本着这一原则处理,才能有益于医学的进步,有益于人类自身的发展。

按上述观点解决当前医学伦理学实际中的某些问题,的确存在一定困难。困难的原因是传统伦理观念的束缚,这需要通过研究和宣传等多种途径,广泛传播现代医学伦理学的新观点,争取人们逐步接受和理解,首先是医务人员自身要能接受和理解,并使目前许多争论不休的问题得到统一。同时,公益公正论的落实,在相当程度上取决于卫生行政部门确定的体现公益公正论的卫生政策。现代医疗卫生实践表明,医务人员个人道德因素固然不能忽视,但卫生行政部门和医疗团体所执行的卫生政策和管理制度的道德水平愈来愈重要。

概括地讲,当前卫生政策迫切需要以公益公正论回答的问题主要有以下几方面:设法控制先进的医疗技术在治疗个人时对社会和经济产生的负面影响;使因医学知识得到的好处更为公平合理地分配;利用医学知识推进有利于这一代和下一代的集体利益和理想目标;使有限的费用和资源得到最合理的分配。如果我们按照公益公正的原则处理好了这些问题,就可以说,我们已经建立了公益公正的医学,道德的医学。

(三) 公益公正论的主要观点

1. 公益公正论的兼容观

随着医学技术的发展,尤其是西方医学在医学领域占据统治地位以来,整个世界的医疗领域重视技术,特别是重视所谓的高新技术,特别重视治疗而轻视预防,把绝大部分的医疗资源(经费)投入治疗之中,造成了医疗费用的巨大增长,致使低收入的普通患者无法承受高额的医疗费用,造成了高新医疗技术只是富人、高收入者享受的医学,造成了社会的新的不平等、不公正、不公益。公益公正论认为,国家、政府应该首先重视预防、保健医学,重视保护环境,只有做好了预防、保健,保护好了环境,才能减少疾病的发生,因此,预防、保健与治疗疾病,保护环境与治疗疾病是相容的、兼容的,更不是矛盾的,从逻辑上说,预防疾病,保护环境比治疗疾病更为重要。

1996 年 11 月,美国的哈斯廷斯中心(the Hastings Center)发起的 14 国宣言号召审查医学目的,提出发展中国家应避免发达国家的医学模式,即追求昂贵的、精益求精的技术及高昂的价格,认为这是发达国家医学政策上错误的优先战略,提出了新的医学目的应该是预防疾病与损伤优先,促进与维护健康,应建立有节制的和谨慎的经济上能承受并可持续发展的医疗体制(模式)。新的医学目的的提出,引起了普遍的关注与讨论,这一新思想,其核心内容是要转变医学重视治疗而轻视预防的医学模式,使普通患者看得起病,这正是公益公正论要倡导的基本理念。

2. 公益公正论的兼顾观

在社会利益、集体利益与个人利益关系上,除有同一性外,还存在着许多矛盾和冲突。如患者需要与有限医疗资源的矛盾,满足患者要求与社会不良后果的矛盾,放弃医疗与医生义务的矛盾,医学科研中维护病人利益与发展医学科学的矛盾等。解决处理这些矛盾,必须体现利益兼顾原则,并以社会利益为主,不能因个人利益而牺牲社会利益和集体利益的选择。必须使个人利益统一于集体利益,集体利益统一于社会利益,近期利益统一于长远利益。

在卫生资源分配上,公益公正论的兼顾观,主张以公平优先,兼顾效率,优化配置。医疗卫生资源,是指满足人们健康需要的、现实可用的人力、物力、财力的总和。其分配包括宏观分配和微观分配。宏观分配是各级立法与行政机构所进行的分配,解决的是确定卫生保健投入占国民总支出的合理比例,以及此项总投入在预防医学与临床医学、基础研究与应用研究、高新技术与实用技术、基本医疗与特需医疗等各层次、各领域的合理分配比例的问题,目标是实现现有卫生资源的优化配置,以此充分保证人人享有基本医疗保健的权利。微观分配是由医院和医生针对特定患者在临床诊治中进行的分配。在我国,目前主要是指住院床位、手术机会以及贵重稀缺医疗资源的分配。无论宏观分配还是微观分配,都应坚持公平优先,兼顾效率,优化配置的原则。公平优先,但公平不是绝对的;公平优先,同时要顾及效率,没有效率的绝对公平也是不可持续的。

3. 公益公正论的社会效益观

预防与医疗的效果最终体现在社会效益上,一个国家的医疗体制(模式)的好坏,最终是由社会效益来衡量的。社会效益好,医疗体制就好;社会效益不好,医疗体制就存在问题和弊端。医疗卫生服务和其他服务比较,最根本的特点在于它是一种社会公益性福利事业,其追求的目标是预防与消除疾病,确保生命,增进人类健康,而绝不是经济目标和经济效益。世界各国的大多数著名经济学家认为,医疗卫生事业是非营利性的,更不能靠它为国家提供积累,其发展的支出也主要不是向病人收费解决,主要应依靠国家从税收中拿出一部分支持其发展。医学的公益性是通过卫生服务实现的，卫生服务的社会效益表现在为其他所有事业提供健康的人力资源，促进社会生产力的发展。

4. 公益公正论的全局观

以公益公正观为基础的现代医学伦理学，把医学伦理关系扩展到整个人类社会，并提示人们不仅要关注人类的现在，更应关注人类的未来。既注重卫生资源的合理分配与有效利用，又注重保护和优化人类赖以生存的自然资源、环境，做到可持续发展。医学科学技术的发展，使许多医疗行为产生了长远的后果，这要求人们不仅要注重眼前的问题，而且应考虑长远的社会道德责任。比如，如果试管婴儿和无性生殖技术得到广泛应用，我们应当如何避免由此而可能引起的人类血缘关系的混乱与人伦关系的破坏呢？

【本章推荐阅读】

[1]朱燕波. 生命质量(QOL)测量与评价[M]. 北京：人民军医出版社，2010.

[2]郑文清，周宏菊. 现代医学伦理学概论[M]. 武汉：武汉大学出版社，2017.

[3]施卫星. 生物医学伦理学[M]. 杭州：浙江教育出版社，2010.

[4]邱仁宗. 生命伦理学[M]. 北京：中国人民大学出版社，2010.

[5]张金钟，王晓燕. 医学伦理学(第4版)[M]. 北京：北京大学医学出版社，2019.

[6][美]格雷戈里·E. 彭斯. 医学伦理学经典案例(第4版)[M]. 聂精保，胡林英，译. 长沙：湖南科学技术出版社，2010.

[7]唐秀华. 医学伦理学案例教程[M]. 兰州：兰州大学出版社，2019.

[8][美]戴维·J. 罗思曼著. 病床边的陌生人[M]. 潘驿炜，译. 北京：中国社会科学出版社，2020.

【思考与练习】

1. 生命质量论的内涵是什么？产生的背景是什么？
2. 如何理解生命质量的构成？
3. 如何应用生命质量论指导医疗实践？
4. 生命价值论的内涵是什么？其基本观点是什么？
5. 如何理解生命价值论的应用？
6. 如何应用生命价值论指导医疗实践？

7. 权利义务论的基本内涵是什么?

8. 在医疗实践中如何应用权利义务论?

9. 公益公正论提出的背景是什么?

10. 公益公正论的主要内容是什么?

11. 在医疗实践中如何体现公益公正论?

【延伸阅读】

美国新冠疫情下，有限的呼吸机应该给谁?

如果一家医院的呼吸机数量告急，医生应该根据什么标准来决定要治疗哪些患者? 这是一个医学伦理学问题，但或许也是全球新型冠状病毒疫情下可能会出现的现实难题。

2020 年 3 月 24 日，约翰斯·霍普金斯大学医学副教授 Lee Daugherty Biddison 接受美国国家公共广播电台(NPR)采访，探讨医生分配稀缺物资的道德准则。

Daugherty Biddison 认为，面对上述问题时，应考虑挽救最多生命和寿命，并考虑患者个体已经经历了多少生命阶段及其未来可能会发生什么。她强调，患者的年龄仅是次要的考虑因素，只有在无法根据生存可能性或生存率进行区分时，才会发挥作用。

假使物资极端紧缺的情况不幸发生，Daugherty Biddison 建议设立一个由经验丰富的医生组成的单独分诊小组，与一线医生分开。

以下内容翻译自美国国家公共广播电台:

主持人 Ari Shapiro: 在对抗新型冠状病毒肺炎的战斗中，口罩和手套供不应求。医院的病床和呼吸机也将很快进入短缺清单。这将迫使医生做出艰难的选择: 哪些病人能够得到救护，哪些不能。约翰斯·霍普金斯大学副教授 Lee Daugherty Biddison 正是制定这些计划的人之一。

请问 Biddison 医生，如果像呼吸机这样生命攸关的设备短缺，你的医生将根据什么标准来决定要治疗哪些患者?

Daugherty Biddison: 首先，我想说的是没有人愿意出现这种情况，我们正在尽一切可能避免，我认为在全国和世界各地都是如此。

如果这种情况发生，我的团队真正关注的是三个关键问题。其一是挽救最多的生命。那么，如何将最有可能幸存的人按优先次序排序呢? 第二

79

件要考虑的事情是挽救最多的生命年，并考虑患者在疫情结束或出院后的寿命。第三个因素可能是类似公平局的方法，考虑生命周期、患者个体已经经历了多少生命阶段及其未来可能会发生什么。

Ari Shapiro：如果我的解释正确的话，你是说年轻人和健康人会比老年人和疾病患者得到更多的治疗。对吗？

Daugherty Biddison：所以我想说，我们要做的是在这场灾难中，让尽可能多的人活着。我认为这其中有很多因素。年龄仅是次要的考虑因素，只有在我们无法根据生存可能性或生存率进行区分时，它才会发挥作用。在一大群人中，决定谁优先。

Ari Shapiro：你谈到要挽救尽可能多的生命。这是否意味着医护人员会得到优先照顾，希望他们一旦治愈就可以挽救更多生命？

Daugherty Biddison：这是一个很好的问题。这种伦理方法有时被称为工具价值。这种方法在疫苗等稀缺资源供不应求的时候被用来分配资源，例如让某人保持健康，这样他们就可以继续提供资源或技能来留住更多的人——照顾更多的人。在目前的情况下，使用这种方法的挑战之一是，人们担心病情严重到需要呼吸机的人不太可能会康复得足够好，从而用他们的技能应对当前的疫情。

Ari Shapiro：我明白。我还想问，十年前海地发生地震时物资非常有限，你也在场。你当时是否必须就治疗谁、不治疗谁做出决定？这是否为你今天在美国应对挑战的方式提供帮助？

Daugherty Biddison：是的，这是个很好的问题。那次地震之后的短期时间里，我是海地应对团队的一部分，当时的局势很可怕。我要说的是，情况非常棘手，我们必须努力工作以确保避免做出这些决定。

Ari Shapiro：当然没有人愿意面对这些决定。但如果像许多人所预测的那样，医生面临呼吸机或床位短缺的问题，是否需要医生去面对这些病人，然后说：对不起，但我们帮不了你？

Daugherty Biddison：这是个很好的问题。有很多不同的方法。我的团队给出的建议是，要有一个由经验丰富的医生组成的单独分诊小组，他们了解原理和方法，但与日复一日进行或提供护理的一线医生分开。这个想法的原因是，让同一个人同时做这两件事会引起一定程度的道德困扰，对病床前的护理人员来说是不公平的。

Ari Shapiro：医学界对于如何做出这些决定是否有普遍的共识？

Daugherty Biddison：我会说"是"和"不是"。有几种不同的方法，但根据我们的经验，我们努力在做的事情之一，就是在卫生系统内、地区卫生系统内和州之间达成共识，以便采用一致的方法。

（来源：http：//news.ifeng.com/）

第六章　医患关系中的伦理

【本章学习目标】

通过学习本章内容，了解医患关系发展的基本特点与历史演变，掌握医患关系的含义，掌握医患关系模式以及影响医患关系发展的主要因素，学会在医疗、护理实践中正确处理医患关系。

【本章学习要点】
- ◆ 医患关系的含义
- ◆ 医患关系的历史演变
- ◆ 医患关系模式
- ◆ 影响医患关系发展的主要因素

一、医患关系的含义

医患关系，顾名思义就是医生与患者在医疗实践过程(诊断、治疗和护理等)中建立的相互关系，它是医疗活动中最基本、最重要的一种人际关系。

医患关系有广义和狭义之分。广义的医患关系，是指以医生为中心的群体(医方)与以患者为中心的群体(患方)在医疗过程中建立起来的相互关系。医方包括医生、护士、医技人员、医院行政管理人员及后勤保障人员；患方包括病人、病人亲属或监护人、病人所在单位。狭义的医患关系是指医疗过程中医生与病人之间所结成的一种特定的人际关系。医患关系包含两个相互区别，又相互联系、相互作用的部分，即医患关系的技术方面和医患关系的伦理、社会的非技术方面。

无论是广义的医患关系还是狭义的医患关系，都不仅包含有某些经济关系、法律关系，而且更重要的是反映着特定的伦理道德关系。随着现代医学模式的转变、形成与发展，医患关系日益社会化，广义的医患关系概念日益被人们所接受。但在临床诊治过程中，狭义的医患关系概念更具重要性。我们在这里讨论的内容主要是狭义的医患关系。

二、医患关系的内容

根据与诊疗实施有无关系，医患关系可分为"医患关系的技术方面"和"医患关系的非技术方面"。

(一)医患关系的技术方面

所谓医患关系的技术方面是指在诊疗措施的决定和执行中，医务人员和病人的相互关系。医生对患者的正确诊断、处方、外科手术的治疗方案，都属于医患关系的技术性方面，即与医疗手段实施本身有关的内容。医务人员的技术水平以及合理应用是医患关系的基础。

医患关系的技术方面最基本的问题是医疗实施过程中医患双方彼此的地位。从历史的角度来看，医患关系有两种典型化的类型：家长式和民主式。传统的医患关系中医生具有绝对权威，医生在医疗实施过程中始终占主动地位，充当病人的保护人。从积极意义上说，医生、护士对病人应有慈父慈母般的胸怀，把爱护的情感倾注在病人身上，但这种家长式的医患关系也存在缺陷，即忽视了病人在治疗过程中的能动作用，忽视了病人独立的意志。现代医患关系中民主意识增强，病人不是完全被动地接受治疗，而是要参与医疗意见和决策，从家长式的医患关系到民主式的医患关系应该是一种进步。

(二)医患关系的非技术方面

所谓医患关系的非技术方面，即不是关于诊疗实施本身医生与病人的相互关系，而是关于医患交往中的社会、伦理、心理方面的关系，我们通常说的服务态度、医疗作风等就是这方面的内容。

重视医生的伦理和品质要求一直是古代医学的传统。如果说医疗技术的发展是近几个世纪，尤其是20世纪才得到巨大的发展，那么对于医生的伦理和品质要求则是极其久远的，古希腊的《希波克拉底誓言》和中国唐代名医孙思邈的《大医精诚》中，就已经包含了这些要求。医患关系的这些非技术方面的要求，几乎成为医生这个职业的基本内涵。

医患关系的非技术方面，是医患关系中最基本、最重要的方面。大多数病人对医生、医院是否满意，并不在于他们能判断医生给予的诊断和治疗处置的优劣，因为对绝大多数病人来说，对医疗技术本身的评价是超出其能力的。病人对医务人员的看法往往在于医务人员是否耐心，是否认真，是否抱着深切的同情，是否尽了最大努力去做好诊治工作。简而言之，就是服务态度好不好，医德高不高。社会对于医生的角色期望，不仅要求医生受过严格的专业训练，有很好的医术，而且对医生的品格也有很高要求，要求医生有同情心，能亲切而热情地对待病人，能为病人保守秘密，能把病人的利益放在首位，具有为救死扶伤而献身的精神。这是因为医患关系的态度和伦理方面与医疗效果有着密切的关系。医生良好的形象和语言本身对患者就有很大的心理治疗作用，能够给病人以信心、以希望、以积极的暗示作用，帮助病人改变对于疾病的消极心理，增强病人与疾病作斗争的主观能动性，引导病人对治疗过程积极配合。希波克拉底甚至说："一些病人虽然意识到其病况的险恶，却仅仅由于对医生德行的满足而恢复了健康。"尤其在现代，当心理社会因素在疾病的发生发展中的作用越来越大，医学转向"生物心理社会模式"的时代，医生能耐心地听取病人的种种诉说，能在更广泛的心理、社会方面给病人以帮助，就显得更为重要。因此，在医疗过程中，强调医患关系的服务态度和伦理道德方面，是非常正确的。

医患之间是一种双向关系，医患关系的好坏，病人也是重要因素，病人的文化修养、品格素质、心理特征无不影响正常医患关系的建立，但作为医患关系的主导者医务人员方面，尤应对建立和谐的医患关系承担主要的责任。

把医患关系划分为技术方面和非技术方面，乃是相对的。事实上这两个方面是密切联系的统一体。非技术的，即服务的伦理方面是基本的；技术方面的不同类型是从属的，实质上乃是以一种什么方式来更好地为病人的健康服务，或者"为病人做什么"，或者"告诉病人做什么"，或者"帮助病人自疗"，都是为了病人的利益来实施的。

三、医患关系的历史发展

(一)医患关系的历史演变

医患关系在医学尚未成为一门专门化的技艺，没有专职医生从事这项活动时，就有了雏形。当时所谓的医治只不过是精心护理加上意志、意念和信仰，完全依靠服务态度和医疗作风，从这个意义上说，医患关系的非技术方面是医疗服务的基础。患者的家属和巫师术士们在特定条件下临时承担了医疗救护的任务，这种原始的"医患关系"融入其他的人际关系中，没有明确分化出来，医疗救护的技术性非常低。当时的医学尚处于经验医学阶段，医患之间的交往是一种面对面的直接交往。同时，由于当时医学没有过多过细的分科，医者对所有患者的疾病一般予以通盘考虑，全面负责，不仅重视患者的疾病，而且重视患者的心理、社会因素对疾病的影响，因而医患关系较为稳定和亲密，医患关系被视为"仁爱救人"的良好、和谐的关系。

经过漫长的实践，医疗救护工作的技术性提高了，出现了职业医生，有了稳定的医患关系。在医疗过程中，医生始终占主动地位，患者服从医生是天经地义的事情。这时期的医患关系仍然主要靠道德信念、靠良好的服务态度和认真负责的敬业精神来维持，因此，要求医生仁慈、正直、庄重、值得信任。如希波克拉底在其《誓言》中提到的那样，以"遵守为病家谋利益"为信条，以"纯洁与神圣之精神，终身执行我职务"，以"为病家谋幸福"为唯一目的。

近代以来，随着生物科学的发展，一系列生物科学的重大成果应用于医学，给人类带来了福音，为人类健康做出了贡献。医学逐渐克服了细菌传染病，开始向恶性肿瘤、病毒性疾病和衰老等发起挑战，医学研究逐步从细胞水平向分子、基因水平迈进，器官移植和人工器官的植入综合地反映了医学在战胜疾病、保护健康方面的新能力。但是医学的进步也使人们对技术产生了崇拜心理，技术统治了医学。尽管在这一时期，患者在医患关系中的地位和自主权有所提高，但是医生仍处于主导地位，医学技术决定一切，主宰着医患双方的关系。

医学发展到今天，医患关系已经经历了由强调非技术方面及人性，转向只强调技术性方面而忽视医患关系的非技术方面这一过程。这一过程也是从人文关怀向技术主义发展的过程，它既是医学进步和发展的必然结果，也是医学科学技术巨大成果的一种展现。但在享有医学科学带来的健康和前所未有的希望的同时，也带来了医学和医患关系的人性和道德的丧失，引发了许多伦理、法律和社会问题。

总之，随着医学模式由生物医学模式向生物—心理—社会医学模式的转变，只强调技术性、忽视人性的医患关系已不适应医学发展。医学的发展不应是纯技术的发展，同时还应是医学人文价值的发展。医患关系必须向人性复归，医生不能仅从生物学的角度考虑疾病诊疗的需要，还必须考虑患者的社会与心理特点，使患者得到应有的尊严。不能只重视疾病与诊疗的技术性，而应将技术性与人性相统一。

(二)医患关系模式

医患关系的技术方面和非技术方面通常用医患关系模式来描述。医患关系模式是指对医患关系不同情况进行概括和总结的标准式样。对医患关系模式的划分，国内外学者均有不少的提法，主要有以下四种医患关系的基本模式：

第一，萨斯—荷伦德医患关系模式。对医患关系模式作概括地描述的首推萨斯—荷伦德模式。此模式是 1956 年美国学者萨斯(Thomas Szasz)和荷伦德(Marc Hollender)在《内科学成就》杂志上发表的《医患关系的基本模式》一文中首次提出的，现已被医学界、医学伦理学界广泛接受。此模式根据医生和病人地位、主动性大小等将医患关系划分为主动—被动型、指导—合作型、共同参与型三种基本模式(见表 6-1)。

表 6-1 **萨斯—荷伦德医患关系模式**

模式	医生的地位	病人的地位	临床模式应用	生活原型
主动—被动型	为病人做什么	被动接受	麻醉、急性创伤	父母与婴儿
指导—合作型	告诉病人做什么	合作	急性感染	父母与少年或青少年
共同参与型	帮助病人自疗	进入伙伴关系	大多数慢性疾病	成人之间

(1)主动—被动型：这是一种具有悠久历史的医患关系模式，医生是完全主动的，病人是完全被动的；医生的权威性不会受到病人的怀疑，病人不会提出任何异议。这种模式在现代医学实践中普遍存在，例如外科、麻醉、抗菌的治疗。这一模式特别适用于急诊治疗、病人严重创伤、大出血或休克昏迷。这一模式相当于生活中父母与婴儿的关系。婴儿完全没有表达独立意志的可能性，一切听命于父母。这种医患关系的要点和特征是"为病人做什么"。

(2)指导—合作型：这是一种构成现代医疗实践中医患关系基础的模式。医患间存在着相互作用，医生是主动的，病人也有一定的主动性。但医生仍然是权威的，医生的意见将受到病人的尊重，不过病人可以提出疑问，可以寻求解释。病人因某些症状而痛苦如急性感染，于是主动地寻求医生的帮助，医生告诉病人做什么，并期望病人对指令性的治疗服从、合作。医生不喜欢病人提问题或表示异议或不履行应该接受的医嘱。在这种关系中虽然病人有了一定的地位和主动性，但在总体上医患的权利是不平等的，这一模式相当于生活中父母与少年或青少年的关系。少年有一定的理解力和主动性，但他们在各个方面远不如父母那样成熟、有力，因此，父母充当引导者，少年接受父母的引导。这种医患关系的要点和特征是"告诉病人做什么"。

（3）共同参与型：这是医患关系的一种发展模式，此型的医患相互关系中医生和病人有近似相等的权利和地位，医生帮助病人自疗，改变了患者处于被动的地位。几乎所有的心理治疗均属于这种模式，大多数慢性病也适用这种模式，因为慢性病治疗措施主要是由病人完成。这种模式就参与者双方而言，比上述两种模式需要更为复杂的心理的要求，因而此模式相当于成人与成人之间的关系。成年人都成熟了，都懂得不少，都有决定权，都有主动性。这种医患关系的要点和特征是"帮助病人自疗"。

总的说来，从技术方面来看医生与病人的关系，乃是"专家"与"外行"的关系，医生拥有医学专业的知识和技能，病人是没有受过医学专业训练的外行，需要求助于医生的专门知识和技能。可以说，这是上述三种医患关系模式的共同基础。在第三种类型中，医生与病人的专家与外行的差距缩小了，病人对他患了很久的病已有相当了解，因此，他的独立性和主动性也就增强了，但他毕竟还不是医生，他还需要医生给他检查（或开特殊检查的送诊单），给他处方等，还是需要医生的帮助。

第二，维奇医患关系模式。美国学者罗伯特·维奇提出了三种医患关系模式：

（1）纯技术模式，又称工程模式。在这种模式中，医生充当的是纯科学家的角色，只负责技术工作。医生将所有与疾病、健康有关的实施提供给患者，让患者接受这些事实，然后医生根据这些事实，解决相应的问题。这种医患关系是将患者当作生物体变量的生物医学阶段的医患关系。

（2）权威模式，又称教士模式。在这种模式中，医生充当的是家长式的角色，具有很大的权威性。医生不仅具有为患者做出医学决定的权利，而且具有做出道德决定的权利，患者完全没有自主权，不利于调动患者的主观能动性。

（3）契约模式，在这种模式中医患双方是一种依法履行的关于医患双方责任与利益的约定关系。医患双方虽然并不感到彼此之间的完全平等，但却感到相互之间有一些共同利益，并彼此分享权利与道德责任，同时对做出的各种决定负责。契约模式是令人满意的模式，较前两个模式是一大进步。

第三，布朗斯坦医患关系模式。美国医学社会学家布朗斯坦（J. J. Braumstein）在其编著的《行为科学在医学中的应用》一书中，提出了医患关系的"传统模式"和"人道模式"的概念。传统模式指医生是权威，做出决定，病人则听命服从，执行决定的医患关系。人道模式则体现了对患者意志和权利的尊重，将患者看做一个完整的人，重视患者的心理、社会方面的因素，对患者不仅要给予技术方面的帮助，而且医生要有同情心、关切和负责的态度。在这种医患关系的人道模式中，可以说是综合了医患关系非技术与技术两个方面。在人道的医患关系中，患者主动地参与医疗过程，在做出医疗处置决定中有发言权，并承担责任，医生在很大程度上是教育者、引导者和顾问。人道的医患关系模式比传统的医患关系模式更有效，有更高的尊医率和疗效，特别是当治疗涉及患者生活方式和个人嗜好的改变时，这种模式更具优越性。

第四，海耶斯—鲍第斯塔医患关系模式。是由学者海耶斯（Hayes）和鲍第斯塔（Bautista）提出的一种关于（强调）医患互动的基本医患关系模式（类型）。他们强调，在医患关系中，医患互动的过程是重要的，有助于医患双方的相互理解、妥协与合作。该模式把这种医患互动看做一个协商的过程，而不是医生简单地下命令的过程。

海耶斯和鲍第斯塔着重研究了患者在互动中试图修正医生治疗方案的方式。他们发现患者要么使医生相信治疗没有起作用，要么用自己的行动抵制治疗，比如患者故意减少或增加服用的药量，或夸大症状。医生作出的反应是，要么告诉患者，如果不遵从治疗，他们的健康就可能变得更糟糕；要么肯定治疗本身是正确的，只是起作用的过程可能比较缓慢；要么简单地要求患者遵从。海耶斯—鲍第斯塔模式在这点上与萨斯—荷伦德模式类似，提示了非急症情况下，患者和他们的医生在健康问题上进行互动时不一定处于被动的地位。患者可以对医生提供的信息和治疗的适宜性进行质疑、寻求解释和作出判断。

海耶斯—鲍第斯塔提出的患者——医生关系是基于患者的感觉，而不是基于情况的客观事实。改变治疗方案的过程只是在患者感到治疗方法不适当之后开始的，与医生的感觉无关。治疗方案不适当的感觉提示患者需要改变治疗方案。患者往往采取说服医生改变治疗方案或直接反对医生的治疗方案的策略。作为医生，一旦觉察到患者打算或已经开始要求改变医疗方案，往往会采取"医学知识权威"策略，或"开诚布公"重申治疗方案正确的策略。然后，双方进行协商和讨价还价，结果可能是双方满意，或一方满意一方不满意，或双方都不满意而决定医疗关系的保持、紧张或结束。该模式重要之处在于大大地增加了对患者不服从和医生控制治疗过程的了解，也说明了医患双方在治疗过程中存在进行妥协的可能性。

以上四种医患关系的模式（类型），体现了医患关系由以医生为中心向以患者为中心转变的趋势，医患关系中患者的地位不断提高，患者权利不断得到增强。随着教育水平的提高，公民权利意识的增强，对自身健康的关注，医患关系中患者的地位和主动性将更加提高，传统的家长式的医患关系正朝着以患者为中心的医患关系模式转变；患者有了更多的自主权，医生也必须把尊重患者的自主权看成是绝对的义务并让患者参与有关自身的医疗决定；医患关系更加强调患者的权利和地位，更加强调医患双方的互动。和谐的医患关系就是双向的医患关系，是建立在医患双方都充分享有权利，并切实履行义务的基础上的医患关系。

四、影响医患关系发展的主要因素

医生作为一种独立的职业出现以后，医生与病人的关系就作为一种特殊的关系存在于社会中。在几千年的医学活动中，随着社会伦理背景的变更、医学的发展，医患双方的相互关系、相互影响和彼此地位也发生着变化。其中医患关系中医生的主导作用始终没有变，而医患间的密切程度，病人在医患关系中的地位、自主权利却不断发生变化。医患关系的演变有两个趋势：一是医生与病人的关系越来越淡漠，二是病人的地位和自主权利越来越受到尊重。影响医患关系发展的主要因素包括：

(一) 医学科学发展影响医患关系

古代的医患关系具有直接性、稳定性、主动性等特点，这些特点是由于当时医学水平所决定的。首先，古代的医学基本上是一种经验医学，医生从诊断到治疗均是以直接与病人交往为前提的。如中医望、闻、问、切均须同病人直接接触。其次，当时的医学分科不细，因而任何一个医生对任何病人的疾病都是全面考虑和负责的，这样就形成了医患关系某种程度上的稳定性。再次，无论是中国还是西方古代医学均有朴素的整体观，即把人的生理、心理、社会及环境看做一个有联系的整体。在这种医学观的指导下，医生重视心理因素，主动地接近、关心和了解病人。随着生物医学的确立，医学科学的进步，这种建立在古代医学基础上的传统医患关系不可避免地要发生转变。这种转变表现在与传统医患特点相对应的三个方面：

第一，医患关系物化的趋势。所谓"物化"，就是物质化。在近代医学中，由于大量地采用物理、化学等科学的诊疗设备，医生在诊断、治疗病人时对这些设备有极大的依赖性，这样在医患关系中便引进了第三者媒介，医生与病人之间的关系被某种程度地物化了。技术和医疗设备的介入，使医患之间亲密直接的思想、情感的交流大大减少了，感情淡漠了。这导致了医生只关注生物、物理的因素对疾病的影响而忽视患者心理、社会因素对健康的作用。

第二，医患关系分解的趋势。一方面，由于医学分科愈来愈细，医生日益专科化，这样形成了一个医生只对某一种病或病人的某一部位（器官、系统）的病变负责，而不对病人整体负责的情况。另一方面，由于医院的出现，病人集中于医院治疗，表面上医患双方生活于同一空间，交往似乎密切了，但实际上医患关系的稳定性，即一个医生与一个病人的稳定联系却大大降低了；就是说，以往那种一个医生与一个病人的稳定联系，分解为几十个甚至更多的医生与一个病人的联系，这样，医患双方的情感联系也相对地淡薄了、削弱了。

第三，病人与疾病分离的趋势。近代医学是以生物学为基础的，因而只是以生物学的观点来分析、研究人，况且使用的又是还原论的方法，为了深入了解某种疾病及其发病因素，为了探求某种疾病病原体，这就要求把某种疾病的致病因素从病人整体中分离出来，同时又舍去病人的社会、心理因素。这样，在医生看来，他的试管里、显微镜下，以及各种现代检测设备的影像里，就只有血液、尿液，就只有细胞、分子形态了。如此，疾病和病人被分割开来，自然的人与社会的人、生理的人与有头脑的人被割裂开了。

(二) 社会因素影响医患关系

对医患关系的影响还有多种社会因素，包括经济发展、文化传统、伦理风尚等。

第一，医患关系的商业化。随着商品经济的发展，医患关系商业化的倾向是不足为奇的。医患关系的商业化有其积极的一面，也有消极的一面，总体上讲，商品经济是有利于医学科学发展，有利于病人利益实现的。在美国病人作为消费者已成为现实，1962 年美国国会通过了消费者权利法案，其中包含了保护消费者健康的一些基本原则。过去医学界认为医生推销自己的业务是不道德的，美国医疗协会的规章对大部分医疗广告是禁止的，但 1975 年联邦法院确认这种限制应当放宽。这些明显地证明医疗保健事业同样存在着销售者和消费者的关系，并且，这种关系在某种程度上可以导致医疗保健更优质、更方便、更带有"顾客第一"的服务性。消极面表现在商品经济中货币的因素所产生的副作用，难免有人唯利是图，片面地一切向钱看。少数医务人员把市场经济的"等价交换"原则移植到医患关系中来，使本来纯洁的救死扶伤神圣职责成了与病人交换的筹码。在这些人的心目中，金钱与利益成为唯一渴望得到的东西。与此同时，由于部分患者对自身权利缺乏认识，以为医务人员的诊断和精心照料是一种恩德，只有物质的感谢才能获得心理平衡，加上一些开假证明、开大处方等不健康的求医行为，加速了医患关系的商品化。

第二，医患关系的民主化。生物医学时代有一种神化医学和医生的倾向，从而使医生权力过大。随着民主社会的确立，医患关系的民主化趋势也越来越明显，反映为理性上的尊重病人，并体现在两方面：一是希波克拉底爱护、关心病人的人道主义医学传统得到重新确认。在现实中医患权利不平衡，将来也不可能完全平等，因此更需要用人道的力量去平衡医患关系。科学的力量使医生们确立了其在人们心中的地位，但是如何使用科学，在医学领域有个伦理学问题。有位外国医生曾经说过"医师穿上象征自然力量神圣的白大衣，往往容易滑向术士的角色"。人们在发展、应用医学科学技术的同时，理性地认识到医学伦理学的重要性。"没有医学伦理学，医师就会变成没有人性的技术员、知识的传播者、修配器官的匠人，或者是无知的暴君。"二是从现实上讲，病人的地位也在不断地上升。病人成为医疗的消费者，医生为了争取更多病人就医必须努力提高服务态度和医疗质量。经济的发展带来了医疗事业的发展与变化，也带来了医患关系民主化，过去很常见的专制自大的医生现已大为减少，患者的地位不断提高，患者权利不断得到增强。在诊疗过程中，患者不再是被动的接受体，而是在知情同意的前提下，主动参与治疗。医患双方的地位越来越平等。

第三，医患关系的法律化。医患关系的法律化是现代社会法制进程的必然结果。西方发达国家普遍施行法制，西方医学伦理学家、医疗法学家普遍认为，要建立稳定、和谐的医患关系，制定基本医疗法律是前提和基础，医务人员和患者及其关系人，都应在法律的范围内活动，都应树立基本的医疗法律意识，遵循基本的医疗法律规范。

传统的医患关系仅是一种单向关系，即只讲医生对病人的义务。现代社会的医患关系特别是病人权利的提出，使这种单向关系转化为双向关系，病人从道义上有权得到治疗、保健和健康，而不仅仅是由医生出于义务给予病人的。这样就从病人道德需要角度上对医生提出了更高的要求。

传统的医患关系在很大程度上是靠伦理道德规范维系的。在现代社会，单是靠伦理准则约束人的行为显得不够有力，因此法律规范逐步成为制约医患关系的重要手段。例如对"知情同意""保密"等事项，一些国家法律都有相关的规定。现在医患双方的权利和义务多以法律规定的形式出现，医患关系既是道德关系，更是法律关系。临床医疗实践中，医患双方的医疗行为都是特定的法律事实，是能在当事人之间引起民事法律关系产生、变更和消灭的客观事实，例如，医生和患者就治疗签订的医疗协议、合同等。

【本章推荐阅读书目】

[1]郑文清，周宏菊．现代医学伦理学概论［M］．武汉：武汉大学出版社，2017.

[2]刘俊荣，严金海．医学伦理学［M］．武汉：华中科技大学出版社，2019.

[3]姚泽麟．利益与道德之间：当代中国城市医生职业自主性的社会学研究［M］．北京：中国社会科学出版社，2017.

[4]［美］戴维·J. 罗思曼著．病床边的陌生人［M］．潘驿炜，译．北京：中国社会科学出版社，2020.

[5]施卫星．生物医学伦理学［M］．杭州：浙江教育出版社，2010.

[6]邱仁宗．生命伦理学［M］．北京：中国人民大学出版社，2010.

[7]王明旭．医学伦理学［M］．北京：人民卫生出版社，2010.

[8]李庆功．医疗知情同意理论与实践［M］．北京：人民卫生出版社，2011.

[9]陈佩．白衣天使的翅膀——医患关系［M］．上海：上海科教出版社，2015.

[10]黄丁全．医疗法律与生命伦理［M］．北京：法律出版社，2007.

【本章思考与练习】

1. 现代医患关系的属性有哪些？对我们的医疗实践有何启示？

2. 四种医患关系模式各自的内涵是什么？各强调了什么？

3. 四种医患关系模式对我们的医疗实践有什么启示？

4. 影响现代医患关系的主要因素是什么？在医疗实践中如何正确处理医患关系？

【本章延伸阅读】

建立良好的医患关系

有时，医生落泪，是因为被患者感动。

有人说，医生和患者是一个战壕的战友，他们共同的敌人是疾病。

陈小兵是河南省肿瘤医院消化内科二病区主任。谈起自己遇到的感人患者，他坦言"有很多"，让他记忆最深的是两封感谢信和那一次患者家属执意的鞠躬。

一天。他刚上班，一个患者家属来送感谢信，他当时安慰这个家属几句后，就赶紧去病房了。没想到的是，两个小时后，当他回来时，那个家属还在，而且向他提了一个让他很吃惊的请求：能不能把大家喊来，我想跟大家鞠个躬。当时，陈小兵拒绝了这一要求。当他再次回到办公室时，患者家属依然等在门口，坚持要鞠一躬再走，他只得同意。

当患者家属鞠躬的一刹那，他掉泪了。晚上，他打开了那两封感谢信，读着读着，泪水又止不住流了下来。

陈小兵说，送信的是患者儿子，写感谢信的是患者老伴。这个患者68岁，入院时已经是癌症晚期，他和他的团队没有许诺治好，而是尽可能地减轻患者的痛苦。

住院一段时间后，依据患者情况，他建议出院转回家，因为老人都希望病逝在家里，而不是医院。随后老人在家里走完了最后一程。

老人去世半个月后，老人的儿子忍着悲痛，赶到医院送来父亲写的两封感谢信，并现场鞠躬，表达了自己对医护人员的感谢。

"他是我工作近二十年来见过的最有素质、最懂感恩、最可亲可敬的患者家属。"陈小兵说，"谢谢他，谢谢他对我们的信任，谢谢他对医学有限的理解，我们只是做了一些应该做的本职工作，他却给予我们如此的厚爱。"

（来源：大河报·大河客户端记者，李晓敏，彭飞，https：//baijiahao.baidu.com/）

第七章　生殖技术中的伦理

【本章学习目标】

通过学习本章内容，了解现代生殖技术、克隆技术的发展状况，了解现代生殖技术的法律法规，熟悉现代生殖技术中存在的伦理风险或问题，掌握人类辅助生殖技术的伦理原则，掌握我们反对克隆人的理由，奠定医学职业道德规范和职业素质的良好基础。

【本章学习要点】

◆　辅助生殖技术概述

◆　人类辅助生殖技术的伦理原则

◆　人类辅助生殖技术的伦理风险

◆　克隆技术概述

◆　克隆技术的伦理问题

◆　我们反对克隆人的理由

◆　生殖技术的法律法规

现代生殖技术又称为人类辅助生殖技术，主要是指代替人类自然生殖过程某一环节或全部环节的技术手段。

人类繁衍是通过有性生殖的方式进行的医学教育网搜集整理。人类自然生殖的过程分为三个环节：男子提供精子——精子在输卵管中与卵子结合形成合子，合子发育为初级胚胎——胚胎在子宫内着床，发育直至胎儿成熟。这个过程的任何一个环节出现问题都会导致不孕。人类辅助生殖技术就是针对不孕症产生的，不同技术对应产生问题的不同环节。现代生殖技术是医疗行为干预或代替人类自然生殖过程，产生了许多现代伦理困惑或问题。研究、探讨和正确把握这些伦理困惑或问题，是人类必须面对的，也是现代生殖技术发展的重要课题。

一、辅助生殖技术概述及其伦理

人类生育力下降，已经成为越来越严重的社会问题。全球不孕症患病率从1997年的11.0%上升到了2017年的15.0%，其中，中国2017年达到了15.5%。根据推算，在人口增速放缓的当下，到2023年时，在不足7亿的育龄人口中，预计将有超过1.12亿人面临不孕不育。根据临床经验，不孕不育中，单纯男方因素为40%，单纯女方因素50%，男女都有的因素10%。随着生育年龄的推迟、生活方式的改变、社会压力的加大等，不孕不育将会成为越来越多家庭必须面对的难题。因此，辅助生殖技术在人类生殖繁衍中将显得越来越重要。

(一)辅助生殖技术概述

辅助生殖技术是人类辅助生殖技术(assisted reproductive technology，ART)的简称，指采用医疗辅助手段使不孕不育夫妇妊娠的技术，包括人工授精(Artificial Insemination，AI)和体外受精-胚胎移植(In Vitro Fertilization and Embryo Transfer，IVF-ET)及其衍生技术两大类。

人工授精，是以非性交方式将精子置入女性生殖道内，使精子与卵子自然结合，实现受孕的方法。人类最早一例成功的人工授精治疗是John Hunter于1790年为严重尿道下裂患者的妻子进行的配偶间人工受精。至今仍是常用的有效助孕技术。

由于精液来源不同，人工授精分夫精人工授精(AIH)和供精(非配偶)人工授精(AID)。两者适应症不同，夫精人工授精治疗的适应症：(1)男性因少精、弱精、液化异常、性功能障碍、生殖器畸形等不育。(2)女性因宫颈黏液分泌异常、生殖道畸形及心理因素导致性交不能等不育。(3)夫妻间特殊性血型或免疫不相容。(4)原因不明的不育。供精(非配偶)人工授精治疗的适应症：(1)无精子症、严重的少精症、弱精症和畸精症。(2)输精管绝育术后期望生育而复通术失败者及射精障碍等。(3)男方和/或家族有不宜生育的严重遗传性疾病。(4)母儿血型不合不能得到存活新生儿。(5)原因不明的不育。

(非配偶)人工授精治疗时，供精者须选择身体健康，智力发育好，无遗传病家族史的青壮年。还须排除染色体变异、乙肝、丙肝、淋病、梅毒，尤其是艾滋病(HIV)。血型要与受者丈夫相同。供精精子应冷冻6个月，复查HIV阴性方可使用。因HIV的感染有6个月左右的潜伏期，此时诊断不易确定，所以供精精子一般应从精子库获取。

体外受精-胚胎移植(IVF-ET),是将从母体取出的卵子置于培养皿内,加入经优选诱导获能处理的精子,使精卵在体外受精,并发育成前期胚胎后移植回母体子宫内,经妊娠后分娩婴儿。由于胚胎最初2天在试管内发育,所以又叫试管婴儿技术。包括体外授精/胚胎移植、配子/合子输卵管内移植或宫腔内移植、卵胞浆内单精子注射、植入前胚胎遗传学诊断、卵子赠送、胚胎赠送等。

体外受精-胚胎移植的适应症:(1)输卵管堵塞。(2)子宫内膜异位伴盆腔内粘连或输卵管异常,使精子在盆腔内被巨嗜细胞吞噬。(3)男性轻度少精、弱精症。(4)免疫性不育、抗精子抗体阳性。(5)原因不明的不育。

人类有文字记载的第一例人工授精于1770年发生在英国。1890年美国医生杜莱姆逊(R. L. Dulemsen)首次将人工授精成功地应用于临床,但是由于受到当时传统道德观念的束缚,直到20世纪60年代以后此项技术才得以普遍开展。

1953年美国阿肯色大学医学中心的谢尔曼和伯奇利用干冰冷冻精子复温后用于人工授精并获得成功,发表了《人类冷冻精子的生育能力》的著名论文。20世纪60年代以来,美国、德国、英国、意大利等国纷纷建立了人类冷冻精子库,人工授精作为治疗男性不育的技术被广泛应用,商业性精子库的生意也随之兴隆,由人工授精而生育的婴儿大量增加。仅美国每年就约有1万名人工授精婴儿诞生。

1978年,英国妇产科专家P. Steptoe和胚胎学家R. Edwards合作,将卵子和精子在体外受精成功,胚胎移植于子宫后顺利发育并成功分娩,世界上第一例"试管婴儿"的诞生,这一突破性的成就震惊了世界。1983年,我国首例冷冻精液人工授精婴儿在湖南医学院诞生,1986年青岛医学院建成我国第一座人类精子库。1988年3月10日我国首例"试管婴儿"在北京医科大学附属第三医院诞生。1992年,比利时医生G. Palermc宣布,将单个精子直接注入卵子胞浆内受精获得成功,称为第二代试管婴儿,解决男性不育问题。20世纪90年代中期,S. Mumne等科学家采用胚胎活检的方法,从早期体外发育至4~8个细胞的胚胎中取出1~2个细胞进行遗传学分析,在胚胎植入子宫前,可以判断若干遗传疾病,称为第三代试管婴儿。这样,辅助生殖经过了第一代体外受精—胚胎移植(IVF—ET)、第二代卵胞浆内单精子注射(ICSI)和第三代人类胚胎移植前基因遗传学诊断(PGD)三个阶段,这一生殖技术不仅能解决男女不育,还可以帮助患有遗传病的夫妇选一个健康婴儿。

美国加利福尼亚州还建立了"诺贝尔奖金获得者精子库",专门收集诺贝尔奖金获得者的精子，并产生了"诺贝尔婴儿"。目前有报道，全世界经人工体内受精的子女已达 100 万以上，每年世界上都有数以万计的妇女通过人工授精而怀孕。

(二) 人类辅助生殖技术的伦理原则

由于辅助生殖技术突飞猛进的发展及其所涉及的伦理道德问题逐渐引起社会的重视，因此，首先要求从事该专业的人员及其有关人员，包括医学、社会学以及法律界的各类人员，提高对医学伦理道德的重视，做到认真研究，努力探索，逐渐形成符合我国国情的操作规范，并通过一些法律的制定，以保证辅助生育技术真正造福于人类和社会。为安全、有效、合理地实施人类辅助生殖技术，保障个人、家庭以及后代的健康和利益，维护社会公益，2003 年 6 月，国家卫生部公布了修订后的人类辅助生殖技术和人类精子库的伦理原则，从事人类辅助生殖技术和人类精子库的医务人员应遵照执行。

1. 有利于患者原则

(1)综合考虑患者病理、生理、心理及社会因素，医务人员有义务告诉患者目前可供选择的治疗手段、利弊及其所承担的风险，在患者充分知情的情况下，提出有医学指征的选择和最有利于患者的治疗方案；(2)禁止以多胎和商业化供卵为目的的促排卵；(3)不育夫妇对实施人类辅助生殖技术过程中获得的配子、胚胎拥有其选择处理方式的权利，技术服务机构必须对此有详细的记录，并获得夫、妇或双方的书面知情同意；(4)患者的配子和胚胎在未征得其知情同意情况下，不得进行任何处理，更不得进行买卖。

2. 知情同意原则

(1)人类辅助生殖技术必须在夫妇双方自愿同意并签署书面知情同意书后方可实施；(2)医务人员对人类辅助生殖技术适应症的夫妇，须使其了解：实施该技术的必要性、实施程序、可能承受的风险以及为降低这些风险所采取的措施、该机构稳定的成功率、每周期大致的总费用及进口、国产药物选择等与患者作出合理选择相关的实质性信息；(3)接受人类辅助生殖技术的夫妇在任何时候都有权提出中止该技术的实施，并且不会影响对其今后的治疗；(4)医务人员必须告知接受人类辅助生殖技术的夫妇及其已出生的孩子随访的必要性；(5)医务人员有义务告知捐赠者对其进行健康检查的必要性，并获取书面知情同意书。

3. 保护后代的原则

(1)医务人员有义务告知受者通过人类辅助生殖技术出生的后代与自然受孕分娩的后代享有同样的法律权利和义务，包括后代的继承权、受教育权、赡养父母的义务、父母离异时对孩子监护权的裁定等；(2)医务人员有义务告知接受人类辅助生殖技术治疗的夫妇，他们通过对该技术出生的孩子(包括对有出生缺陷的孩子)负有伦理、道德和法律上的权利和义务；(3)如果有证据表明实施人类辅助生殖技术将会对后代产生严重的生理、心理和社会损害，医务人员有义务停止该技术的实施；(4)医务人员不得对近亲间及任何不符合伦理、道德原则的精子和卵子实施人类辅助生殖技术；(5)医务人员不得实施代孕技术；(6)医务人员不得实施胚胎赠送助孕技术；(7)在尚未解决人卵胞浆移植和人卵核移植技术安全性问题之前，医务人员不得实施以治疗不育为目的的人卵胞浆移植和人卵核移植技术；(8)同一供者的精子、卵子最多只能使5名妇女受孕；(9)医务人员不得实施以生育为目的的嵌合体胚胎技术。

4. 社会公益原则

(1)医务人员必须严格贯彻国家人口和计划生育法律法规，不得对不符合国家人口和计划生育法规和条例规定的夫妇和单身妇女实施人类辅助生殖技术；(2)根据《母婴保健法》，医务人员不得实施非医学需要的性别选择；(3)医务人员不得实施生殖性克隆技术；(4)医务人员不得将异种配子和胚胎用于人类辅助生殖技术；(5)医务人员不得进行各种违反伦理、道德原则的配子和胚胎实验研究及临床工作。

5. 互盲和保密原则

(1)凡使用供精实施的人类辅助生殖技术，供方与受方夫妇应保持互盲，供方与实施人类辅助生殖技术的医务人员应保持互盲，供方与后代保持互盲；(2)机构和医务人员对使用人类辅助生殖技术的所有参与者(如卵子捐赠者和受者)有实行匿名和保密的义务。匿名是藏匿供体的身份；保密是藏匿受体参与配子捐赠的事实以及对受者有关信息的保密；(3)医务人员有义务告知捐赠者不可查询受者及其后代的一切信息，并签署书面知情同意书。

6. 严防商品化原则

机构和医务人员对要求实施人类辅助生殖技术的夫妇，要严格掌握适应证，不能受经济利益驱动而滥用人类辅助生殖技术。供精、供卵只能是以捐赠助人为目的，禁止买卖，但是可以给予捐赠者必要的误工、交通和医疗补偿。

7. 伦理监督原则

（1）为确保以上原则的实施，实施人类辅助生殖技术的机构应建立生殖医学伦理委员会，并接受其指导和监督；（2）生殖医学伦理委员会应由医学伦理学、心理学、社会学、法学、生殖医学、护理学专家和群众代表等组成；（3）生殖医学伦理委员会应依据上述原则对人类辅助生殖技术的全过程和有关研究进行监督，开展生殖医学伦理宣传教育，并对实施中遇到的伦理问题进行审查、咨询、论证和建议。

(三) 人类辅助生殖技术的伦理风险

众所周知，自然界各种生物的繁衍、生存和发展都有其一定的规律。人类作为一种胎生动物，其种族延续，都是通过两性的交合，精子、卵子在母体内结合成孕，经过十月怀胎，最后一朝分娩，诞生新的生命。这一规律在人们的头脑中已成人类生殖的固定模式，由这一模式所产生的伦理、社会和法律观念，已被人们广泛认可。但人类辅助生殖技术的出现，已经或将会对传统的生育模式下的伦理、社会和法律观念带来不少的冲突与挑战，尤其是伦理上的风险或问题。辅助生殖技术在近几十年的发展中取得了长足进步，对生育过程的干预能力不断增强，因此也面临越来越多新的生殖伦理问题。

1. 生育与婚姻分离的伦理冲突风险

自古以来，生儿育女是婚姻与爱情结合的永恒体现，人们常把孩子比作爱情的结晶。辅助生殖技术的出现，为患有不育症的夫妻带来了希望，克服了他们在生育上的困难，使他们能够享受到生儿育女的权利，体验到天伦之乐。但异源性人工授精生殖技术切断了生育与婚姻的联系，切断了生育与性行为的联系。由于人工授精技术不需要夫妻间的性行为就可以培育后代，以人工技术操作代替了性交，使夫妻之间的爱情结合分开，把家庭的神圣殿堂变成了一个"生物学实验室"，使妻子无须丈夫和家庭就可以满足生孩子的愿望，会破坏传统的婚姻家庭关系。特别是使用夫妻以外的第三者的精子，更会引起传统伦理道德观念的强烈冲突。有人提出，异源人工授精采用供精技术受孕，是妻子的卵子与第三者的精子结合，与通奸致孕实际上没有什么区别，使生育失去了爱情的基础，与我国传统的家庭伦理道德相违背。

2. 存在传统家庭模式解体的风险

在传统的家庭模式中，生儿育女是在夫妻关系中进行的。一旦生儿育女脱离夫妻关系而独立，在夫妻婚姻关系外进行，便会使人类几千年来的稳定的家庭模式发生变化，出现令人担忧的家庭模式的多元化。①多父母家庭。由于有婚外第三者的介入，所以生殖技术的运用给孩子制造了多个父母亲，少则 3 个，最多可有 5 个(遗传上的母亲、孕育母亲、抚养母亲、遗传上的父亲及扶养父亲)。②不婚单亲家庭。单身男士可通过找人代孕做不婚爸爸，单身女子也可通过人工授精做不婚妈妈，组成不婚的单亲家庭。③同性双亲家庭。男同性恋者可以雇用代孕母亲，女同性恋者可以用供精人工授精，从而获得有自己血缘的后裔，使同性恋者摆脱不能生育和没有家庭的遗憾。

3. 家庭成员身份的困惑

异源性人工体内受精、代孕母亲的孩子可有多个父母，包括遗传父母(提供精子和卵子的父母)、养育父母(孩子出生负责养育的父母)、完全父母(既是遗传父母又是养育父母)、孕育母亲(提供子宫的母亲)。在多个父母共存的情况下，谁应该成为孩子的真正父母呢？是按照遗传关系将孩子的父母确定为遗传父母，还是遵循抚养的原则将养育父母确认为真正的父母？1984 年，上海市发生了我国第一起人工授精纠纷案，一位年轻的妇女，抱着才出生 11 天的儿子，向法院请求法律保护。这对夫妇原有一个和睦的家庭，但婚后数年不育，经医生多次检查，确诊为丈夫精液异常。虽经多方治疗，但仍不见有效。后来妻子在丈夫的同意下，瞒着家人在一家市级医院接受了人工授精，并生下一个活泼可爱的男孩，丈夫和全家人都欢天喜地。可是，没过几天，孩子的伯父发现孩子的长相与其父相差甚远，便再三问其缘由。当丈夫将人工授精之事说出以后，全家人百般辱骂，说这个男孩是"野种"。不久，丈夫竟然也站在家人一边，硬将其妻儿"扫地出门"。妻子只好抱着刚出生不久的儿子跑到法院，请求法律保护。该诉讼案引起了伦理、法律、医学及社会各界的普遍关注，问题的焦点在于究竟谁是孩子的父亲。

4. 血亲通婚的风险

随着生殖技术应用的不断扩展，血亲通婚的问题已引起人们的关注。所谓"血亲通婚"，是指生殖技术后代的近亲婚配。采用同一供精者的精液受精后生育的多个后代，由于操作过程的严格保密，供精者、受精者及后代均互盲，这些同父异母兄妹之间互不知情，到了婚龄，可能会相互婚配，生儿育女，这在法律和伦理上都是不允许的。使用同一人的精子所产生的后代，无疑为一大批同父异母的兄弟姐妹，有可能将来造成亲兄妹之间的婚配，尽管这种情况出现的概率非常微小，但是随着生殖技术的广泛开展，自愿供精者供精次数的增多，其产生的概率也会逐渐增高。因此，对这个问题不能掉以轻心，应采取积极的措施，以杜绝这种情况的发生。目前一般采用的措施是：限制同一供精者供精的次数，控制同一份精液的使用次数最多不超过 5 次，不断更换供精者，在不同地区分散转换供精者的冻精，等等。

5. 精液、卵子和胚胎商品化的风险

目前，精子、卵子甚至胚胎在美国、墨西哥等国家均有出售。围绕精液商品化，同样存在着伦理纷争。赞成精液商品化的主要理由是：精液和血液一样可以再生，适量地收集一些，对供体并无损害，既然血液可以商品化，为什么精液就不能商品化？在精液商品化中，可以通过一定措施，控制好精液的质量。持反对意见者认为提供精液是一种人道行为，应该是无偿的，精液商品化可能使精子库为追求盈利而忽视精子的质量，供精者也可能为金钱隐瞒自己的遗传缺陷或传染病，从而影响用辅助生殖技术所出生后代的身体素质；精液的商品化也可能使供精者多次供精，从而造成同一供精者的精液为多数妇女使用，那么这些妇女所生的后代是同父异母的兄弟姊妹，这些孩子长大成人有可能近亲婚配；精液的商品化会产生连锁反应，促使其他人体组织或器官的商品化，如卵子和胚胎的商品化。世界总的趋势是反对精液、卵子和胚胎的商品化，有些国家还倾向于立法，以禁止其商品化。

二、克隆技术及其伦理

(一) 克隆技术概述

"克隆"一词是英文"clone"的译音，它是指生物体通过无性繁殖方式，产生遗传性状与母本非常相似的"后代"，因此克隆也可简称为复制。同整个生物界的进程一样，克隆技术也是由低级到高级、由简单到复杂不断发展和进步的。它由单个细胞获得两个以上细胞、细胞群或生物体，发展到生物体内部的生物大分子的自我复制，在 DNA 复制酶的作用下，DNA 分子可以复制生成两个一模一样的 DNA 分子。所以，克隆技术从细胞到分子、从植物到动物不断

向前发展，特别是高等哺乳动物的克隆成功，标志着生命高科技水平已经进入一个崭新的阶段。

科学家有关动物克隆，始于 20 世纪的初叶，其实验从比较简单的低等动物如蛙、鱼等开始，逐步向高等动物延伸。动物克隆的创始人系德国科学家 Speblilamn，30 年代他用动物的体细胞核移植到卵细胞质中，试图培育成一个新个体，虽然限于当时的技术条件未能成功，但这种设想，成为后来动物克隆的蓝图。

生物界存在无性繁殖和有性繁殖。从生物进化论的观点来看，从无性繁殖到有性繁殖是一大进化，几乎所有的高等动物都是有性繁殖。1997 年 2 月 27 日英国《自然》杂志刊登了"多莉"羊的诞生，意味着人类已经超越了生物进化的自然规律门槛，人们可以用体细胞核移植技术，以无性繁殖方式，克隆哺乳类高级动物，这是科学史上的又一大奇迹。因为过去无性繁殖在高等动物中是不存在的，生物学界认为高等动物高度分化的体细胞虽然存在着遗传信息，但它不能解读，因此高等动物经无性繁殖的途径繁殖一个完整的动物机体是不可能的，这是过去的定论。

据克隆技术的新进展来看，动物克隆大体可分为两大类：一类为胚胎细胞克隆，另一类为体细胞克隆。

胚胎细胞克隆是指用胚胎细胞移植的方法，包括胚胎细胞和胚胎干细胞移植，以克隆出新的个体。例如 20 世纪 50 年代，科学家在两栖类动物中进行过克隆实验，60 年代，我国著名的胚胎学家童弟周和牛满江教授在鲤鱼和金鱼之间，用囊胚细胞核移植的方法，得到首批克隆鱼。在哺乳类动物身上，用胚胎细胞克隆，是在 20 世纪 80 年代以后的事，此后的 20 多年，陆续有用胚胎细胞克隆羊、猪、牛、鼠等的报道，特别有意义的是中国学者孟励在美国首次用胚胎细胞克隆猴成功。这些都属于用胚胎细胞克隆的动物，也可以说还没有超越有性生殖的范畴。

体细胞克隆是指将体细胞核移植到去核卵细胞质中，以克隆出新的个体。它包括同种体细胞克隆和异种体细胞克隆两个方面。同种体细胞克隆，最著名的要算英国罗斯林研究所威尔穆特等用羊乳腺细胞首次克隆出羊，自此以后各国科学家陆续报道了用体细胞克隆成功了鼠、兔、珍稀羊和牛，同种体细胞克隆成功，证明了哺乳动物高度分化了的体细胞，可以去分化而恢复它的全能性。

"多莉"羊的诞生至少意味着以下两点：(1)动物包括人是可以近乎百分之百地复制的。(2)一个完全分化成熟了的体细胞，还能完全恢复到早期的原始细胞状态，还能像胚胎细胞一样，完整地保存全部的遗传信息，这同过去的科学结论是不一样的。异种体细胞的研究，也正在积极地进行之中，以探索高度分化的体细胞，能否在异种去核卵细胞质的作用下，也可以恢复其全能性。这些不同类型的体细胞克隆动物已属于无性繁殖的范畴而具有划时代的意义了。哺乳动物的无性繁殖成功像一个巨大的冲击波，使全球为之震撼。我们在看到克隆技术给人类带来福祉的同时，也为克隆技术可能被滥用而感到担忧。人们在理性思考的基础上，认识到克隆技术的发展确实带来了一些意想不到的伦理、法律和社会的难题，譬如：克隆技术发展会不会构成对生物多样性的威胁；可不可以克隆人体胚胎以建立人体器官的"配件工厂"；特别是能不能运用无性繁殖的手段克隆人本身等。这些问题，在各国伦理学界引起了激烈的争论，整个科学界乃至各国政府首脑都高度重视，因为这些问题已经涉及人类社会生存和发展的根本利益。

(二) 克隆技术的伦理问题

如果克隆技术被应用于人类自身的繁殖，如一些亿万富翁会不会无休止地复制自己，使自己长生不老甚至遍布世界？美国著名未来学家托夫勒就认为：一旦克隆人降临到这个世界，必将引起数不清的道德法律问题：克隆人有无法律地位？是否可分割遗产？亲代通过克隆人以备自己更换器官是否人道，是否合法？克隆出一万个爱因斯坦或希特勒会引发什么社会后果？如果某个工厂主克隆十万个低智能人作为驯服的廉价劳动力将会是什么情景？其实，更为深刻的因素，是这项技术将彻底粉碎人类对自己生命的敬畏。

1. 保护生物的多样性问题

地球上最初的生命是在约 34 亿年前由非生命物质逐步演化而来的，此后地球上的生命就从非细胞到细胞，从原核细胞到真核细胞，从植物到动物，以及从低等动植物到高等动植物，直到 300 万~400 万年前诞生了人类。现在地球上的生物达 200 余万种。如此繁荣昌盛、多姿多彩的生物群是自然进化的结果，也是为应对复杂多变的自然环境而长期适应的结果。从无性繁殖到有性繁殖是生物群多样性的重要基础，通过有性繁殖使基因重组和积累，形成健壮的子代和昌盛的种群。现在用体细胞克隆高等哺乳类动物成功，如果对体细胞克隆技术不加以必要管制，人们有理由怀疑其对生物的多样性是否将构成威胁，因为生物种群保存越多，其物种多样性发展的能量就越大，生物种群保存越少，其生存的几率就越低，只保存少数几个基因相同的生物品系，很难经得起基因突变的袭击，适应自然环境的生存能力就会降低。我们并不反对克隆技术在农牧业中的应用，只是建议严格管制克隆技术，在对农牧业采用克隆技术时，一定要保护原来种系，对人类基因的诊断及治疗应加强管理。

2. 慎重对待胚胎克隆问题

胚胎实验在许多国家是被立法禁止的，但也有一些国家包括我们国家，对胚胎实验采取严格管理下的审慎支持态度。它的重要前提就是：这个胚胎必须是治疗不育症夫妇多余的和自愿捐献的；胚胎实验只能在胚胎发育 14 天内进行；胚胎实验只能为治疗人类疾病为目的的治疗性克隆研究。

3. 禁止人的人工无性繁殖问题

现在全球均在关注克隆人问题，支持与反对的争论中，最引人注意的是支持克隆人的理由，大体上可归为如下几个观点：第一，克隆人可以"定做自己"，是有性生殖的一种补充；第二，克隆人也是为了医疗卫生，是器官移植供体来源；第三，克隆人的技术基本成熟，伦理上并不复杂；第四，克隆人是为了科学研究，可以促进科学技术的进步，等等。其实，这些理由是站不住脚的。

我们反对以克隆人为目的的任何实验和举动，主要是基于以下四个方面的理由：

其一，克隆人是对人权和人的尊严的挑战。人不仅是自然人，还是有价值观念的社会的人，因此人具有双重属性，是生物、心理和社会的集合体。

其二，克隆人违反生物进化的自然发展规律。人类在生育繁衍上与其他物种有相似之处，都遵循着自然均衡律。任何生物为了生存，都依赖自身的调节和适应机制与自然环境取得某种平衡，人类也不例外。人类也曾经历过高出生率、高死亡率及内外物质交流的平衡过程。人类通过漫长的生活实践，凭借开创文化和知识积累，逐渐懂得怎样合理获取、运用资源，如何自觉地、有效地控制人口，从而使人口在数量与质量上，不断得到统一和平衡。而克隆人将导致人类的局部利益与整体利益之间、眼前利益与长远利益之间的矛盾不能正确舒解，导致人口与资源严重的不平衡状态，必然给人类社会带来新的动荡和纷争，最终将危及全人类的生存和发展的根本利益。

其三，克隆人将扰乱正常的伦理定位。人类社会经过漫长发展演变，形成了一夫一妻制和一夫一妻制家庭的社会基本细胞。克隆人的出现将彻底搞乱代际关系和家庭伦理定位，克隆人过程中可以出现体细胞核供者、卵细胞供者以及孕育者三位生物学父母，以及抚养者社会学父母的多种选择，克隆人与被克隆者只是生物学上复制，人类世代的传承也将被打破，家庭伦理关系含混不清。因为，克隆人只具有单亲一样的遗传性状，克隆人更像是被克隆者的兄弟姊妹，而不像两性婚生的子女；克隆人更像是被克隆者配偶的小姑小叔，而不像婚生子女。克隆人将意味着只要有女性存在，人的生殖繁衍就可继续，即能提供成熟卵细胞和子宫，任何人包括女性本身的体细胞核，均可生育，这样男性对人类的繁衍不再是必要的因素，从而冲击了传统的性伦理关系，瓦解了人类性爱与生育密切结合的关系，一夫一妻的婚姻家庭社会规范必定会解体。

其四，克隆人在技术上的安全性也值得怀疑。体细胞核移植的克隆技术涉及亚细胞水平的操作，这种亚细胞水平的操作与体外受精那样的细胞水平操作相比较，偶然损失核内遗传物质的风险显然远高于后者。克隆羊多莉是英国科学家经历了 227 次失败后才获得成功的一例。多莉已经通过两性繁育做了母亲，但据报道多莉趋于肥胖，过早地患上了关节炎、肺炎，有早衰的现象。2003 年 2 月 14 日，6 岁多的多莉被实行安乐死。在动物自然繁殖的情况下，胚胎出现基因异常的比例不足 1%，试管繁殖出现基因异常的比例是 15%，而克隆繁殖出现基因异常的比例要超过 40%，甚至危及代孕母亲的生命。

对动物的克隆在技术上还有如此多的难点，在安全性上尚未做到安全高效，因此，在对人的克隆问题上的伦理、法律和社会因素姑且不谈，就从技术性、安全性层面分析也不应贸然实施，置克隆人及孕妇的生命安全于不顾。在我们看来，这不仅仅是技术问题，同时也是伦理问题。因为珍重和保护人的健康和生命是生命伦理学的基本要求。即使技术性、安全性问题已经解决，从人类社会发展和安全利益出发，也不应支持克隆人的任何实验。

尽管全球各国政界一再发布反对克隆人的禁令，各国科学家包括克隆技术的先驱人士威尔穆特在内一再声称不会把克隆技术扩展到人体，尽管克隆人遭到普遍反对，但对于某些人而言又确实是"挡不住的诱惑"。况且，目前克隆人所遇到的那些技术问题，总是可以逐步解决的，因而人们倾向于认为，克隆人终有一天会出现。对此需要预做准备，恰当应对。我们提出三点看法，以供参考和讨论。第一，坚持反对克隆人的立场。克隆人并不只是技术问题，更重要的是经济、法律和社会问题。因此，技术问题解决了，克隆人的安全性基本有保障了，并不意味着就可以克隆人了。第二，要加强对克隆人的伦理和法律规约。反对克隆人的立场要落实到伦理规范和法律条文上，特别是要有国际立法。第三，善待克隆婴儿。万一克隆人真的出来了怎么办呢？我们反对克隆人的行为，主张不仅在伦理上要谴责，而且在法律上要惩处，但被克隆出来的婴儿是无辜的。从某种角度上说他也是受害者，因此，要善待他。

克隆技术的发展，特别是多莉羊的问世，说明人们已经可以用无性繁殖方法克隆高等哺乳动物。它标志着生物技术革命的新纪元已经到来，人们没有任何理由不善待克隆技术，不对克隆技术这一生物高科技发展的重要意义给予高度评价和期盼。因为克隆技术已经在改良农业作物、培养优良家畜、发展生物制药、探索人类疾病的诊治技术等方面，显露了它的革命性作用。所以，要进一步支持这项生物高科技的研究和发展，为进一步提高社会物质生产、保护生态环境和增进人类健康做出更大的贡献。

克隆技术的发展也应该加强管理，防止它朝着异化方向发展，因为和任何科学技术都是把双刃剑一样，克隆技术的研究和应用只有为人类谋福祉，才是正当的科学行为，如果滥用这项技术，如试图用克隆技术制造无头人作为器官移植的供体，用克隆技术和无性生殖制造性奴隶和人的工具等就是不道德的科学行为，我们要防范和禁止的是这项技术被滥用，而不是禁止它为增进人类利益、增进人类健康的一切正当科学行为。

三、生殖技术伦理的法律法规简介

(一) 国际上的法律法规简介

面对辅助生殖技术的发展而引起的一连串新的伦理、法律和社会问题，各国政府纷纷做出反应，设立专门机构，加强对这些新问题的研究，并通过立法程序，制定有关法律，以协调辅助生殖技术应用后带来的各种伦理、法律与社会影响。

1984 年，受英国政府的委托，以牛津大学哲学教授沃诺克为首的 16 位专家组成了"人工授精法律及伦理调研会"，听取了 900 人的证言，提出了长达 94 页的《沃诺克报告》，建议对人工授精的研究予以严格监视；试管婴儿必须在严格的批准制度和检查制度下产生；人工授精的胚胎应于受精之时始，14 日内检查其发育情况；严格限制对精子、卵子和胚胎的买卖。英国政府还表示要制定法律禁止非自然生育的商业化。

德国因希特勒时代曾搞过人体胚胎实验，所以对这个问题特别敏感。1991 年生效的《胚胎保护法》禁止体外受精，除非卵细胞来自要生孩子的母亲自己，并经申请批准。在英国，根据 1990 年的一项法律设立了"人类繁殖和胚胎学组织"作为管理胚胎研究、体外受精、代孕母亲和精(卵)子捐赠的最高机构，该机构已采取了一些严格措施限制利用体外受精技术，呼吁对接受人工受精手术的妇女进行更严格的年龄、种族限制。瑞典议会经过长达一年的辩论之后，通过了一项关于人工授精婴儿姓名的法律，规定抚养孩子的双亲有义务及早把真相，即由人工受孕而成活的情况告诉他们的孩子，并在孩子年满 18 岁时，向其宣布有血缘关系的父亲的姓名。在美国，一些学者呼吁停止扩大生殖技术所能涉及的范围，建议政府设立专门委员会来研究生殖技术造成的伦理、健康、心理和社会的长期影响。

(二) 我国的法律法规简介

我国辅助生殖技术虽起步较晚，但进展较快。试管婴儿、配子输卵管的移植婴儿相继面世。这表明我国辅助生殖技术研究正赶上和达到世界先进水平。但由于立法的滞后，管理上无规范，也出现了一些问题。1989 年卫生部曾发出紧急通知，严禁滥用人工生殖技术。根据我国情况，为了规范人类精子库管理，保证人类辅助生殖技术安全、有效应用和健康发展，保障人民健康，2001年 2 月 20 日，我国卫生部颁布了《人类辅助生殖技术管理办法》和《人类精子库管理办法》；5 月 14 日，又公布了《人类辅助生殖技术规范》《人类精子库基本标准》《人类精子库技术规范》和《实施人类辅助生殖技术的伦理原则》等 4 个文件，对实施人工生殖技术做了较为详细的规定。这两个管理条例和 4 个文件对解决人工生殖技术所产生的社会、伦理和法律问题提供了一个行为指南。文件规定，卫生部对人类辅助生殖技术和人类精子库实行严格的审批准入管理。实施人类辅助生殖技术应当遵循知情同意原则，并签署知情同意书。涉及伦理问题的，应当提交医学伦理委员会讨论；实施供精人工授精和体外受精—胚胎移植技术及其各种衍生技术的医疗机构应当与卫生部批准的人类精子库签订供精协议；严禁私自采精，医疗机构在实施人类辅助生殖技术时应当索取精子检验合格证明；为当事人保密，不得泄露有关信息；不得进行性别选择(法律法规另有规定的除外)；建立、健全技术档案管理制度，供精、人工授精医疗行为方面的医疗技术档案和法律文书应当永久保存。两个管理办法明确规定了人类辅助生殖技术应用、人类精子库设置，以及精子采集与提供等方面的原则和规范，如禁止实施任何形式的代孕技术(借腹生子)，禁止以任何形式买卖配子、合子及胚胎。人类精子库必须设置在有医学伦理委员会的医疗机构内，任何单位和个人不得以营利为目的进行精子的采集与提供活动。未经卫生行政部门批准，任何单位和个人不得实施人类辅助生殖技术，同时，设置人类精子库应当经卫生部批准。这两个管理办法的制定，使我国人类精子库和辅助生殖技术的健康发展有了基本的保障。目前必须加快人工授精的立法。立法的内容包括：人工授精的适应症和应用范围、人工授精子女的法律地位、供精者必须具备的条件及法律地位、接受人工授精夫妇的法律地位、实施人工授精的医疗单位和操作人员的条件和批准机构、签约公证和保密制度、违反人工授精法律规范应承担的法律责任等。人工授精技术只有建立在法律规范的基础上，才能健康地发展，从而趋利避害，真正造福于人类。

【本章推荐阅读】

[1] 郑文清，周宏菊. 现代医学伦理学概论[M]. 武汉：武汉大学出版社，2017.

[2] 高崇明，张爱琴. 生物伦理学十五讲[M]. 北京：北京大学出版社，2004.

[3] 林平. 克隆震撼[M]. 北京：经济日报出版社，1997.

[4] 邱仁宗. 生命伦理学[M]. 北京：中国人民大学出版社，2010.

[5] 翟晓梅. 生命伦理学导论[M]. 北京：清华大学出版社，2005.

[6] 唐秀华. 医学伦理学案例教程[M]. 兰州：兰州大学出版社，2019.

[7] 陈飚. 医学伦理学案例与实训教程[M]. 杭州：浙江大学出版社，2019.

[8] 刘俊荣，严金海. 医学伦理学[M]. 武汉：华中科技大学出版社，2019.

【本章思考与练习】

1. 人类辅助生殖技术的伦理原则有哪些？
2. 人类辅助生殖技术的伦理风险有哪些？
3. 克隆技术带来的伦理问题有哪些？
4. 我们反对克隆人的理由有哪些？

【本章延伸阅读】

代孕违法

张某从事第三方生殖咨询服务工作，名下有一家对接国内外代孕渠道的机构。一次偶然的机会，张某通过医疗咨询微信群，认识了专门负责接洽和管理代孕母亲的陈某。两人一拍即合，于2018年10月6日签订了《后勤托管协议》，约定由陈某雇佣代孕母亲，并负责代孕母亲的管理及婴儿的出生看护等。

协议中，张某、陈某分别作为委托方、受托方，就承包金额、付款方式等内容达成共识，如"代妈佣金 15 万元、每月工资 3000 元、托管费 7000 元，中介费 3 万元，移植补偿每次 5000 元""剖宫产加付代妈 2 万元，双胎额外加付 3 万元""非代妈原因超 12 周流产，需补偿代妈 1 万元，超 20 周补偿 2 万元"……

上述协议签订后，张某陆续介绍了 5 名"客户"给陈某，转账金额合计 104 万余元。

2020 年 11 月，张某将陈某诉至法院，认为陈某在合同履行过程中，经常无故增加项目费用，且移植成功率较低，并对代孕母亲管理、照顾不周，导致其委托人心生怨怼将其诉至法院索赔，使其遭受高额损失，要求确认合同无效并返还管理费 104 万元。

陈某辩称，上述款项是张某收取客户费用后转交给自己的，自己只是代收代付，且用于支付孕妈住院、产检、生活及保姆工资等费用，并非其个人所得，因此无须返还上述财产。

法院经审查认为，原告张某、被告陈某告均系从事商业代孕业务的相关人员，而商业代孕业务违反法律法规规定，原告要求确认合同无效并返还管理费，其主张的并非合法权益，不应受到法律保护，不属于民事诉讼法的受案范围，且本案可能涉嫌刑事犯罪。综上，法院驳回了原告张某的起诉，并已于 2021 年 3 月 19 日将有关材料移送至广东省佛山市公安局。

近年来，因代孕引发的案件时常见诸报端，衍生的犯罪行为更是涉及非法行医罪、遗弃罪、拐卖妇女儿童罪等多种罪名，社会危害性极大。我国的相关立法已明确规定，禁止任何形式的代孕行为。我国法律不允许任何机构通过从事或提供代孕服务而谋求商业利益。本案中，张某和陈某从事的商业代孕业务以获利为直接目的，都属于非法行为。

(来源：《潇湘晨报》，2021 年 4 月 15 日)

第八章　器官移植中的伦理

【本章学习目标】

通过学习本章内容，了解器官移植的概念和发展现状，了解国内外器官移植的相关法律法规，熟悉器官移植中的伦理问题，掌握我国器官移植的伦理原则，为树立良好的医学职业精神奠定基础。

【本章学习要点】

◆　器官移植概念

◆　器官移植中的伦理

◆　器官移植相关法律法规及伦理原则概述

器官移植是 20 世纪医学领域最伟大的成就之一，已经成为**现代世界医学高科技的象征**，是现代医学科学发展最快的学科之一。作为治疗各类终末期器官功能衰竭的终极手段，器官移植能够为成千上万的人创造再次生命的奇迹，被誉为"医学皇冠上最耀眼的明珠"。

随着外科手术、免疫抑制药物、器官和细胞分离保存技术及移植免疫学基础的迅速发展，随着分子生物学与基因工程技术逐步介入移植及其相关研究领域，器官移植技术面临着前所未有的挑战与机遇。同时，器官移植学也是与医学伦理学密切相关的学科，器官移植涉及诸多的医学伦理问题，引起了伦理学界的广泛关注，也促进了医学伦理学的分化和发展。

一、器官移植概念

广义上讲，移植(transplantation)是指将某一个体的细胞、组织、器官即移植物，用手术的方法完整地或部分地切取后，移植到自体或另一体(异体)的体表或体内某一部位。移植术并不包括那些能用在体内或固定在体表，而不含有人或动物的组织和细胞的物质，如应用假体、人工合成物质或人工器官。

器官移植是人类关于自身生命科学的伟大成果之一。它先后经历了幻想阶段、实验阶段、临床阶段三个阶段。

幻想阶段。在古代社会，人类就产生了用组织器官代替有疾病的或受损的组织器官的朴素想法。我国战国时期的《列子》中就叙述了大约公元前430年神医扁鹊为两人互换心脏以治病的故事，1987年在美国华盛顿召开的国际环孢素学术会议上就以扁鹊像为会徽，以纪念这位传说中的神医。348年西方拜占庭时代，有用取尸体下肢移植治疗下肢坏疽的文献记载。考古学证实在古埃及、希腊、罗马、南北美、印度、中国均有零星牙齿移植的记录。

实验阶段。18世纪，陆续有器官移植的实验出现与报道。如苏格兰的Joimtluuter报道了鸡睾丸的自体移植，Biggey报告了给两只小羚羊进行了同种异体角膜移植成功。此外，还有皮肤、肌腱、神经、软骨等移植实验及报告。因当时的移植不吻合血管，所以事实上移植难以存活。1903年卡雷尔（A. Carell）发明了血管缝合术，从而为器官移植扫除了第一道障碍，从此，卡雷尔进行了包括心、肾、脾、卵巢、肢体的动物器官移植实验；但因当时排斥反应尚未被认识，仍无法使移植物长期存活。受带血管的动物移植外科技术成功的鼓舞，1936年苏联的瓦列诺夫（Voronov）首次将器官移植试用于临床，为一例尿毒症患者移植尸体肾，受者于术后48小时死亡。此后，苏、法、美等国的医学专家曾数次分别进行过肾移植，均因宿主排斥而未能较长时期存活。于是，人们对器官移植产生了种种疑虑，实验也断断续续。

临床阶段。1954年，美国波士顿的医学家约瑟夫·穆雷（Joseph Murray）成功地完成了第一例同卵双生同胞间的肾移植，病人比较长时间存活，这是移植医学史上首次获得的有功能较长时间存活的病例。同时，也使研究者意识到了器官移植中的免疫学问题，并着手进行研究。1958年道塞特（Dausset）发现了第一个白细胞抗原，从此揭开了HLA研究的序幕。1959年Murray和法国的Hamburger各自为异卵双生同胞施行了肾移植，受者以接受全身X射线照射为免疫抑制，使肾移植后有功能并长期存活。1962年Murray改用硫唑嘌呤作免疫抑制药物，进行尸体肾同种异体移植获得长期存活。这三次不同类型的肾移植获得成功，标志着现代器官移植时期的开始。

在临床肾移植成功的带动下，20世纪60年代陆续开展了人类各种同种器官移植。1968年美国通过了脑死亡哈佛标准，促进了临床器官移植外科的稳步发展。此时期具有代表性的器官移植案例有：1960年Woodruff的全脾移植；1963年Starzl的原位肝移植，Hardy的肺移植；1964年Hardy的异种（猩猩）心脏原位移植；1967 年 Barnard 的同种心脏原位移植；1980 年 Lacy、Kostianovsky 的胰腺移植；1981 年 Reitz 的心肺联合移植；1983 年 Williams、Starzl 的腹部多器官移植。

20 世纪后 20 年，人体器官移植技术随着外科学术的发展、新一代强有力免疫抑制药物的问世、器官和细胞分离保存技术以及移植免疫学基础的迅速发展，已成为脏器功能衰竭终末期的有效、常规性治疗手段。尤其是 20 世纪 90 年代后，现代器官的移植取得了重大进展：临床应用最多的 3 个大器官移植，有功能存活率呈现大幅度提高。肾移植存活率达 95% 以上，心、肝移植存活率分别达到 90% 和 80% 以上，出现了大批 10 年，甚至 20 年以上的长期健康存活群。至 1997 年底，全世界各国所施行的人体三大器官：心、肝、肾移植累计数已超过 50 万例次，其中心移植 4 万例次，肝移植 6 万余例次，肾移植 40 万余例次。全世界开展器官移植的医院日益增多，出现了大批临床与研究相结合的大型综合性中心，以及全国性或跨国配备有现代化高速运输工具和电脑控制的供体、受体调度中心。上述情况表明，器官移植已被公认为是一种新的医疗方法，它正处于一个飞跃发展时期。

在中国，器官移植始于 20 世纪 50 年代，研究人员先是在动物身上做了大量的实验，然后在 60 年代由吴阶平教授在国内率先开展了肾移植手术。有系统、有计划的大量动物实验出现在 20 世纪 70 年代初期。70 年代末，中国器官移植开始加快了步伐，90 年代进入快速发展期。2000 年底，全国 29 个省、市、自治区近 100 家医院，肾移植总数达 34832 例，人肾存活时间长者达 24 年。肝移植始于 1977 年上海第二医学院瑞金医院，至 2000 年底全国总计移植 489 例次，最长生存时间超过 7 年。1978 年我国实施第一例尸体原位心脏移植，至 2000 年底已累计达 82 例，其中哈尔滨医科大学施行的一例已存活 8 年，心功能正常。肺移植 13 例，最长生存 6 年多；胰腺移植 8 例次，最长生存时间超过了 3 年；胰肾联合移植 68 例次，最长生存 7 年。小肠移植 9 例，最长生存 5 年。多器官联合移植 13 例，最长生存 3 年。尽管我国器官移植工作起步比国外晚了 10 年，但目前国际上所有类型的器官移植，我国都能施行。而且，在某些领域具有自己的特色和优势，走在了世界的前列。胚胎器官移植、细胞与组织移植成为我国器官移植的优势。[①]

2020 年 12 月 18—20 日，第五届中国-国际器官捐献大会（CIODC）在广州召开。会上发布了《中国器官移植发展报告（2019）》。国家卫生健康委介绍，

---

① 卢启华等主编. 医学伦理学[M]. 武汉：华中科技大学出版社，2003：184.

截至 2020 年 11 月底，我国已累计完成公民逝世后器官捐献超过 3.3 万例，捐献大器官超过 9.3 万个。2019 年，中国器官捐献、移植数量均位居世界第二位。

二、器官移植中的伦理

器官移植这一高新技术领域，一开始就引起了许多伦理道德问题的争议。移植医学技术越是先进，越是向着移植复杂器官、联合移植方向发展，遇到的伦理、社会、法律和心理方面的问题就越多。总之，器官移植，不仅是医学高新技术问题，也是医学伦理道德问题。

(一) 器官移植是否合乎伦理

器官移植中有一个不可缺少的环节是从一个人身上取得能够成活的器官移植给另一个人，这一行为究竟是否符合伦理道德，一直存在着争论。第一个探讨器官移植伦理学问题的人是美国的肯宁汉 (B. T. CunningHan)，他在 1944 年所著的《器官移植的道德》一书中，针对当时对器官移植的种种怀疑甚至责难，对器官移植的伦理合理性作了肯定的论述，推动了人类对器官移植的伦理学研究和探讨。

有人认为，一个人为他人的生命献出了自己的某个器官，在道德上应该是更加完美的人，是一种利他的、善的行为。但是，由于传统思想观念的影响，文化背景的不同，尤其是在具体施行器官移植中遇到的一系列与社会、经济、文化、法律、心理密切相关的难题，产生了种种伦理道德困惑。例如，现有受体的存活率和存活期以及生存质量能否体现道德上的完满性，高昂的医疗费用是否与卫生资源的公正、公平分配相悖。受体、供体的选择怎样才能真正体现人道主义原则，如何及时有效地从供体身上获取器官又不至于伤害供体者，等等。这些问题都涉及人们对伦理道德领域的思考和疑虑，有些问题，还似乎变得越来越复杂化。

(二) 器官移植的价值问题

在器官移植中，价值的问题实质是代价与收益的比较。有人对器官移植的价值持怀疑的态度。

首先是沉重的经济负担。在整个移植手术中，检查、诊断、手术及护理的每一个环节都需要大量的新型药物、技术和器械，现代高科技为器官移植手术提供了最佳条件，但也使其成本变得很高。在中国，做一例肾移植手术平均花费在 20 万~50 万元人民币。

在美国，医疗中所使用的高新技术更要收取十分高昂的费用，一般心脏移植手术费用达 15 万美元，相当于 11900 人次保健门诊所需要的费用。同时，高新技术开发研究成功，往往是国家投入巨额的科研经费才得以实现的，如果计较成本的话，那就根本不可能研究出来，人体器官移植需要高昂的费用，低收入家庭根本无法承受。在国外，得益者往往是中上阶层的人，以及享有卫生医疗保险的人。人们不禁要问：花的是国家的科学研究经费，成果却只是被少数人(有钱人)享用，这样公平吗？在有限的卫生资源条件下，会影响其他更有效、更需要的项目。

其次，器官移植的成活率也是一个值得思考的问题。就大器官而言，除肾移植外，其余的移植成活率都很低，且存活期较短。

再次，长期的免疫抑制剂的运用使人的免疫功能低下，易使患者感染疾病，甚至产生精神问题、心理问题和人格问题。

(三) 供体采集的伦理问题

器官移植目前最大的难题之一是供体严重不足。器官供不应求是已经开展器官移植各国的一个普遍现象。美国每年做肾移植 3500~4000 人次，而要求接受肾移植的逾万人。我国有 2000 万盲人渴望重见光明，但每年只有 400 人有幸能做角膜移植，比例是 5000：1。显然，可供移植的器官短缺，已经成为器官移植中一个伦理争论的焦点问题。目前，器官移植的供体，其来源是活体供体、尸体供体、胎儿供体、异种器官供体、克隆器官供体、人工器官供体、干细胞移植供体，都涉及诸多伦理问题。

1. 活体供体

在器官移植中献出移植物(器官、组织或细胞)的个体称作供体或供者。活体供者，包括有血缘关系的活体亲属、非血缘关系的配偶和自愿者器官市场。活体供者的一个最基本的伦理学原则是不能危及供者的生命，对其未来生活不致造成大的影响。例如，心脏是人独一无二的器官，若来源于活体等于是杀一人而救另一人，这显然是伦理学、法学不能接受的，所以只能是健康器官或者是代偿能力较强的部分器官，才能来源于活体，如肾、睾丸、皮肤、骨髓、肠或肝脏等。

(1)亲属活体供体。指有直接血缘关系的亲属间的供者。医学实践证明，这种移植具有组织配合好，术后排斥少，存活率高等优点。有人从医学人道主义的责任角度反对亲属活体供者，认为医生没有权利为了挽救一个人的生命而损害另一个人的健康。也有人指出，亲属活体的供者许多是在家庭、社会的压力下供出自己部分器官的，很难做到真正的自愿。也有人认为在对供者伤害很少的情况下，其风险—收益比在伦理学上是可以接受的，因此，许多国家仍普遍采用。

（2）非亲属活体供体。指没有血缘关系的活体供者。活体供者可以分为情感性供者，如夫妻之间捐献器官；利他动机供者，这实质是一种"赠予"行为，捐献者与患者不存在任何权利义务关系，完全是出于利他的动机。这种赠与行为，由于出于完全利他动机，伦理道德上是值得肯定的，但目前在伦理学上争论较大，因为如果控制得不好，在实践中很容易滑向器官买卖，在西方国家，就出现了打着"赠与"的旗号、幌子，实质进行私下器官买卖活动，这很容易导致犯罪行为的发生。

（3）器官市场。从目前世界范围来看，这只是理论上的器官来源，因为这种供体是纯商业性的，供者的唯一目的是为了获得金钱。到目前为止，世界上的国家或地区，法律上都是反对器官买卖的。此种器官来源方式也受到绝大多数伦理学家的坚决反对，西方许多国家已制定了专门相关法律禁止商品化器官买卖。1989 年 8 月在加拿大渥太华召开了首届器官移植社会学学术会议，确认器官商业化违反伦理学，是不能接受的，得到了广大国家的赞同。1992 年荷兰政府作出决定，为了保障人体器官移植手术正常进行，并为患者生命健康负责，严禁进行一切人体器官的私下交易。1994 年，世界人体器官移植协会再一次呼吁禁止人体器官买卖，避免犯罪行为，同时希望人们在临死时捐献出自己的器官以拯救那些需要进行器官移植的患者。

2000 年 6 月 1—2 日，美国国家肾脏基金会以及美国移植外科和肾病协会，在堪萨斯州组织了一次国际会议，对有关肾脏、胰腺、肝脏、小肠、肺脏等活体器官移植的状况进行了评估。参加会议的代表有 100 多人，包括内科医师、护士、科学家、伦理学家、法学家、社会工作者、移植受者、供者。会议代表重点探讨了活体器官移植中的社会与伦理问题。会后发表了一个共识报告，给出了伦理原则性的结论：第一，同意捐献器官的人应该是能胜任的、自愿(捐献)的、没有受到强迫的、医学及社会心理学状态适宜的人；第二，捐献者应该完全了解作为活体器官提供者的风险、利益，以及接受器官捐献的人所面临的风险、利益和可行的治疗；第三，供者捐献的器官不能用于临床上已没有希望的患者；第四，供者、受者的利益必须超过活体器官捐献和移植的风险，即要符合"冒险—获益原则"。

前国际器官移植学会主席、英国剑桥大学罗依·卡尔尼（Roy Calne）对活体器官捐献提出了三个需要解决的伦理学问题：第一，活体亲属器官的捐献必须考虑"捐献极限"的伦理问题，即一位活体器官提供者最多可以捐献出多少种器官，或器官的多大部分？从伦理上看，医疗部门可以接受一个人捐献一个以上的器官，但是，对捐献者的健康是否会造成损害，损害的风险是多大，如何评估，谁来评估？如果一位器官接受者移植多次失败，那么这位患者最多可以从多少个亲属那里获得多少个器官？这样的极限如何界定？这是对现代医学伦理学的新挑战。第二，父母捐献器官给自己的子女容易接受，而子女捐献器官给父母则应该慎重。因为子代相对于亲代而言，有更漫长的人生路要走，其健康状况更为重要，因此，只有在迫不得已的情况下才可推荐子代将器官捐献给亲代的模式。第三，非亲属活体器官捐献更应慎重，因为由此极易给活体器官买卖提供可乘之机。

2. 尸体供体

从目前世界范围来看，尸体器官是构成器官移植的主要来源。随着人们文化观念的更新，越来越多的人表示愿意死后捐献出器官。以尸体做供者的器官移植称尸体器官移植，包括无心跳的尸体供者和有心跳的脑死亡供者两种。以无心跳的尸体供者的器官作移植时，供者被切取器官时心跳、循环已停止，但心跳停止的时间不能过长，因移植类别不同而异。如肾一般不超过 30 分钟，而肝在 5~8 分钟内。以脑死亡供者的器官作移植时，因供者的循环、心跳、呼吸仍可用人工辅助方式维持，切取移植物时在接近正常呼吸循环功能的情况下进行，且热缺血时间短，移植较易于成功。

尸体器官的获取，主要可以分为四种类型。

（1）自愿捐献。自愿捐献是指器官的捐献完全以捐献人的意思表示为根据，捐献人明确表示愿意捐献器官供移植时，可以提取器官供移植；捐献人生前明确表示死后愿捐献器官的，当其死亡之际，医师可以摘取其器官供移植。因此，自愿和知情同意是器官移植的基本伦理原则。自愿就是尊重个人的意思表示，而且这种意思表示是真实的，不应迫于外来的压力。知情同意，则是捐献人被告知真实情况后所作的承诺，这被认为是保护个人自主权不受他人支配的措施。如果死者生前明确表示死后保持遗体完整，不愿捐献器官，则不能摘取死者的器官，否则，就是违反医学伦理道德的，也是违法的。

（2）推定同意。指法律规定公民在生前未做出不愿意捐出器官的表示，可被认为是自愿的器官捐献者，也称"法定捐献"。推定同意原则是针对人口中大多数既未表示同意，又未表示反对捐献器官的人而提出的。那么谁有权推定同意呢？有两种情况：一是医师推定同意，这实际是指由政府授权医务人员，只要死者生前未表示反对，医师就可推定其同意摘取其器官，不考虑亲属的意愿。法国、瑞士、丹麦、奥地利、匈牙利、新加坡等国采取了此种做法。二是亲属推定同意，即医师与死者亲属交涉，在明确家属无反对意见、同意捐献时才可进行摘取器官以供移植。罗马尼亚、瑞典、芬兰、希腊、挪威等国的法律采取了这种形式，其优点是可以避免死者亲属提起诉讼。

（3）有偿捐献。西方有的国家尝试通过一些财政手段鼓励器官捐献，如给死者家属减免部分治疗及住院费用，还可以给捐献者家庭一些非金钱的特殊利益，如减免某些地方税等。这种做法存在较多争论，主要是担心可能破坏利他主义价值观，损害人类尊严，给器官移植带来消极影响。

（4）需要决定。根据拯救患者生命的实际需要和死者的具体情况，决定是否摘取其组织和器官，按规定的法律法规程序办理审批手续，不必考虑死者及家属的意见。采取"需要决定"的国家，主要是苏联。近年来，有些国家也在向"需要决定"原则靠近。如土耳其规定，本人生前同意捐献的，可以移植。但同时又做了变通性规定："因意外事故死亡者，如果有病人急需移植器官，在未取得同意的情况下，也可以摘取之。"①以上几种尸体供者的器官移植，必然受到一个国家的社会政治、经济、文化、生命观、价值观等因素的制约。我国是社会主义国家，应根据国家人道主义原则，结合我国国情，开展尸体器官移植，并逐步完善法律法规，做到有法可依，依法办事。

3. 胎儿供体

这指利用不能存活或属淘汰的活胎或死胎作为器官供体，也可为细胞移植提供胚胎组织或器官。胚胎器官因其独特的优点(易得到，排斥反应弱，生长力强)而为器官移植医师所青睐。但胚胎器官只能来源于晚孕胎儿，而中、晚期引产，尤其是晚孕妊娠引产在许多国家是被禁止的。因此，实际上的胎儿器官移植只能着眼于严重畸胎或缺陷儿(包括无脑儿)。尽管有人对畸胎的器官素质(质量)提出质疑，在胎儿产下尚有生命时器官容易受损，断气后靠维持心肺活动以保持器官质量也并非理想，但因为淘汰性胎儿资源丰富，且较少医学伦理的干涉及牵连，胎儿器官移植仍是器官移植较为理想的选择。以淘汰性

---

① 卢启华等主编. 医学伦理学[M]. 武汉：华中科技大学出版社，2003：188.

有生命胎儿一个或多个器官的部分或整体作为器官移植的供体，关键是对严重畸胎、缺陷儿舍弃的认定。凡认定为"完全舍弃"的畸胎或缺陷儿，如无脑儿、重度脑积水、重度内脏缺损、唐氏综合症、克汀病等用于器官移植的供体，伦理学应予支持，当然，也应有相关的法律法规作保证。

我国医学伦理学家、医学专家一般认为，胎儿供体器官移植应遵循以下伦理道德规则：

第一，作为供体的淘汰性胎儿应局限在避孕和怀孕失败后流产和引产的小于5个月胎龄的胎儿以及围生期内无脑儿等有严重先天缺陷胎儿的范围。

第二，供体胎儿必须以征得其父母一致的知情同意和医院相应委员会(包括医院伦理委员会)的审查和认可为前提。

第三，必须禁止供体胎儿过程中的商品化行为和方式。

第四，必须禁止直接以治疗需求为理由而流产的胎儿用于供体。

第五，在胎儿供体利用的程序上，必须坚持淘汰在先，然后方可考虑利用。不可因急需供体而随意淘汰胎儿。

在胎儿供体器官移植中，一直存在着一个最难解决的"伦理难题"，即受精卵(胚胎)是不是生命或是不是人的伦理争论。无论是在西方文化还是在东方文化中，尤其是在传统文化中，人的生命是神圣的。古希腊哲学家、数学家毕达哥拉斯认为，"我们不能结束自己或别人的生命"。这是人的基本道德信念。因此，确定"人的界限"是从根本上解决胎儿供体器官移植伦理争论的关键。从人类认识的历史来看，对胚胎是不是人一直争论不休。希波克拉底提出的"誓言"中有"尤其不为妇女施堕胎术"的誓言，间接说明胎儿是生命的实体。在1821年维护与反对流产之争中，美国就认为胎动是人生命的开始，而胎动始于早孕2~3个月时。1948年在日内瓦召开的世界医学会全体大会通过，1969年在悉尼召开的第22届大会做了修改的《日内瓦宣言》也明确表示"我要从人体妊娠的时候开始，保持对人类生命的最大尊重"。从这些观点出发，人开始于受精卵，胎儿组织及器官无疑是人，理应受到保护和尊重，不应把他们作为手段、工具加以操作。当然，也有人反对上述观点，认为"胚胎不是人"。古希腊学者亚里士多德就曾提出过应立法允许致死畸形胎儿的主张，既然对不符合生命质量的个体出生后都可以施致死术，未分娩出母体的胎儿就更不具有人的资格了。随着医学科学的发展，人们对胚胎和生命现象的认识也更趋理性和科学，认为人胚胎是一个连续发育、从量变到质变的过程。受精卵和胚胎只有生物学意义上的生命，细胞及组织只是成为人的前提，本身还不是人，人只有在出生后，既有了生物学生命又有了人格生命后才成其为人。这种从人的社会属性与生物属性有机统一的观点出发，通过移植流产的胚胎组织治病救人无疑是符合伦理道德的。应特别指出的是，进行胚胎细胞、组织器官移植有一个怎样做才合乎伦理的问题。一些妇女可能会因经济原因有意流产出卖胎儿，也有可能为获得经济好处而把出卖流产胎儿作为手段，因此，造成流产泛滥，危及妇女及胎儿安全，应防止此种现象发生。

4. 异种器官供体

异种器官供体，是以某一物种的细胞、组织、器官作为移植物，移植到另一物种体内，也称为异种移植（xenotransplantation，xenograft）。在医学界，期望将动物如猪、狒狒的细胞、组织或器官移植于人体，达到治疗疾病的目的，是研究异种移植的出发点与愿望。

1970年卡尔尼（Calne）根据供体、受体之间的种属遗传背景差异程度和是否存在抗供者天然抗体，将异种移植分为和谐性与非和谐性两种类型。进化关系较近，如猩猩与人之间的移植属和谐性异种移植类型；进化关系较远，如猪与人或猴之间属非和谐性异种移植类型。根据移植血管化类型还可分为即刻血管化即吻合血管的异种移植与新生血管化异种组织或细胞移植。异种移植在免疫学方面主要存在天然抗体、补体系统和内皮细胞激活三大障碍，但其排斥反应发生的确切机制仍有待于进一步研究。异种移植是解决临床供者器官来源短缺的可能途径之一。最早的异种移植是在1905年Pyenceteau将一家兔肾移植给一肾衰竭的儿童，术后获得很好的肾功能，16天后死于肺部感染。1905—1915年的10年中，也有过猪、羊、猴的全肾移植给人的尝试，均未成功。20世纪60年代，免疫学机理被揭示出来，人们开始考虑利用人类近亲灵长类动物器官进行移植。1964年，美国6个病人接受黑猩猩肾，6个病人接受狒狒肾，均在几天至几个月内相继死亡。1984年，一女婴移植狒狒心脏，存活20天。1992年美国匹兹堡大学医疗中心把一只15岁雄性狒狒的肝脏移植给一名肝脏坏死的男子取得成功，两个月后该男子死于感染。此后，包括中国在内的一些国家和地区都有动物器官或细胞移植给人类治病的实践，但因物种间的剧烈排斥反应而效果不理想。近年来，随着基因工程研究的深入，根据不同类型生物基因转移表达的事实，使研究者看到了利用转基因动物进行器官移植的一线曙光。目前主要处于动物实验阶段，已有多种转入基因猪的制作，但距临床应用仍有较大差距。

异种器官移植，面临的伦理问题主要有：

第一，违反了自然进化法则（原理）。不同物种间生物物质的混杂，实际上是与人类自然进化的规则相违背的，有人认为贬低了人类的尊严、价值。

第二，物种间的感染问题的存在。例如，把猪的器官移植给人，人们最担心的就是猪的病毒会不会传播给人。因为猪存在内源性逆转录病毒（PERVs），而且 PERV RNA 部分反转录的 DNA 似乎是存在于所有猪的基因中，但它对猪却是无害的。但是，科学家范德拉恩（Van Der Laan）等人做的一项实验结果证明，当把猪的胰岛细胞移植给免疫缺陷的小鼠时，结果发现小鼠感染了猪的内源性逆转录病毒（PERVs）。而且，包裹于猪细胞膜糖蛋白中的 PERVs 病毒颗粒的表面也存在 α-1，3-半乳糖；当把猪的 α-1，3-半乳糖转移酶基因敲掉之后，就有可能将该病毒从猪的器官中释放出来，而接受器官移植的患者，免疫系统由于对此不敏感以致失去活性，即由于猪的基因敲除，会不会使患者的健康反而受到威胁，这就需要在临床研究中认真观察。[①]

第三，异种器官移植出现的"混合人"，会使他们在社会生活中感到不自在，有异类感，带来心理上的问题，而且会导致他们在婚姻、就业、保险等方面受到歧视的社会问题。

第四，动物的权利问题。有人认为异种器官移植是"人类中心主义"观念的产物，漠视动物的权利。以汤姆·里根为代表的动物权利主义者认为，动物享有和人一样的权利，反对任何形式的在人和动物间权衡利益的选择。因此没有必要讨论"牺牲"动物去挽救一个人是否有伦理道德上的合理性。动物保护是应该遵守的道德，黑猩猩、狒狒等灵长类动物属于珍稀动物，受到越来越多文明国家的法律保护。从环境保护、动物保护的角度来看，异种器官移植也不是器官移植的未来方向。

5. 克隆器官供体

克隆器官移植又称"治疗性克隆"。它是基于用体细胞克隆"多莉羊"以及在"鼠背上复制人耳"技术成功后的一种器官移植的新思路，即将"克隆"与"组织工程学"等技术手段结合运用于临床治疗。其最终目的是解决人体器官移植供体来源问题。

所谓克隆器官移植，目前还是一种设想和研究，即把病人的体细胞移植到去除遗传物质的卵母细胞内，经过处理使其发育成囊胚，再用囊胚胎干细胞，在体外进行诱导、分化成特定的组织或器官，如皮肤、软骨、心脏、肾脏、膀胱等，再将组织或器官移植到病人身上。因为供体、受体具有相同基因，也就

---

① 高崇明，张爱琴.生物伦理学十五讲［M］.北京：北京大学出版社，2004：192.

不存在排斥问题。目前某些体外组织如皮肤、软组织已培植成功，骨骼也会在不久培植成功。但完整的功能器官尤其是内脏器官培植尚有很大距离。人体器官组织复杂，需要多种细胞集聚而成，如何用不同的生化溶液促使各种细胞共生，从而培育出完整的功能性器官是一大难题；如何让胚胎干细胞定向生长出所需器官，还有赖于人类对基因功能的破解；如何获取理想的固定克隆器官形状的生物材料也还有一段较长研究时间。目前，完整功能性器官克隆研究还仅限于动物实验。

治疗性克隆涉及人类体细胞核转移和胚胎干细胞的扩增，若有失误将会对人类社会造成难以挽回和不可估量的危害，所以面对的伦理问题也是极其尖锐和复杂的。

首先，人体器官生物材料模型和种植人的细胞的复合体必须植入到一定的动物体内才能生长发育，如果将人类体细胞核转移或人类胚胎干细胞扩增到动物身上，有可能产生意想不到的结果。其次，能发育成人体各种器官的是被称为"人类器官组织之母"的胚胎干细胞，然而克隆出人类胚胎后，又将其破坏以获得所需干细胞，使其在成长过程中逐步分化成人体内各种器官的细胞，这又会产生"胚胎是不是人"的伦理争论。再则，克隆器官与克隆人在技术上具有一致性，允许克隆人的器官意味着对克隆人管理的放松，有可能促使克隆人的出现。2000年8月，美国总统布什决定准许有限度地开展治疗性克隆的研究。因此，大多数专家认为，治疗性克隆研究必须规范有序，应尽快制定治疗性克隆伦理管理条例或指导大纲。

6. 人工器官供体

人工器官(人造器官)是采用高分子材料制成的仿人体器官功能的替代物，一般意义上说，不属移植范畴。由于器官短缺，长期以来，人们在人工器官的研制应用上做了巨大努力并取得了较大进展。1943年荷兰医生科尔制成第一个人工肾，首次以机器代替人体的重要器官；1961年美国外科医生史塔尔和艾德华发明了人工心脏瓣膜；首例永久性人工心脏植入术完成于1982年，患者术后存活112天，诺贝尔医学奖获得者卡雷尔和助手林德伯格发明了世界上第一个人工肺——"铁肺"。

随着医学科学的发展和材料工业的进步，现已经制成的并在临床试用的人造器官已遍及身体各部，包括颅骨、硬脑膜、假牙、角膜、人工喉、食道、气管、乳房、肺、心瓣膜、肝、阴茎、膀胱、肾、胆囊、胰腺、皮肤、内分泌器、肌腱、关节、韧带、血管等。这些人造器官按其功能可分为单纯功能型

（以物理功能为主），如肾、肺、关节；高级功能型（以化学功能为主），如肝、胰腺、胸腺。在与人体结合的状态上可分为不与人体组织牢固结合的游离型，如起搏器、乳房；与人体组织牢固结合的组织结合型，如假牙、心瓣膜、血管。人造器官植入技术的崛起给器官功能衰竭的病人带来了生机，但生物材料与人体组织相容性问题尚未很好解决。

人工器官涉及的伦理学问题有：第一，知情同意。人工器官对人体来说毕竟为"异物"，人工器官的采用必须经病人同意，不能剥夺病人自我决定的权利；第二，风险与收益比。像人工心脏这种人工器官，不能排除其发生故障的可能，另外如血栓形成和感染，一旦发生会带来灾难性后果；第三，投资与效益比。价格昂贵、花费巨大，但收效有限。人造器官也不可能完全代替人体固有的器官、组织的全部功能。

7. 干细胞移植供体

干细胞移植是造血干细胞移植和功能性干细胞（如神经干细胞、心肌干细胞、胰岛干细胞）移植的总称。干细胞的"干"译自英文"stem"，意为"树""干"和"起源"。干细胞是人的生命和成长发育中起主干作用的原始细胞，它具有自我更新、高度增殖和演变为各种类型细胞的潜能。按照分化潜能的大小，干细胞分为全能干细胞、多能干细胞、专能干细胞。全能干细胞可以分化成人体全部200多种细胞类型，这些细胞构成人体的各种组织和器官，最终发育成一个完整的个体，如人类的受精卵就是一个最初的全能干细胞，受精卵继续分化形成多个全能干细胞即胚胎细胞。全能干细胞进一步分化，可以形成多功能干细胞，这时细胞分为外层细胞和内层细胞，由外层细胞发育形成胎盘和其他对发育过程至关重要的组织，内层细胞继续发育成人体的所有器官。多能干细胞分化过程中形成专能干细胞，由专能干细胞分化成某一类型细胞，如神经干细胞分化成各类神经细胞；造血干细胞分化成红细胞、白细胞等各类血细胞。由于干细胞能分化成特定组织和器官的潜能，因而在组织损伤修复和器官移植领域有着巨大的应用前景，在1999年度世界十大科技成果评比中，"干细胞研究的新发现"列为榜首。用干细胞移植治疗疾病将分为三个阶段。第一阶段是把成体干细胞直接移植给组织损害的病人来治疗疾病，如骨髓移植治疗白血病、脾细胞灌注治疗血友病、成分输血等。第二阶段是在体外将干细胞定向分化为所需细胞并对某些遗传疾病基因进行修饰，再移植给病人，这种替代疗法有望治疗糖尿病、帕金森病、老年痴呆症等。第三阶段是在体外进行器官克隆，这将给器官移植带来一个跨越性的发展。在体外形成一个特定空间结构、正常血液供应、正常的神经分布和具有生理功能的人体器官，不仅技术难度大，而且因为用于器官克隆的一般是人胚胎干细胞(ES)，不可避免地会引起伦理之争。诸如：人胚胎干细胞的来源是否合乎道德；为获得 ES 细胞而杀死人胚胎是否道德；即使是来自自发或事故流产胚胎的细胞亦是否恰当；如果允许从体外受精获得囊胚及人工流产获得胎儿组织是否会引起人流的泛滥；将人胚胎细胞嵌入家畜胚胎中来获得移植用人体器官是否道德，等等。因此，此项研究，许多国家正在积极而审慎地进行。

(四) 受体选择的伦理学问题

受体选择伦理学的根本问题是病人的选择及医药资源的微观分配问题。包括：谁有资格享受这种昂贵的器官移植；选择接受器官移植者的标准是什么；器官移植后病人身体恢复的程度能否与花费的代价相当；移植受体的选择是否要考虑医学心理、社会和经济因素，等等。

伦理学家们认为，一般应从医学标准、社会价值、个人及社会应付能力以及医学发展的科研需要进行综合判断。受体选择受功利主义和人道主义两种思想的制约。从功利主义的观点分析，病例的选择原则应着眼于科学发展及手术成功的远景因素，如同一器官移植给一个年轻人比移植给一个老年人，无论是从成功的相对因素、预期寿命因素，还是将来贡献潜力来讲都大得多，道德上也无可非议。若从人道主义观点分析，只能由医学观点来选择移植对象，用非医学因素挑选手术对象不符合平等原则。我们的态度应该是动机与效果的统一，承认功利、绝对平等行不通，不反对一般人道主义。

医学标准，即移植的适应症与禁忌症。医学标准是对病人能否获得成功治疗的估价。主要应考虑以下几点：(1)原发疾病。一般说来，身体各个器官病变引起功能衰竭后均可进行器官移植，但要考虑到原发疾病，如果是全身因素引起的该器官功能衰竭就应慎重采用移植术。(2)受者健康状况及并发症。除需移植有病变的器官外，其他脏器功能要求良好。(3)年龄一般在 15~45 岁，4 岁以下，65 岁以上应列为相对禁忌症。(4)免疫相容性选择。一般要求 ABO 血型相同和相配合，HLA 配型位点相配较多，交叉配合及淋巴毒试验为阴性。随着医学的发展，医学标准会随之变化。

社会标准，是指在有器官移植适应症的病人中选择谁作移植，谁先作移植。由于器官来源极其紧缺，器官分配只能相对公平，因此产生了可供选择的社会标准参考项目：(1)社会价值；(2)在家庭的地位及作用；(3)经济支付能力；(4)受者病情需要的紧迫程度；(5)受者行为方式与疾病的关系。上述标准按何次序排列，取决于一个国家和地区通行的社会规范和价值观念，但基本的原则是先考虑医学标准，再考虑社会标准。受体的选择除遵守上述标准外，还应遵循必要的伦理原则。第一是效用。效用是代价—收益；风险—收益的比较。在进行某一例器官移植时，经权衡比较，当收益大于代价和风险时才是有意义的。其比较参照因素就是供者的"失"与患者的"得"。所以，在选择受体时，第一是受者移植后的生存质量、生活前景、康复潜能、余年寿命；而不仅仅是他的适应症、社会地位、经济条件等。第二是公平，社会标准体现了一定的公平性，但不是全部。为了使受体选择尽可能公平，必要的参照条件是需要的。如病人的自我愿望、心理承受能力、社会支持度、经济条件、对社会的意义等。美国伦理委员会就曾制定过一个指导卫生资源公平分配的原则，大致是：回顾性原则，即照顾病人过去对社会的贡献；前瞻性原则，即考虑病人对未来社会的作用；家庭角色原则，即在家庭中的地位；科研价值原则，即有科研价值者优先于一般病人。此外，一些移植组织采用了广为人知的中性原则，即排队原则。第三是对患者的忠诚。器官的分配在实践中是个体化的，几乎不可能设计出适用一切病人或包揽一切的原则。比如当一个等候长时间的终末期肾病患者和一个外伤致肾毁伤的病人同时需要做肾移植时，究竟先选择谁？这就需要医生根据自己的判断进行选择。医生在做出此类价值判断时唯一信守的是对病人忠诚的原则，坚持从预后的效果去考虑，排除一切可能的干扰，包括来自上司的、金钱的、亲情的干扰。

三、器官移植相关法律法规及伦理原则概述

(一) 国际上器官移植相关法律法规及伦理原则

1968 年美国统一州法律全国督察会议起草并通过了自愿捐献器官的《统一组织器官捐献法》。该法规定：(1)任何超过 18 周岁的正常人可以捐献他身体的全部或一部分用于教学、研究、治疗或移植的目的。个人对自己的解剖授予权可以以遗嘱和证书形式体现。以证书形式捐献器官的，要填写"志愿供者卡片"，由捐献者本人和两个证人在证书上签字，上面记载"如果我万一死去，身体的器官均可以捐献"。(2)如果个人在死前未做出捐献的明确表示，死者的近亲属有权做出捐献表示，除非已知死者生前反对捐献。(3)如果个人已经做出捐献的表示，不能被亲属取消。1976 年 11 月，法国颁布的《器官移植法令》规定："为了医学或科学的目的，一个人在活着的时候没有表示出他死后

反对移植其器官的，才能进行移植。"

1984 年 9 月，美国国会通过了《全国器官移植法》，这是一项具有历史意义的明确禁止人体器官买卖用于移植的法案。该法案认为，销售人体器官可能会导致对穷人的剥削，一贫如洗的人们可能会为了交付抵押金或为了孩子们能吃饭而出卖自己的器官，还可能会导致器官品质方面的问题。该法案还规定，那些参与买卖人体器官的人，将被处以 5 年监禁和 5 万美元罚款。

1986 年国际移植学会围绕器官资源分配问题，发布了以下基本准则：所捐献的器官必须尽可能予以最佳利用；应根据医学与免疫学的标准，将器官给予最适合移植的病人；决不能浪费可供使用的器官，应成立区域性或全国性的器官分配网，做公平合适的分配；分配器官必须经由国家或地区的器官分配网安排；分配器官的优先顺序不能受政治、机构或某团体偏爱的影响；参与器官移植的外科与内科医生不应在本地、本国或国际上从事宣传；从事移植的外科医生或其他小组成员不可以直接或间接地从事牵涉买卖器官或任何使自己或所属医院获益的行为。

1991 年，印度制定了一项于 1995 年 2 月开始实施的禁止出售活人器官的法律。一方面，这项法律鼓励人们出于爱心自愿捐献器官，以挽救需要移植器官的病人的生命，为此，这项法律将脑死亡概念写了进去，并允许外科医生摘取脑死亡者的器官供移植之用，但是医院从事器官移植手术必须先向政府登记。另一方面，这项法律又规定出售活人器官者，将被罚款 2 万卢比，并且可被判处 3~7 年徒刑。

1992 年，荷兰政府作出决定，为了保障人体器官移植正常进行，并对患者的生命健康负责，严禁一切人体器官的私下交易。西班牙、巴西、新加坡等国的相关法律规定，除非本人在生前明确表示不愿捐献自己的器官（在身份证上注明），否则所有人都应被视为人体器官自愿捐献者，在其死后，医生有权摘取其器官供移植用。

2000 年，美国政府特别制定了《异种器官移植的准则草案》，主要内容包括：(1) 对异种器官移植的临床计划，要求移植工作者应包括例如外科、传染科医生、兽医、移植免疫学家、感染控制专家以及临床微生物学家等。(2) 对于动物来源，要求动物应该取自经过筛选、检查、封闭的、特性良好的牧群或群落，尽可能没有传染因子。(3) 对于临床问题，要求应该通过临床和实验室检查监测异种器官移植接受者的健康状况。(4) 对于公共卫生需要，建议进行全国性登记以提供评估长期安全性以及有助于流行病学的调查。

(二)我国《人体器官移植条例》的相关规定

2007 年，国务院制定并通过了《人体器官移植条例》，这是我国首部人体器官移植的行政法规，为推动我国人体器官移植的规范性发展，保证医疗质量，维护我国人民健康，维护公民的合法权益，具有重要的实践意义。

该条例的主要内容有：

(1)任何组织或者个人不得以任何形式买卖人体器官，不得从事与买卖人体器官有关的活动。

(2)人体器官捐献应当遵循自愿、无偿的原则。公民享有捐献或者不捐献其人体器官的权利；任何组织或者个人不得强迫、欺骗或者利诱他人捐献人体器官。

(3)捐献人体器官的公民应当具有完全民事行为能力。公民捐献其人体器官应当有书面形式的捐献意愿，对已经表示捐献其人体器官的意愿，有权予以撤销。公民生前表示不同意捐献其人体器官的，任何组织或者个人不得捐献、摘取该公民的人体器官；公民生前未表示不同意捐献其人体器官的，该公民死亡后，其配偶、成年子女、父母可以以书面形式共同表示同意捐献该公民人体器官的意愿。

(4)任何组织或者个人不得摘取未满 18 周岁公民的活体器官用于移植。

(5)活体器官的接受人限于活体器官捐献人的配偶、直系血亲或者三代以内旁系血亲，或者有证据证明与活体器官捐献人存在因帮扶等形成亲情关系的人员。

(6)医疗机构从事人体器官移植，应当依照《医疗机构管理条例》的规定，向所在地省、自治区、直辖市人民政府卫生主管部门申请办理人体器官移植诊疗科目登记。

(7)在摘取活体器官前或者尸体器官捐献人死亡前，负责人体器官移植的执业医师应当向所在医疗机构的人体器官移植技术临床应用与伦理委员会提出摘取人体器官审查申请。人体器官移植技术临床应用与伦理委员会不同意摘取人体器官的，医疗机构不得做出摘取人体器官的决定，医务人员不得摘取人体器官。

(8)摘取尸体器官，应当在依法判定尸体器官捐献人死亡后进行。从事人体器官移植的医务人员不得参与捐献人的死亡判定。

(9)从事人体器官移植的医疗机构及其医务人员应当尊重死者的尊严；对摘取器官完毕的尸体，应当进行符合伦理原则的医学处理，除用于移植的器官以外，应当恢复尸体原貌。

（10）从事人体器官移植的医务人员应当对人体器官捐献人、接受人和申请人体器官移植手术的患者的个人资料保密。

（三）我国人体器官移植应遵循的伦理原则

器官移植涉及器官的供体与受体的生命健康与利益，涉及复杂的医患关系，涉及公共卫生资源的分配与利用，涉及法律以及保险公司利益等社会利益，因此，这一复杂的高新技术医疗活动，实践中迫切需要相应的伦理原则来引导其合理发展。我国器官移植应遵循的主要伦理原则分述如下。

（1）自主原则。自主原则是现代医学伦理学的一条基本原则，在器官移植中也适应，也应该遵循。这里的自主包括捐献器官者（捐献者、供体）与接受器官者（患者、受体）双方的自主。自主即自己作主，自己主张。一般而言，应由供体、受体本人自主，他人不能代替主张。患者（受体）是未成年人的，按照有关法律规定，可由其监护人、法定代理人作主；捐献者（供体）捐献器官，只能由本人作主。活体捐献者必须是身体健康的成年人。妇女怀孕期间不能捐献器官。对未成年人是否可以活体捐献器官，目前存在很大的伦理、法律争论，我国 2007 年制定的《器官移植条例》明确规定，禁止 18 周岁以下的未成年人的活体器官捐献。

（2）知情同意原则。知情同意包括捐献者与患者的知情同意两个方面。医生必须向器官捐献者（活体捐献）提供有关因器官捐献可能给身体健康造成损害的知识或信息，即器官捐献的潜在风险。在美国，提供活体肾脏移植中，有 0.03% 的捐献者在摘取肾脏后发生死亡，有 0.23% 摘肾后出现威胁生命的严重并发症。捐献者有权了解器官移植的可行性，受体（患者）是否还有其他能替代器官移植的、可供选择的治疗方案，器官移植是否在万不得已的情况下的选择。应该确保捐献者是在完全自愿的前提下进行，不能向捐献者施加任何或明或暗的压力，例如，在活体捐献中，亲属间不应该进行开导与劝慰，进行情感动员；媒体也不应以弘扬传统伦理道德为由，或者以呼救的方式，引导亲属捐献器官。不要催促捐献者，要给予捐献者冷静思考的时间，以便捐献者有足够的时间理性地进行思考，要确保捐献者是在情感稳定的情况下自己作出的决定。捐献者有权撤回自己原先作出的决定。潜在的活体捐献者，如果不愿捐献自己的器官，医生不但不能强迫，而且还应该帮助其找到合适的医学借口，使其体面地拒绝捐献。对功能性文盲者，如语言不通、对捐献自己器官的利害关系无法作出判断者，器官移植部门要向他们提供可靠的翻译，使捐献者能充分表达自己的"犹豫、关心以及不愿(便)与家人讨论"的健康问题，以确保捐献者知情。患者也应充分了解器官移植的成功可能性、可能遭受的痛苦或失败、并发症、医疗费用等。由于器官移植费用通常很高，患者要面对生命与经济上的巨大风险，医生需要了解、体谅病人及其家属在决定进行移植前的复杂心情，对试验性的手术，患者的知情同意显得尤为必要。

(3)公益公正原则。公益公正是现代社会的一个基本要求。美国著名政治哲学家、伦理学家罗尔斯在其名著《正义论》中认为："所有的社会价值——自由和机会、收入和财富、自尊的基础——都要平等地分配，除非对其中的一种价值或所有价值的一种不平等分配合乎每个人的利益"[①]。器官移植医疗实践中，我们同样面临公益公正的伦理学问题。

第一，器官移植的医疗费用如何解决才是公益公正的。一般而论，每个社会成员都应平等地享有利用公共资源医治疾病的权利。但现代社会公共医疗资源(如财政拨款费用)有限，随着医药费用上涨，公共医疗费用日趋紧张，而器官移植费用又很高，如果器官移植占用了大量公共开支，必然影响其他社会成员医治急需医治的疾病，影响全社会的疾病预防。因此，越是医疗资源短缺的国家，越是不得不让患者更多地承担器官移植的费用，否则，对其他社会成员就显得不公正。器官移植的医疗费用如何解决才是公益公正的，是国家医疗卫生政策与制度的范畴，这实质涉及一个国家社会制度伦理问题，涉及社会制度公正的理念。就我国目前现状来看，国家还不可能承担主要(大部分)费用，个人还必须承担主要(大部分)费用，因此，发展社会组织、慈善机构多方支持系统，就显得十分必要。

第二，稀缺器官如何分配才是公益公正的。稀缺器官如何分配才是公益公正的，是从事器官移植工作的医生和医院管理工作者经常面临的、倍感压力的问题。多个患者等待移植，但可供移植的器官只有一个，应该给予谁呢？往往选定了某个患者，就意味着其他患者很可能在等待中绝望地死去，从这个意义上说，医生对患者选择的过程就是决定谁的生死过程。因此，程序正义就显得十分重要，在这里，公益公正就转化为程序正义。目前，国际上比较普遍的做法是：首先，考虑的是医学标准，等待器官移植的患者的适应症与禁忌症。即使多个患者已签署了知情同意书(文件)希望进行器官移植，我们也不能仅仅依据先来后到(登记次序)的时间顺序来安排器官移植，我们首先应进行医学技术方面的考量与评价。在器官移植时要排除有禁忌症的患者，优先考虑病情

---

① 罗尔斯. 正义论[M]. 北京：中国社会科学出版社，1997：58.

严重者，考虑在组织配型时发生免疫排斥少的患者，所有这些考量，不会引起太大的争议。其次，在医学标准衡量之后，是生命质量方面的考量，我们一般应选择生命质量较高的患者作移植，例如，三个患者要求肾移植，年龄分别是20岁、30岁、40岁，病情紧迫程度类似，我们一般应优先20岁患者，因为其生命质量是最高的，这就是生命质量论的体现与要求。再次，影响愈后的生理、心理条件和自我调适能力，应是考虑谁先移植的重要条件。例如，在其他条件相同时，一个不吸烟、不酗酒、不吸毒的患者就应该优先于有吸毒等不良行为的患者。最后，患者对其家庭的价值也是考量的重要因素。例如，一个有年幼子女需要哺养的年轻女性很可能比一个独身的年长些的妇女得到优先考虑，这实质是生命价值论的要求和体现。

第三，代价-效益比较原则。代价-效益比较原则，也可以看做经济学方面的考量。人类总是努力遵循最小代价、最大效益的原则行事，器官移植医疗实践中，我们也应遵循这个原则，因为这样最有利于人的生命。供者、受者的利益必须超过活体器官捐献和移植的风险，供者捐献的器官不能用于临床上已没有希望的患者，或者，由于患者年龄较大，即使移植成功，其发生于供体的风险明显大于患者获得的利益，则也不宜开展移植。例如，一个70岁的患者需要脾脏移植，他40岁的儿子自愿捐献一部分脾脏，我们则应该特别慎重，一般不宜主张。因为这对患者的儿子来说，风险太大，而70岁的父亲已是高龄了，代价-效益比较不相称，一般主张放弃，虽然其儿子的孝心感人，道德价值值得肯定，但我们医务工作者应理性选择，而不能感情用事。

【本章推荐阅读】

[1]郑文清，周宏菊主编．现代医学伦理学概论[M]．武汉：武汉大学出版社，2017.

[2]艾伦·D. 柯克，斯图尔特·J. 科茨特尔主编．器官移植学(上下卷)[M]．朱继业，徐骁，李照，主译．天津科技翻译出版有限公司，2020.

[3]陈孝平．器官移植临床指南(第3版)[M]．北京：科学出版社，2013.

[4]刘俊荣．人文视野中的医学[M]．北京：中国文史出版社，2014.

[5]唐秀华．医学伦理学案例教程[M]．兰州：兰州大学出版社，2019.

[6]陈飈．医学伦理学案例与实训教程[M]．杭州：浙江大学出版社，2019.

[7]刘永锋，郑树森．器官移植学[M]．北京：人民卫生出版社，2014.

【本章思考与练习】

1. 器官移植价值问题的实质是什么？你是如何理解的？
2. 胎儿供体应遵循的伦理原则是什么？
3. 人类胚胎的伦理学争论是什么？
4. 异种器官供体存在的伦理学争论是什么？
5. 受体选择的医学标准与社会标准是什么？
6. 我国人体器官移植条例的主要内容是什么？
7. 我国人体器官移植应遵循的伦理学原则是什么？

【本章延伸阅读】

中国人体器官分配与共享计算机系统

当生命不能维持，将生命延续给他人，这是人世间最高的善举。当前全世界都在推进脑心死亡器官捐献活动，而 ICU 医生发现潜在器官捐献者，应通知哪个人体器官获取组织（Organ Procurement Organizations，OPO）。中国人体器官分配与共享计算机系统 COTRS（China Organ Transplant Response System）则保障了这一工作的公平性。

2013 年 9 月 1 日，国家卫生计生委试行《人体捐献器官获取与分配管理规定（试行）》（下称《规定》）。该《规定》要求：省级卫生行政部门必须在国家卫生计生委的统一领导下，成立一个或多个 OPO，各 OPO 只负责其划定区域内的捐献器官获取工作。

中国人体器官分配与共享计算机系统在所有移植医院强制实施。这与之前各地的操作方法有很大差异。之前，在获得国家卫生计生委移植资质的 164 所医院中，各家医院均设立了相应的 OPO。但各 OPO 并未清晰划分服务范围。而此次按区域划分各 OPO 的服务范围，以及将 OPO 与移植医院剥离，无疑将成为中国 OPO 迈向独立与规范的第一步。同时，《规定》中还提到，OPO 必须组建具备专门技术和资质的人体器官捐献协调员队伍，并规定了其职责。其内容包括器官获取前的宣教与识别、器官获取中的辅助评估与维护、器官获取后的转运及监督，几乎涵盖了器官获取的全过程。

该系统严格遵循器官分配政策，以技术手段最大限度地排除人为干预，以患者病情紧急度和供受者匹配程度等国际公认的客观医学指标对患者进行排序，由计算机自动分配器官。这套系统受到国际社会的高度关注和赞扬，世界卫生组织（WHO）公开表示，这个系统摒除了人为干预，以患者医疗状况紧急程度和器官匹配程度等病人的医学需求作为器官分配的唯一准则；是确保器官捐献移植透明、公正和可溯源性的根本措施，也为公众对器官捐献的信任奠定了基础。

第九章　基因工程中的伦理

【本章学习目标】

通过学习本章内容，了解人类基因组计划，基因知识产权。熟悉人类基因组计划研究引发的伦理争论、基因治疗的伦理争论和胚胎干细胞研究的伦理争论，奠定良好的医学职业素养和伦理精神。

【本章学习要点】

◆ 人类基因组计划

◆ 人类基因组计划研究引发的伦理争论

◆ 基因治疗的伦理争论

◆ 胚胎干细胞研究的伦理争论

◆ 基因知识产权

20 世纪 70 年代初 DNA 体外重组技术——基因技术的出现，将传统的生物学技术引向了高技术之路。从此，我们面临的世纪是一个生物世纪，或更准确地说，是生物技术世纪、基因世纪。基因工程技术的出现，使遗传学从宏观的水平进入到基因大分子水平，为科学家揭示生命的本质和运动规律提供了强有力的手段和方法。基因工程技术从诞生之日起，就已超出了科技领域，对整个世界的社会观念、法律体系与伦理道德等的冲击也是显著的。可以说，基因技术从诞生之日起，就引起了人们的伦理道德担忧，也对此提出了一系列伦理道德问题。

一、基因工程概述

基因工程是生物工程的一个重要分支，它和酶工程、蛋白质工程、细胞工程、微生物工程共同组成生物工程。所谓基因工程(gene engineering)又称基因克隆、遗传工程或重组 DNA 技术，是指人们利用分子生物学的技术手段，对基因进行操纵或改造，从而使生物体的遗传性发生定向变异，获得人们所需的性状。在基因工程中，人们可以按照自己的意愿、需要，把这种生物的"基因"和那种生物的"基因"，重新"施工""组装"成新的基因组合，创造出新的生物。这说明人类对基因的认识，已经从理论上的研究发展到了可以主动从分子水平上去干预生物的遗传特性。

基因工程的出现不是偶然的。首先，现实社会实践的需要是基因工程产生的强大动力。世界上的客观事物种类万千，但并不是任何事物都同时或同等重要地成为人们关注和认识的对象。例如，地球上的生物品种难以数计，而首先成为人们认识对象的还是与农业、畜牧业有关的为数不多的动植物。天空繁星密布，而首先成为人们研究对象的是那些与确定季节有关的星体。因此科学总是围绕人类实践的需要这个中心形成和发展的。正如恩格斯说的：社会一旦有技术上的需要，则这种需要就会比十所大学更能把科学推向前进。这个观点对现代科学的发展仍然适用。当今社会，人类认识世界、改造世界的能力显著提高，物质财富、精神财富越来越丰富，然而，不可否认的是，还有许多问题仍然困扰着人们的身心健康，严重影响着人们的生活质量，诸如癌症、艾滋病、各种遗传性疾病等对人们的身心健康构成极大的威胁，无情地夺走了许多人的宝贵生命。面对着这样的社会实际，科学家们本着一种对人类负责的高尚情操以及自身对科学的热爱和献身精神，苦苦探求各种可能的手段和途径，试图给出问题的答案，这种客观需要就成为基因工程诞生的根本动力。

其次，现代科学技术是基因工程产生的推进器。一段时间内，基因工程仅限于理论研究，而不能真正付诸实施，究其原因是科研工作者们苦于不能得到优质高效的酶，对于庞大的双链 DNA 分子，仍束手无策。后来由于 DNA 合成仪、DNA 测序仪、高精光学仪器、超速离心仪的使用为实施基因工程提供了先进的工具和手段，大大地提高了科研工作者的认识能力和实验能力，基因工程的具体实施呼之欲出。1970 年 Hopkins 大学的 Kell、Smith、Wilcox 等人从流感嗜血杆菌中分离并纯化了第一个 II 型酶，使 DNA 分子的切割成为可能，为基因工程的诞生奠定了基础。1972 年 Boyer 实验室又发现了名为 EcoRI 的核酸内切酶，这种酶遇到 GAATTC 序列，就会将双链 DNA 分子切开形成 DNA 片段。工具酶的出现，使基因工程的产生成为可能。

最后，分子遗传学是基因工程产生的理论基础。分子遗传学是在分子水平上研究生物遗传和变异机制的遗传学分支学科，主要研究基因的结构、组织和化学性质，遗传信息的储存、复制和传递方法，以及基因突变和调控的机制。

分子遗传学为基因工程的产生提供了理论先导,为人们调控基因提供了正确的方向和方法,提高了人们的自觉性,避免了盲目性。

二、人类基因组计划及其伦理争论

(一)人类基因组计划

基因(genome)也叫遗传因子,是生命遗传的基本单位,由 30 亿个碱基对组成的人类基因组,是产生一条多肽链或功能 RNA 所必需的全部核苷酸序列。基因组是指单倍性细胞(精子、卵子)中所含的全部遗传信息,它是维持细胞生存所需要的最低限度的遗传信息,它的基本组成是 DNA。

人类基因组计划(Human Genome Project,HGP),是 1986 年诺贝尔奖获得者里内托·杜贝克(Dulbeccor)发起的。杜贝科在《科学》杂志上发表了题为《癌症研究的转折点:人类基因组测序》的文章。该文章认为基因组测序工作对于认识人的神经系统,人的生理、病理、发育以及其他严重疾病如癌症等具有重大意义,而且认为这样大而复杂的项目必须通过国与国之间的广泛协作、交流方能完成。由于杜贝克的真知灼见,他的倡议立即得到有识之士的赞同和美国有关部门的大力支持。人类基因组计划主要由美国、英国、法国、德国、日本、中国 6 国和丹麦、俄罗斯、韩国、意大利等国参加的世界性的伟大工程。人类基因组计划从 1990 年开始实施。在对 30 亿对碱基的测定上,美国、英国、日本、法国、德国、中国等国科学家根据本国的财力、物力和人力各自承担了 54%、33%、7%、2.8%、2.2%、1%的基因测序任务。人类基因组测序,测的是从 1 号到 22 号常染色体和 X、Y 两条性染色体上的碱基序列,然后确定染色体上的基因位置。

中国科学家作为唯一的发展中国家于 1999 年才正式参与人类基因组计划的研究,他们承担人类第 3 号染色体上 3000 万对碱基测序,凭借着中国人特有的勤奋、毅力和智慧,他们完整地掌握了测序技术,出色地完成了测序任务。2000 年 6 月,被喻为"生命天书"的人类基因组草图已经完成,它覆盖了人类染色体 90%以上的区域,准确率为 99%。2003 年 4 月,美国联邦国家人类基因组研究项目负责人弗朗西斯·科林斯(Francis Collins)博士宣布,人类基因组计划的所有目标全部实现,人类基因组序列图绘制成功,它的覆盖率为99%,准确率达 99.999%。该计划完成之后,"国际单体型图计划"提上了议事日程,科学家们将以欧、亚、非裔为研究对象,建立人类基因组单体型图,中国科学家承担"中华人类基因组单体型图计划"的绘制工作，其工作量为该计划的 10%。① 人类基因组计划与阿波罗登月计划、曼哈顿原子弹计划并列为人类历史上的三大计划。它的拨款虽然比阿波罗登月计划、曼哈顿原子弹计划少，但它对人类未来的影响要比它们大得多。它为人类认识和了解生命的起源、疾病的产生机制、种间和个体间存在差异的起因以及长寿和衰老等生命现象提供了依据和解决方法，在人类揭示生命奥秘、认识自我的征途上迈出了重要的一步。

(二) 人类基因组计划研究引发的伦理争论

人类基因组图的破译，使人类对自身生命过程的干预和控制成为可能，与此同时也对人的尊严和价值构成极大的冲击和挑战，它犹如一把双刃剑，给人们带来福祉的同时又打开了一个"潘多拉盒子"，会引发许多伦理争论。

1. 基因隐私权及基因歧视问题

隐私权是人的基本权利之一。所谓隐私权是指公民依法享有的不愿公开或不愿让他人知道的不危害社会的个人秘密的权利，具体包括个人的私生活、个人日记、储蓄财产状况、生活习惯以及通信秘密，个人生理上的缺陷和心理活动等。

有关基因隐私问题往往成为基因组研究中伦理争论的焦点。例如，美国《时代周刊》与美国有线新闻网的民意测验中，应答者大多明确表示出了对人类基因组计划进展的忧虑，其中最担心的问题就是隐藏在基因组中的秘密被公开化，从而很可能带来一系列不利的后果。

人类基因组研究的一个直接结果是，每个人都能利用自己的一滴血或一根头发很方便地得到自己的基因图谱。这种能够反映一个生命的全部奥秘与隐私的基因图谱正在改变着我们通常所说的"隐私权"的含义，这种基因隐私由谁拥有，是本人还是父母？还是专门人员如医师？这都涉及基因隐私权的定义、公众对它的理解与保护。

一方面通过这张"基因身份证"人们可以了解自己的健康状况以采取最优的防治方法；另一方面，隐藏在基因中的秘密一旦被公开化，人就变成了透明人，那些携有某种遗传性疾病的基因以及有缺陷基因的人，在就业、教育、婚姻、保险等方面有可能会受到不公正待遇，遭受新的社会歧视风潮——基因

---

① 高崇明，张爱琴著. 生物伦理学十五讲[M]. 北京：北京大学出版社，2004：22.

歧视。

美国"经济趋势基金会"的雷夫金曾说:"就像过去年代里我们与社会、种族和妇女权利等种种问题奋争一样,我们将会面临一场新的战争,那就是基因歧视。"用人单位不愿意接纳有基因缺陷的毕业生;高等学校要建立所谓的"智力基因库"来筛选入学者;保险公司为了自己的利益最大化而不愿意接纳有基因缺陷者的健康保险。恋人若获知对方有基因缺陷而望而却步;由此会给这个有基因缺陷的特殊群体造成沉重的心理负担和精神压力,一旦这种压力和负担超越了他们能承受的范围,他们可能会走上自我毁灭或危害社会之路。鉴于可能出现的此种状况,人类基因的研究和应用,应尽可能避免对治疗者、受试者以及研究对象造成心理上和精神上的伤害。

2. 基因多样性问题

人类基因组多样性是保持人类力量与生存能力的主要原因之一。从进化论的角度来看,当今地球上的物种是生物界长期发展进化的产物,现在能生存发展下来的物种(包括人)的基因都是最优的(否则就被自然界淘汰了)。基因测试的进展将对人类提出重大挑战,最大的危险源于基因科学家会消除他们认为所有"不好的"或"有缺陷的"基因(从而达到治疗疾病的目的)。其实,人类所有的基因以及等位基因,没有"好基因"与"坏基因"的区别,人类基因组也不存在所谓的"正常基因组"和"疾病基因组"的明显差异。导致某种疾病的等位基因,在一定的条件下确实是某些遗传性疾病的病因,但我们也应该认识到,人类基因组在进化的过程中会发生突变,就整个人类而言也是有意义的。如镰刀状细胞贫血症,现在已知它的杂合子对疟疾有一定的抗性。人类基因表现出来的多样性,是人类作为群体适应环境的结果,是人类赖以生存和发展的保证。随着人类基因组计划研究的不断深入,人们不得不提出疑问:基因科学家对人类基因及基因组的人为技术操纵,其价值标准是什么?对人类个体及人类整体现在与将来影响的意义如何?

人类基因组破译后,人们可以自主改变受精卵或生殖细胞的基因结构设计后代。像服装师设计服饰、工程师设计机器一样,设计的范围包括人的身高、体重、爱好、特长、性别、容貌、性格等,其后果是人类将失去人的个性特征,像一般商品一样只有少数几个或几十个型号和规格,只存在帅哥、靓姐而没有多姿多彩的外貌特征变化。而且更有甚者,这个世界将失去生物学多样性和基因组多样性,人类将会因此而逐步退化,这将是一件很可悲的事情。

美国生物学家普林马克(R. B. Primack)在其著作《保护生物学概论》中指

出："世界物种的多样性可比作一部如何使地球更有效地运转的指南手册，一个物种的消失就像从手册中撕掉了一页。如果我们一旦需要从地球指南手册上的这一页上获取信息来拯救我们自己或地球上的其他物种的话，那我们就太不幸了。"因此，保护生物多样性和基因多样性就是保护人类自己，现代人不应该完全按照自己的意愿人为地去破坏和侵害这种多样性。人类社会的进步和发展需要有不同才能、不同专长、不同性格和行为特征的人群存在。

3. 基因武器问题

基因武器就是运用基因工程技术，在一些致病细菌或病毒中接入能对抗普通疫苗或药物的基因，产生具有显著抗药性的致病菌；或者在本来不会致病的微生物体内接入致病基因，制造出新的生物制剂；或者通过破译某一民族或种族的特异性和易感性基因，找出它在遗传方面的弱点加以攻击。

基因武器具有以下两个方面的突出特征：第一，隐蔽性强。与普通生物武器相比，基因武器更难以使人觉察，而这恰好符合宣战国的要求和愿望。第二，基因武器的威力巨大而成本低廉。有人估算过，用 5000 万美元建造的基因武器库的杀伤力远远超过花 50 亿美元建造的核武器库。无法回避的事实是基因武器隐蔽性强、威力巨大而成本相对低廉的特征正吸引一些军事大国利用基因组计划的成果研制基因武器。据披露，美国、英国、以色列等国已经或正在研制基因武器。有关专家提醒，要铸造维护本国和本民族生存安全的基因盾牌，要警惕某些国家将基因技术用于灭绝种族的做法。

三、基因治疗的伦理争论

目前世界上的遗传性疾病有几千种，而所谓遗传病是指生殖细胞或受精卵中遗传物质在结构和功能上发生改变而引起的疾病。对于许多遗传性疾病，如恶性肿瘤、血友病、类风湿、艾滋病等，传统的治疗方法无能为力，在这种情况下，基因治疗应运而生。基因治疗(gene therapy)是指将人的正常基因或有治疗作用的基因通过一定方式导入人体靶细胞以纠正基因的缺陷或者发挥治疗作用，从而达到治疗疾病目的的生物医学高技术，是基因工程的最重要的应用，也是一种现代实验医疗技术。基因疗法包括人体基因治疗、生殖系基因治疗、增强基因工程和优生基因工程。人体基因治疗(体细胞基因治疗)、生殖系基因治疗(生殖细胞基因治疗)主要用于治疗遗传性疾病，增强基因工程和优生基因工程主要用于改变个体的性状，如高矮、胖瘦、性格、智力等。常规的诊疗方法是利用药物的功效，而基因治疗则是利用基因的特征，通过基因水平的操作，纠正在结构和机能上存在缺陷的基因，以治疗疾病或缓解疾病。

生殖细胞基因治疗是指用性细胞（精子或卵子）或者早期胚胎细胞作为重组基因的靶细胞。由于难度很大而且涉及伦理、社会学等诸多问题，无论是科学家还是普通人群都一致反对生殖细胞基因治疗，因此这里一直是个禁区，尚无人涉足。这样，当前开展的基因治疗仅限于体细胞基因治疗。

体细胞治疗方法主要有两种：体内法基因治疗和体外法基因治疗。体内法基因治疗是指直接向体内注射基因，而体外法基因治疗则是在体外通过载体将目的基因转入靶细胞。基因治疗就像给基因做了一次手术，治病治根，所以有人把它形容为"分子外科"。基因治疗作为人类治疗疾病的新方法，为目前还不能治愈的疑难病症提供了新途径和新思路，为人类攻克"不治之症"以及预测、预防疾病将做出巨大贡献。然而，基因治疗作为一种全新的和正处于发展中的基因工程技术，不可避免地存在着伦理争论。

（一）基因治疗目的的伦理争论

用基因治疗来解决人类重大疾病还是用来改进人类特征（如身高、肤色、容貌）？这是基因治疗中争议最大的伦理问题。体细胞基因治疗只涉及个体本身，而生殖细胞的基因治疗，由于基因被植入到精子、卵细胞或胚胎细胞，不仅涉及个体本身，还会影响到下一代，影响到人的遗传物质，这就提出了基因治疗目的的伦理争论。基因治疗的目的到底是什么？是治疗疾病还是改进人种？我们主张基因治疗技术的最终目的是预防与治疗疾病，而不能用来改良人种。因此，非医学意义上的基因增强或基因治疗应当禁止。

（二）基因治疗的安全性问题

一方面，基因治疗的安全性是生命伦理学关注的重要问题。现有的临床试验方案大多数采用逆转录病毒载体接介导的基因转移系统，该系统基因转移率高，而且转移的基因能整合到细胞基因组中稳定存在。但该方法需要将逆转录病毒载体基因转移到含病毒结构基因的病毒辅助细胞中，由于载体与辅助细胞中的病毒序列同源重组可能产生概率极低的有复制能力的野生型逆转录病毒，这关系到基因治疗的安全和成败。

另一方面，基因治疗还没有发展到定点整合、置换缺陷或有害基因的阶段，治疗基因在基因组中随机整合，有可能激活原癌基因或消灭抑癌基因，从而引起细胞的恶性改变。体细胞基因治疗中外源基因在靶细胞中的高效转入、长期表达、特异性表达等安全问题也还远未真正解决。

有人担心，基因治疗是在人体细胞内附加正常基因，而有缺陷的基因仍存在人的细胞中，并可传递给后代，这样以前可能被自然淘汰的基因留存下来了，长此下去就会增加人类基因库中有缺陷基因的数量，可能导致人类基因退化的危险。

因此，许多国家的卫生部门或科学研究机构对基因治疗的安全性作出了相应的政策或法律规定。例如，美国国立卫生研究院(NIH)重组 DNA 委员会及美国食品与药物管理局分别对基因治疗的安全性作了严格的规定。我国从开始这项研究以来，非常重视基因治疗的安全性问题，注意对此研究进行质量控制。

目前，我国同意体细胞基因治疗，反对生殖细胞基因治疗，卫生部在1993 年制定了《人的体细胞治疗和基因治疗临床研究质控要点》，强调对基因治疗的临床试验要在运用之前进行安全性论证、有效性评价与免疫学考虑，同时要注意估量社会伦理学的影响。

(三) 基因治疗的价值争论

基因治疗的价值实质是代价与收益的比较问题。目前的基因治疗需要花费大量的人力、物力、财力，虽然取得了一定的治疗效果，但有些疾病还是无法根治，有人对基因治疗的投资与效益的价值问题提出了异议。有人认为，基因治疗的高额费用，就像其他高新医学技术(如器官移植)一样，会造成未来医疗费用的猛增，从而成为带动未来社会医疗费用上涨的又一重要因素。

由于基因治疗费用昂贵，真正受益者将是少数富人，对于普通百姓而言，一般无法承受基因治疗的巨额医疗费用。因此有人认为，基因治疗是"富人的医学"。当然，也有人认为，基因治疗为遗传病等疑难杂病的治疗带来了希望，高昂代价只是初期的，一旦技术成熟与普及，就会作为一种便宜的治疗方法，这是可以得到伦理学辩护的。

医学伦理学家认为，目前，基因治疗的高额费用，与现代医学伦理学的"公益公正论"不相符合。基因治疗技术研究开发成功，往往是国家投入巨额科研经费的结果，但就目前的治疗实际效果看，投入与产出是不成比例的。在国外，得益者往往是中上阶层的人以及享有卫生医疗保险的人，人们不禁要问：花的是国家的科学研究经费，成果却只是被少数人(有钱人)享用，这样公平合理吗？与现代医学伦理学主张的基本理论"公益公正论"相符合吗？在有限的卫生资源条件下，甚至会影响其他更有效、实际上更需要的科学研究项目。

(四)"优生学"的担忧

人类体细胞基因治疗经过一个较长的激烈争论阶段，已为大多数人接受，同时也为生殖细胞基因治疗提供了许多经验教训，而体细胞基因治疗的某些缺陷使一些基因科学家转而求助于生殖细胞基因治疗。一般认为，体细胞基因治疗只涉及患者个体，而生殖细胞基因治疗则对人类未来产生深远影响。生殖细胞基因治疗实际上等于为"优生学"或"优生主义者"打开了方便之门。既然致病基因可以被去掉，那么那些能增强智力，提高智力水平的基因又为何不能添加进去呢？我们还可以按照自己的愿望添加老虎的快速奔跑基因培育出世界上跑得最快的超一流的运动员，从而可以获得大量的体育竞赛奖金，做到名利双收。

由于生殖细胞基因治疗可以通过基因干预来改变人的遗传物质，从而改变人自身，难免让人担忧这会不会导致纳粹"优生学"死灰复燃呢？如果技术条件允许，人们究竟有没有权利对未来人类的遗传特征进行人为的干预？因为任何一个人的遗传特征都归因于其父母遗传物质组合的偶然性，是自然随机配置的结果。如果我们通过基因技术对人的遗传基因进行人为的设计、控制，无疑破坏了自然进化的规律，也违背了伦理学上最基本的为任何人所拥有的自决权的原则。世界上大多数伦理学家认为这是对人的尊严与基本人权的严重挑战。国家、社会有权对生育进行干预吗？如何尊重个人的生育权利？如何对待残疾人的生存权利？种族平等、社会正义等社会伦理、政策问题也会不断出现。

四、胚胎干细胞研究的伦理争论

假设人患有糖尿病、严重的心力衰竭或其他疾病，如果从他身上任何部位取下一些体细胞，通过核移植技术，将其体细胞的细胞核显微注射至去核的人卵细胞中，这种包含与病人完全相同的遗传物质的杂合卵细胞在体外培养发育成囊胚，若将囊胚植入假孕妇女的子宫中，将会克隆出与提供体细胞的人基因相同的个体，即所谓的"克隆人"。但是如果从获得的囊胚中分离并扩增所谓的"人胚胎干细胞"(Human Embryo Stem Cell)，并体外诱导它们分化成胰岛细胞、神经元、心肌细胞等，将这些细胞移植至发病部位，则能够修复病人的组织或器官，从而使病人免受病魔的煎熬。由于移植细胞与病人的基因完全相同，不会产生通常器官移植中的免疫排斥反应，修复的组织或器官将良好地履行职责，无须使用免疫抑制剂。也许你会认为这是科幻小说，但这种情景也许在不远的将来会成为一种常规的治疗方法。而引发这场"医学革命"的关键技术——人胚胎干细胞技术已经出现，并将随着人胚胎干细胞研究的深入而逐步完善。

(一)什么是胚胎干细胞

胚胎干细胞是在人胚胎发育早期——囊胚(受精后 5~7 天)中未分化的细胞。囊胚含有约 140 个细胞，外表是一层扁平细胞，称滋养层，可发育成胚胎的支持组织如胎盘等。中心的腔称囊胚腔，腔内一侧的细胞群，称内细胞群，这些未分化的细胞可进一步分裂、分化，发育成个体。内细胞群在形成内、中、外三个胚层时开始分化。每个胚层将分别分化形成人体的各种组织和器官。如外胚层将分化为皮肤、眼睛和神经系统等；中胚层将形成骨骼、血液和肌肉等组织；内胚层将分化为肝、肺和肠等。由于内细胞群可以发育成完整的个体，因而这些细胞被认为具有全能性。当内细胞群在培养皿中培养时，我们称为胚胎干细胞。

(二)人胚胎干细胞研究潜在的巨大效益与技术挑战

如果科学家最终能够成功诱导和调控体外培养的胚胎干细胞正常的分化，这一技术将对基础研究和临床应用产生巨大的影响，有可能在以下领域发挥作用：体外研究人胚胎的发生发育，非正常发育(通过改变细胞系的靶基因)，新人类基因的发现，药物筛选和致畸实验，以及作为组织移植、细胞治疗和基因治疗的细胞源等。

人胚胎干细胞提供了在细胞和分子水平上研究人体发育过程中的极早期事件的良好材料和方法，这种研究不会引起与胚胎实验相关的伦理问题。采用基因芯片等技术，比较胚胎干细胞以及不同发育阶段的干细胞和分化细胞的基因转录和表达，可以确定胚胎发育及细胞分化的分子机制，发现新的人类基因。结合基因打靶技术，可发现不同基因在生命活动中的功能等。另一个令人关注的应用在于新药的发现及筛选。胚胎干细胞提供了新药的药理、药效、毒理及药代等研究的细胞水平的研究手段，大大减少了药物实验所需动物的数量。目前上述实验使用的细胞系或来自其他种属的细胞系，很多时候并不能真正代表正常的人体细胞对药物的反应。胚胎干细胞还可用来研究人类疾病的发生机制和发展过程，以便找到有效和持久的治疗方法。

胚胎干细胞最令人关注的潜在应用是用来修复甚至替换丧失功能的组织和

器官，因为它具有发育分化为所有类型组织细胞的能力。任何涉及丧失正常细胞的疾病都可以通过移植由胚胎干细胞分化而来的特异组织细胞来治疗，如用神经细胞治疗神经变性疾病(帕金森氏综合征、亨廷顿舞蹈症、阿尔茨海默氏病等)，用造血干细胞重建造血机能，用胰岛细胞治疗糖尿病，用心肌细胞修复坏死的心肌等。尤其是对于后两项，胚胎干细胞可能会有特别疗效，因为目前认为成年人的心脏与胰岛几乎没有干细胞，仅靠自身无法得到修复。

为了基因治疗与防止免疫排斥效应，还可以对胚胎干细胞的基因做某些修改。干细胞是基因治疗的较理想的靶细胞，因为它可以自我复制更新，治疗基因通过它带入人体中，能够持久地发挥作用，而不必担心像分化的细胞那样，在细胞更新中可能丢失治疗基因的结果。通过胚胎干细胞和基因治疗技术，可以矫正缺陷基因。例如，如果发现早期胚胎有某种基因缺陷而会患基因缺陷病如囊性纤维化——一种30岁以前便会致人死亡的疾病，可以收集部分或全部胚胎干细胞，通过基因工程技术将正常的基因替代干细胞中的缺陷基因，再将修复后的胚胎干细胞嵌入胚胎中，经过怀胎将会出生一个健康的婴儿。由于伦理和某些技术问题，现在还未开展此类实验。

改变胚胎干细胞的某些基因的另一目的是创建"万能供者细胞"，即破坏细胞中表达组织相容性复合物的基因；躲避受者免疫系统的监视，从而达到防止免疫排斥效应发生的目的。但这种方法需要破坏和改变细胞中许多基因，而且这种细胞发育成的组织和器官是否有生理缺陷如免疫能力降低还不得而知。

另一种克服移植免疫排斥的途径就是前面描述的结合克隆技术创建病人特异性的胚胎干细胞。用这种胚胎干细胞培养获得的细胞、组织或器官，其基因和细胞膜表面的主要组织相容性复合体与提供体细胞的病人完全一致，不会导致任何免疫排斥反应。如果这一设想能够变为现实，将是人类医学中一项划时代的成就，它将使器官培养工业化，解决供体器官来源不足的问题；器官供应专一化，提供病人特异性器官。人体中的任何器官和组织一旦出现故障，将像更换损坏的汽车零件一样可随意更换和修理。

但是要使以上设想变为现实，还需要对胚胎干细胞做深入研究，还需要解决很多技术难题，这些问题包括：(1)胚胎干细胞极易分化为其他细胞，如何维持体外扩增时不分化？虽然在防止体外培养时干细胞分化方面已取得了很大成绩，如在培养基中加入白血病抑制因子等可抑制干细胞分化，但仍需进一步研究干细胞的培养条件。(2)如何定向诱导干细胞分化？细胞分化是多种细胞因子相互作用引起细胞一系列复杂的生理生化反应的过程，因而要诱导产生某种特异类型的组织，需要了解各种因子在何时何地开始作用，以及何时何地停止作用。令人高兴的是，科学家相信只要将胚胎干细胞诱导分化为所需组织细胞的前体(祖细胞)，将祖细胞移植到适当的环境中就能够产生所需的组织，因为机体能够分泌所有指导细胞正确分化的因子。并且不必在体外形成结构精确的多细胞组织后再移植，只需要将已诱导的分散的胚胎细胞或细胞悬液注射到发病部位就可发挥作用，这些移植的细胞与周围细胞及胞外基质相互作用便可有机地整合至受体组织中。(3)由胚胎干细胞在体外发育成一完整的器官尤其是像心、肝、肾、肺等大型精细复杂的器官这一目标还需要技术上的突破。因为器官的形成是一个非常复杂的三维过程。很多器官是两个不同胚层的组织相互作用而形成的。例如，肺中的肌组织、血管和结缔组织来源于中胚层，而上皮组织源自内胚层。每个细胞要获得营养和排泄代谢废物，分化的组织中需要产生血管，组织血管化目前还处于起步研究阶段。退一步讲，即便是一发育完整的来自自然机体的器官，要离体培养并维持其正常的生理功能目前还无法做到，器官的体外保存与维持仍是器官移植中的难题。

(三)胚胎干细胞研究的伦理争论

人类胚胎干细胞研究的伦理合理性在很大程度上依赖于胚胎的身份。争论的焦点在于胚胎的道德地位。如果胚胎是人类(或人)，那么我们对胚胎的研究(处理)将受到限制，只能做允许对其他人类所做的研究(处理)。相反，如果胚胎只是人体细胞的集合体，那么，我们面临的伦理道德问题就少得多。

1."胚胎是不是人"的伦理争论

人的生命从何时开始？胚胎是生物学生命(biological life)还是人类人格生命(human personal life)？传统的胚胎的道德地位争议是指有人认为胚胎有与儿童和成人一样的道德地位，即，有权利去生活，不能为他人或社会的利益而牺牲他。胚胎有人的道德地位，人类不能在实验中损坏他。而另一些人认为胚胎只是与人收集的其他细胞一样的一簇细胞，不应对研究他们有多少伦理的限制。那些否认胚胎有道德地位的人认为胚胎与儿童和成人不一样，他们没有心理或认知能力，而人的精神心理活动和认知能力是必不可少的。大多数认为胚胎不具有人格特征，采纳的理由是胚胎不具有意识、自我意识和推理能力，尽管事实上很小的婴儿也没有这个能力。

人们从哲学和宗教角度对人的生命(从生到死)的性质及尊重人的生命进行了伦理学讨论。一些主要的宗教对这些争论提出了许多宝贵的意见。由于宗教信仰的不同，对于胚胎的地位及任何形式研究(包括干细胞的治疗性研究)

中使用胚胎的容许性存在着许多不同的立场。例如，伊斯兰教认为，在胚胎被赋予灵魂之前，即授精后 40 天内，以治疗和研究为目的的胚胎使用是能够被接受的。基督教思想的某些分支(新教传统)认为，完整人的身份是逐渐形成的，因此在胚胎的早期可以不存在。《圣经》及《塔木德经》犹太法典的准则认为人的完整状态在受精时并不存在，而需要植入后一段时期的发育。犹太教思想在这个领域的一个重要特征是认为子宫外的胚胎与配子相似，没有法律地位，除非父母亲通过植人和怀孕使他们获得生命的潜力。因此，为了试管授精治疗而制造的胚胎及始终在试管中没有植入潜力的胚胎可以捐献并用于治疗性研究。这符合犹太教中一个重要的职责：生命挽救职责。

对胚胎的治疗性或研究性目的的使用，最强烈的反对来自罗马教会传统。天主教的观点认为，在受精的那一刻，人已经产生了，因此胚胎被认为是一个人，他有权获得生命。一个个体胚胎应该予以发育成一个成熟人的机会。这种立场的含意是，必须严格地控制卵子的体外受精，利用剩余的胚胎做治疗学研究是不允许的。因为胚胎的生命是神圣的，不应被任何人代为终止。

不可否认，人类胚胎在生物学中具有独特的身份。与其他的细胞不同，胚胎能够发育成与原来完全不同的复杂的功能性器官。这种区别可以描述为胚胎的潜能——成为一个整体的潜能——发育成人。当然，这仅仅是一个生物学因素，但这种生物学因素是我们必须面对的道德敬畏。只要我们的伦理观点依赖于人类生命的价值，那么人类胚胎作为人类生命的来源就必须得到尊重，我们很清楚这种重要性。但是应该尊重到什么程度呢？实际上，许多情况下对其是尊重的，但为了利益，人类仍然在使用胚胎。真正的问题在于胚胎能否成为人类专有的道德社会中完整的成员。如果胚胎能够被道德社会所接纳，那么胚胎被用作达到某种目的的手段在伦理上不允许的，而且在本质上也不能作为一种目的。更多的疑问是胚胎的潜力。有一种观点认为，胚胎有发育成人的潜力，使其具有独特的身份，应保护其免受破坏。

关于人类胚胎能否被看作人的争论至今没有达成共识。一种观点认为人格开始于卵子的受精；从那一刻起，一个已经形成的公认的原始生物体有了一个身份，他将不断地发育成婴儿、儿童、成人。那么终止胚胎的生命，就等于终止了未来婴儿的生命，甚至是儿童和成人的生命。这种观点认为人格具有重要的伦理学性质，人类在生命的每个时期都具有伦理学性质，从胚胎开始，直到死亡。

道德哲学家向人格的观点提出了挑战，他们认为，人格依赖于体验生命特征的能力，并赋予生命价值及意义。从生物学的观点来看，人的个体存在可以归因于经过早期发育后，不能再分裂成孪生子的胚胎(受精后 13 天以上)。因此胚胎有资格被尊重，但没有人格。争论的主题之一是胚胎的潜能。即使人类胚胎还不是一个人，但他有发育成人的潜能。由于这个原因，保护胚胎身份的拥护者认为任何妨碍胚胎完成这种潜能的行为都是错误的。而这种观点的反对者认为有成为某种事物的潜能并不等于就具有了该事物的身份。卵子和精子是受精卵的组成成分，受精卵将发育成胚胎，然后发育成胎儿，但这并不意味着他们就具有受精卵或胎儿的身份，除非达到这个发育时期。我们不给予精子以胎儿的身份，那为什么要给予胚胎以人的身份呢？此外，源自体外受精的胚胎，不会被植入子宫，他就没有发育成人的潜能。

2. 人胚胎干细胞的来源与伦理争论

(1)用不孕症治疗后的剩余胚胎来源产生干细胞的伦理观点。

这种干细胞来源是夫妇治疗完不孕症后不再需要的胚胎，他们决定不再储存胚胎并不希望捐献给别的不孕症夫妇，仅有的选择是放弃或销毁。在这样的情况下，更多的人可能会同意，用即将放弃或销毁的胚胎治疗人类无法治疗的退化性疾病及致命的疾病是一个充分可信的理由。

事实上反对流产的人，或认为胚胎有道德地位的人，也会同意在某些例外情况下胚胎的道德地位可以放弃如，当母亲的妊娠是强奸的结果时，此时为了不给母亲今后的生活带来不幸，他们也同意流产胎儿。当为了抢救患严重疾病母亲的生命时，也是母亲第一，胎儿第二。虽然此时我们的胚胎来源没有导致母亲与胎儿利益的直接冲突，潜在的利益大于对胚胎的伤害，而且目前不用干细胞没有替代疗法。

可使用不孕和治疗后的胚胎进行干细胞研究利大于弊的理由还有：研究者使用实验室胚胎研究可详细地了解干细胞提取的过程。因为干细胞的特性和培育办法的不同依赖于提取他们的条件和方法的不同，科学家可从实验室里根据提取方式的不同得到一些关于干细胞特性的重要发现，而临床应用细胞治疗需要以干细胞如何提取的过程提供指导。另外，干细胞在培养时并不绝对稳定。在这些细胞生长的时候，在他们的基因形成的时候，可能有不可见的改变。这样，在人类干细胞研究的头几年，多次地培育那些目前研究中似乎稳定的干细胞，从而确定它们的细胞特性十分重要，而这样的研究在人的体内胚胎进行是无法实现的。

建议我国的干细胞研究应用这种来源，但对使用不孕症治疗后的剩余胚胎来源要做如下限制：捐献者自主决定是否继续存贮胚胎或捐献给另外夫妇；捐献者决定要销毁要先于捐献给研究；捐献者的决定不能是强迫的；不许有预先设计地获得胚胎；不能买卖胚胎；应以最少量的胚胎用于最重要的研究；研究者不得在治疗不孕症时有目的增加植入胚胎的数量和增加配子等。从国外进口的胚胎要符合国内的管理规定。捐献必须要强调知情同意，而且最好妇女及丈夫都要有知情同意，使他们确知怎样处置自己胚胎，以避免被强迫和剥削。知情同意应告知：干细胞研究对胚胎捐献者不提供利益；拒绝和同意捐献胚胎都不影响将来的治疗和护理；告知目前此正在进行干细胞研究领域一般情况和目前干细胞的特殊研究课题；告知些胚胎研究资金来源和商业利益；弄清此胚胎将不会移植入任何妇女的子宫中，并且研究包括要销毁这个胚胎。

（2）用为研究的目的捐献配子创造的胚胎获取干细胞的伦理观点。

与死亡流产胎儿及即将废弃胚胎这两种被动的干细胞来源比较，如果为研究的目的用主动创造的胚胎来获取干细胞与为了生殖的目的主动产生一个胚胎是两个完全不同的事。因为为生一个孩子以配子人工授精产生一个胚胎和为研究目的捐献配子产生一个胚胎性质完全不同。尽管人类胚胎可能不被认为有与一般意义的人一样的道德地位，但为研究的目的把人类胚胎作为工具来使用没有给予胚胎适当的尊重和关心，是视胚胎为工具而不是目的，而且主动捐献配子将面临许多社会问题。在中国当前流产胎儿及即将废弃胚胎这两种干细胞来源比较丰富的情况下，在尚无干细胞研究必须在这样的特定来源下才能进行的情况下，目前没有理由必须有意为研究捐献配子产生胚胎。仅当将来有足够的科学证据和社会赞同力及足够的伦理理由可为研究或治疗的目的产生胚胎辩护时，这种直接的捐献和主动创造才可以重新讨论。

（3）应用体细胞核移植技术产生干细胞的伦理观点。

应用体细胞核移植技术产生人类干细胞的基础性和治疗性克隆正在经历着一场社会、法律和伦理的争论。激烈的争论始于20世纪90年代末。人的治疗性克隆在90年代末发展迅速。韩国曾于1998年12月成功地进行了人体胚胎细胞复制的实验。德国1991年的"胚胎保护法"，严格禁止人体胚胎的研究，但2000年后德国部分人士认为有必要修改胚胎保护法，允许少数研究中心从事以医疗为目的的克隆人体胚胎的研究。2001年5月德国研究基金会（DFG）的建议指出，胚胎干细胞研究不应在"胚胎保护法"指导下进行，因胚胎干细胞有多能性和全能性。但德国研究基金会反对为研究的目的和用体细胞核移植技术产生胚胎。2000年7月，澳大利亚卫生部长称澳大利亚政府仍将禁止克隆人，但可能将支持治疗性克隆。2000年8月，英国政府宣布将批准以治疗研究为目的的人体胚胎克隆实验。允许研究以治疗为目的的人体胚胎克隆试验，但强调不可以进行生殖性克隆，同时以严格的立法来约束科学家的研究行为。2001 年 1 月，英国通过法律，干细胞研究可用废弃的材料，可以进行试管授精培养，也可以用体细胞核移植技术产生胚胎，但 14 天必须销毁。2001年 1 月法国总理若斯潘表示，法国政府将允许对人体器官克隆技术进行用于医疗目的研究，但严禁进行克隆人的研究。2001 年 8 月美国总统布什宣布允许有限度地使用联邦基金资助人体干细胞胚胎研究。

应用体细胞核移植技术产生人类干细胞的基础性和治疗性克隆将大大促进干细胞基础理论研究、临床医疗及干细胞在生物学、药物学及各个分支领域中的广泛应用。干细胞通过核移植技术与基因工程相结合，可利用外源基因导入、特定基因缺失和基因突变为基因治疗提供全新的手段；干细胞通过核移植技术与定向诱导分化技术相结合，可以得到大量基础和临床医用细胞；应用体细胞核移植技术产生人类干细胞可建立研究人胚胎发育、分化和遗传等问题的理想模型；将某人单个体细胞利用体细胞核移植技术，建立此健康人或病人胚胎干细胞系是克服器官移植组织配型免疫排斥难得的理想办法。体细胞核移植技术产生胚胎与体外受精产生的胚胎不同的是体外受精可能产生很多胚胎和不同细胞，而体细胞核移植技术可产生一个特殊种类的细胞，可以治疗身体免疫性的疾病。

然而，用人体细胞核移植技术产生干细胞与有意通过体外受精产生干细胞一样，科学的、伦理的与法律的问题都存在。这里除了人们对无性生殖和基因工程的疑义，除了人们对胚胎的道德地位的伤害和工具性产生胚胎的反对以外，到目前为止，体细胞核移植入人的卵母细胞中可能产生一个人的胚胎作为产生干细胞的来源在科学领域知道的较少，用这样技术产生的胚胎及干细胞的安全性未定。同时，人们最为担忧的是会有人进行生殖性克隆，即将人体细胞核移植技术产生的胚胎放入子宫中发育出克隆人。目前对克隆人很多国家都是坚决反对的。因此用人体细胞核移植技术产生干细胞必须仔细地权衡潜在的利益和害处。在潜在的利益大于害处的情况下，人体细胞核移植技术产生干细胞必须在严格限制和按照某些规定进行。

(4)应用嵌合体胚胎产生干细胞的伦理观点。

把人的体细胞核移植入动物的卵泡中产生嵌合体(即所谓的"人畜混合体")的基因研究，更是引起了人们的极大的伦理担忧甚至强烈反对。中山医科大学陈系古教授报道了 2001 年 1 月以来使用"核移植"技术将人类皮肤细胞核移植到家鼠卵母细胞中获取具有全能分化潜能的人类胚胎干细胞。近年来，上海第二医科大学瑞金医院及上海市转基因研究中心也曾用体细胞核移植技术将人类体细胞核移植到牛卵母细胞和羊卵母细胞中获取胚胎干细胞。此工作在1996年美国的 Jose Cibeli 也做过。他使用52个自己的白细胞和另外一些从自己面颊内刮取的细胞放入牛卵泡中。52次试验只有一个面颊细胞成功地生成一个胚胎，在胚胎12天的时候产生了足够的内细胞团，从中取出类似人类的干细胞。1998年11月12日在 Advanced Cell Technology of Worcester 私人资助下的麻省科学家纽约时报上宣布，他们使人体细胞融合到牛卵中产生了嵌合体，从嵌合体中分离出了类似人类干细胞的细胞团。

目前，用物种间基因水平的嵌合进行体细胞核移植，无论在技术上还是伦理上都较复杂，现阶段不宜于进行。人的配子与动物配子混合将产生纯粹的杂交类必然受到坚决反对，用动物的干细胞嵌合入人的卵泡中也较违常理。那么，用人的体细胞核移植入动物的卵泡中产生嵌合体胚胎研究干细胞是否可以？根据科学家的探讨，用人的体细胞核移植入动物的卵泡中产生嵌合体研究干细胞的医学科研意义与用人的体细胞核移植入人的卵泡中产生人的胚胎研究干细胞意义基本相同。但科学家在实践中发现不用动物的配子，研究较难进行。因为用人的体细胞核移植技术研究干细胞需要大量的人卵细胞，而人类妇女一生的卵子是有数的，一月只能排出一个，较难得到。目前能够得到的仅是那些用药物刺激排卵做试管婴儿妇女的剩余卵子。正常妇女取卵不但是一个痛苦的过程，而且，社会伦理和传统观念也不允许妇女为研究捐卵。因此用人的体细胞核移植入动物的卵泡中产生嵌合体研究干细胞便成了科学家不得不采取的一种有利和方便科研的方法。

但是并不像某些媒体所报道的那样，嵌合体胚胎研究干细胞可以避开人胚胎研究干细胞的伦理问题。与以人的胚胎研究干细胞不一样的是，嵌合体胚胎的伦理问题首先是这个嵌合体胚胎的性质是什么，嵌合体胚胎是完完全全的人的胚胎吗？嵌合体胚胎产生的是人胚胎的干细胞吗？如果不是人胚胎的干细胞，用于人身上安全吗？事实上，尽管嵌合体胚胎的形成主要以人的体细胞核染色体为指导，但动物卵泡内的线粒体 DNA 在嵌合体胚胎的形成中也有一定的作用。

另外，这种研究属初始阶段，目前尚无更多同行认证，技术的可行性和安全性没有解决。更让人担心的是有人将嵌合体胚胎植入子宫发育，更有人担心嵌合体干细胞的研究会对长远的群体遗传和进化产生影响。他们认为，物种分离具有进化的独特意义。毕竟，医生或研究者面对的是个体，想的只是解决个体的病痛，没有从群体角度看问题。医生或研究者目前所看到仅是好处，不好之处还没有看到。持这种观点的人认为，从长远看，现在以功利的目的对胚胎进行工程化改造，对群体的多样性和进化弊大于利。当然，一些科学家认为，不应过早限制此类研究，安全性可在研究的进程中了解和发现，用嵌合体胚胎研究干细胞没有影响生殖细胞，不会传给后代，不会对进化产生影响。

鉴于用嵌合体胚胎研究干细胞存在上述伦理问题，尽管用嵌合体胚胎研究干细胞有美好的前景，但对用嵌合体胚胎研究干细胞还是应受到严密的监视，给予认真的伦理、政策性的思考并制定出具体措施。伦理的思考是：当一种技术既有好处又有害处时，且害处不可避免时，要尽量使害处减低到最小。目前，如果用人体细胞核移植入人的卵母细胞产生人的胚胎研究干细胞，人的卵母细胞来源足够使用，就应该以此方法代替用嵌合体胚胎研究干细胞。因此，要先从增加人的卵母细胞来源着手，尽量应用死体捐赠卵子或卵母细胞，并发展促进死体未成熟卵成熟技术。但在人的卵母细胞来源仍不够使用时，在不得已必须应用嵌合体胚胎研究干细胞而技术的可能性又不确定时，则必须有科学和伦理学的限制。这些限制可包括：尽量使用和利用已存在的用嵌合体胚胎研究分化培养的干细胞系进行研究；用于研究干细胞的嵌合体胚胎不得超过 14 天；嵌合体胚胎不得放入子宫；用嵌合体胚胎研究分化培养的干细胞的研究单位准入要严格把关；用嵌合体胚胎研究分化培养的干细胞用于临床时，必须经过严格的动物实验，并再次进行科学和伦理的检验等。

五、基因知识产权问题

21 世纪，知识经济正在代替工业经济，人类开始进入知识经济社会。知识经济是以知识与智力资源的占有、配置、使用与消费为重要特征的经济。知识产权制度是界定知识的占有，即知识归谁所有的法律制度。如今，大到一个国家，小至一个企业，要想成为经济强国或企业，那它首先应当是也必须是一个知识产权大国或企业。

当前，基因领域是知识产权最密集的领域，一个基因很可能会发展出一个产业来。对基因的占有方式就是基因专利。基因专利是对"以基因为基础的相关预防、诊断、治疗药物与仪器（包括生物芯片所涉及的基因专利问题）的一种垄断性保护"。基因专利是研制开发基因相关产品的基础，制药企业只有在获得基因专利许可权的前提下，才能进行该基因相关产品的开发利用。这样，基因专利的权利人不仅可以通过专利合作或转让获得收益，而且还可以从后期销售收入中按一定比例提成。一个具有重要功能的疾病相关基因的专利，转让价值一般以千万美元计，而以此开发的基因药物年销售额可高达几十亿美元。

例如，1994 年 11 月，美国 Amgen 公司出资 2000 万美元向 Rockefeller 大学购买了一条肥胖基因的独占型开发许可权。1997 年，Amgen 公司将 FKBP 神经免疫因子配体转让给 Guilford 公司，交易额高达 3.92 亿美元，创造了当时单个基因交易的最高价格，引起了世界的关注。人体共有 10 万~14 万个基因，世界各国投入巨资寻找基因的研究实为一场"基因抢夺战"。"基因侦探们"在这 10 万~14 万个基因中逐个探索，一一破译，发现一个就少一个，因此，谁占有较多的基因专利，谁就将在人类基因的商业开发方面(包括基因治疗、基因诊断、基因药物研究与开发)抢得先机。

在人类基因知识产权方面，也存在着经济、伦理、法律、社会问题的争论。第一，人类基因原始信息应不应该成为专利？有人认为人类基因信息是人类的共同资源和财富，作为专利的客体本身就不符合国际专利法律的精神，因此反对人类基因信息专利化。第二，人类基因原始信息如何做到自由、公平地利用。从整体上说，发展中国家与发达国家存在着巨大的技术差距，如果不能做到自由、公平地利用人类的基因原始信息，就会更加拉大发展中国家与发达国家之间的技术鸿沟，造成发展中国家在基因信息技术使用与基因药品开发上的落后，更加造成发展中国家依赖发达国家、受制于发达国家的局面。第三，尽管人类基因研究发展迅速，但离实际应用的道路依然很漫长，基因治疗即使获得了技术上的成功，其经济成本很高，它能不能成为广大患者医学的福音，依然是个疑问，国家、私人公司投入巨资开展研究，符不符合现代医学伦理学的公益公正论，值得认真研究与探讨。第四，在实践中，已经出现了发达国家的科学研究机构，违背现代医学伦理学知情同意原则，打着免费体检、经济援助的招牌，利用发展中国家丰富的动植物资源、疾病种类，开始在发展中国家开展基因研究，实际上是掠夺发展中国家的基因资源。因此，在人类基因知识产权化方面，还有许多具体问题值得研究和解决。

【本章推荐阅读书目】

[1]何怀宏.人类还有未来吗[M].桂林：广西师范大学出版社，2020.

[2]雷瑞鹏，翟晓梅等主编.人类基因组编辑：科学、伦理学与治理[M].北京：中国协和医科大学出版社，2019.

[3]郑文清，周宏菊.现代医学伦理学概论[M].武汉：武汉大学出版社，2017.

[4]邱仁宗.生命伦理学[M].北京：中国人民大学出版社，2010.

[5]贺林.解码生命——人类基因组计划和后基因组计划[M].北京：科学出

版社，2000.

[6][德]拜尔茨.基因伦理学[M].北京：华夏出版社，2000.

[7]翟晓梅.生命伦理学导论[M].北京：清华大学出版社，2005.

【本章思考与练习】

1. 人类基因组计划研究引发的伦理争论有哪些？

2. 基因治疗的伦理争论是什么？

3. 胚胎干细胞研究的伦理争论有哪些？

4. 基因知识产权为什么越来越重要？

【本章延伸阅读】

基因编辑引来风波

2018 年 11 月 26 日，深圳科学家贺某某宣布一对名为露露和娜娜的基因编辑婴儿健康诞生，这是全球首例免疫艾滋病的基因编辑婴儿在中国诞生。这次基因手术修改的是 CCR5 基因 HIV 病毒入侵机体细胞的主要辅助受体之一，使用的基因编辑技术为"CRISPR/Cas9"技术。

据贺某某介绍，基因编辑手术比起常规试管婴儿多一个步骤，即在受精卵时期，把 Cas9 蛋白和特定的引导序列，用 5 微米、约头发二十分之一细的针注射到还处于单细胞的受精卵里。他的团队采用"CRISPR/Cas9"基因编辑技术，这种技术能够精确定位并修改基因，也被称为"基因手术刀"。

2018 年 11 月 27 日，"首例免疫艾滋病基因编辑婴儿"诞生的消息引爆了国内外科学界，其中的科学伦理问题也引发了公众的关注。122 位国内外科学家在微博发布"科学家联合声明"，对此项研究表示坚决反对和强烈谴责。其中包括来自中科院、清华、北大、浙大、复旦、麻省理工等的学者。

声明中指出，CRISPR 基因编辑技术准确性及其带来的脱靶效应科学界内部争议很大，在得到大家严格进一步检验之前直接进行人胚胎改造并试图产生婴儿的任何尝试都存在巨大风险。而科学上此项技术早就可以做，没有任何创新及科学价值，但是全球的生物医学科学家们不去做、不敢做，就是因为脱靶的不确定性、其他巨大风险以及更重要的伦理及其长远而深刻的社会影响。这些在科学上存在高度不确定性地对人类遗传物质不可逆转的改造，就不可避免地会混入人类的基因池，将会带来什么样的影响，在实施之前要经过科学界和社会各界大众从各个相关角度进行全面而深刻的讨论。确实不排除可能性此次生出来的孩子一段时间内基本健康，但是程序不正义和将来继续执行带来的对人类群体的潜在风险和危害是不可估量的。

11 月 28 日中午，贺某某在位于香港的第二届人类基因组编辑国际峰会会场上发表演讲，向公众致歉，并对自己的研究过程进行了披露。

在媒体就"免疫艾滋病基因编辑婴儿"进行报道后，国家卫健委高度重视，立即要求广东省卫生健康委认真调查核实，本着对人民健康高度负责和科学原则，依法依规处理，并及时向社会公开结果。

中国科学院学部科学道德建设委员会在中国科学院学部官方网站发布声明，其中提到，"我们高度关注此事，坚决反对任何个人、任何单位在理论不确定、技术不完善、风险不可控、伦理法规明确禁止的情况下开展人类胚胎基因编辑的临床应用。我们愿意积极配合国家及有关部门和地区开展联合调查，核实有关情况，并呼吁相关调查机构及时向社会公布调查进展和结果。"

（来源：https：//baike. so. com/doc/28615932-30074570. html）

第十章　死亡标准及其伦理

【本章学习目标】

通过学习本章内容，了解在当今时代为什么死亡问题日益凸显，了解死亡标准争论的基本过程；熟悉中国关于死亡伦理思想的基本特点；掌握哈佛医学院脑死亡标准的内涵和脑死亡标准转变的实践意义，为树立良好的医学职业素养和伦理精神奠定基础。

【本章学习要点】

◆　死亡问题日益凸显
◆　中国死亡伦理思想
◆　死亡标准的争论
◆　哈佛医学院脑死亡标准的内涵
◆　脑死亡标准转变的实践意义
◆　"脑死亡"与"植物人"的区别

死亡是生命之旅的终点，它不是生命的骤然停止，而是一个连续发展的过程。在不同的历史时期，处于不同的国度、不同的经济发展阶段，受不同文化传统、价值取向、信仰观念、认知水平、社会地位等因素的影响，不同的人对于死亡有着不同的看法。随着时代的发展与进步，人们对死亡问题的认识和态度也在发生着相应的改变，而对于死亡及其相关问题的研究也成为医学伦理学的不可或缺的重要内容。

一、死亡问题日益凸显

死亡问题是人生根本性的问题，同时也是一个影响深远的问题。人之"生"与"死"给人的感觉是如此的不同，死亡带给人的恐惧和痛苦又是如此的震撼人心，可是却难以确切地分辨清楚，以致造成人世间许许多多的悲剧。而且可以肯定的是，人类只要存在着，就必不可免地要承受这一悲剧，它是人生的宿命。

在日常生活中，人们用绝大部分的时间和精力投入谋生与发展的活动之中，"生"是人们关注的核心，而生的另一极——"死"，显然是人们极少去考虑的。实际上，许多人认为，死亡是无须考虑的，不仅是无益而且无法做到。所以，中国古代的圣人孔子才会说"未知生，焉知死"的话。但是，不去思考死，回避死亡的各种问题，并不意味着这些问题就解决了，更不意味着这些问题就不存在了。事实上，随着社会的发展，科技的进步，人类生活水平的大幅度提高，死亡问题变得越来越突出，也越来越复杂了。如果说，当代社会中人生的问题在不断地获得解决的话，那么，人死的问题则越来越解不开，甚至越来越说不清道不明了①。因此，有必要对现代人所遭遇的死亡问题进行分析与探讨。

实际上，对死亡问题的关注在西方有着相当长的历史和深厚的思想资源。古希腊哲人苏格拉底面对小人的诬陷，镇定自若且勇敢地投向死亡，并说出了一番震撼人心的关于死亡的道理。自基督教勃兴后，钉在十字架上的血淋淋的耶稣受难像，就把死亡意识深深地嵌入了大众的脑海中。现代著名哲学家海德格尔对死亡本真之揭示更是让西方人对死亡有了深刻的体认。但是，有关死亡问题的系统而深入的研究却是近几十年才得以有较大的发展。

应该看到，人类对死亡的恐惧压倒了任何生存的不适，求生的愿望使人们可以忍受所有的人间困苦。如此状态久而久之，便成为人类一种生存的习惯：无论生活中多么的痛苦，都要挣扎着活下去。中国古代有一句老话"好死不如赖活着"，便是这种心态和行为的典型表现。而我们也可以在电影、各种文献中看到或阅读到在特别恶劣的环境下，如监狱、集中营内，人们是怎样地在痛苦中煎熬，简直就是在无法生存的条件下仍然挣扎着活着。可见，活着并抗拒死亡的到来一直就是人类生存的中心。

虽然人类生存的主流是求生抗死，可是人们很快便发现，人生中的确也存在着一种"生不如死"的状态，在这种特殊的情形下，人们不是求生存而是只求一死，此时，生的痛苦已经完全压倒了对死亡的恐惧。由此，也就有了"自杀"这一困扰人类社会的大问题。此外，在一个文明高度发展了的社会，在一个医学科学与人们的日常生活密不可分的时代，人们结束自我的生命还有了一

---

① 郑晓江. 论现代人的三类生死问题[J/OL]. 中国社会科学网，2019-07-30.

种新的形式，那就是"安乐死"。到了科学昌盛的时代尤其是进入 20 世纪之后，人类生活水准大幅度提升，人类在早期的只求"活"、只求"生的品质"之外，又有了另外一个向度的追求——"死的品质"。而且随着时代的发展，人们提高死亡品质的愿望越来越强烈，因为"生"的状态难以忍受，因为"生"的质量太低，因为"生"已经没有任何的意义，等等，故而人们觉得自寻死路——安乐死——是一种更好的人生选择。正因为人们有了对死亡品质的新追求，给现代社会造成许多新的问题、新的困惑。

现代社会另一个关乎死亡的重要问题是"脑死亡"。脑死亡问题的核心是如何对"死亡"进行界定，死亡的标准到底是什么的问题。人类在数百万年的进化过程中，一般都以呼吸停止、没有任何生气（气息）来判别死亡与否。后来有了心脏停止跳动的死亡标准。而现在则一般通行以脑死亡来作为死亡更精确的标准。可是，脑死亡一般很难直观地呈现，先进的维生设备在医院中又大量地运用，当人们发现自己的至亲还有呼吸、心脏还在跳动，又怎么相信或愿意相信他已经死亡了呢？可见，死亡的标准如果说曾经是清楚的（实际上也不是那么准确的），那么，它随着科学技术的发展反而变得扑朔迷离起来。

究竟生与死的界线何在？实在是一个大而难的涉及医学、伦理和法律的复杂问题。在西方社会，人们也进行了持续不懈地研究与探索。1821 年，史密斯先生在《法医学原理》中提出了一个关于死亡的定义："虽然没有人敢说，他很清楚构成生命的是哪些东西，但是我们都知道所谓的生命现象是什么。只要一提到生命，我们马上会联想到死亡。所谓死亡就是指，我们所熟悉的生命现象停止了。"这是一个十分含糊其词的定义，它并没有直接规定死亡是什么，只是说生命现象的反面即是死亡。所谓"熟悉的生命现象"不外乎是呼吸、心跳、动作等，当这些人体的机能停止了，按这个定义也就是这个人死去了。可是，人们很快便发现，诸如像"溺水、电击"这样受到意外伤害的人，呼吸可能停止、心跳也可能停止，但只要进行及时的人工呼吸，他们就完全可能"活"过来。可见，界定死亡变得越来越多样且十分的困难了。

20 世纪 60 年代兴起的心脏移植手术，终于将心脏跳动与否在判定死亡上的标准作用彻底消解了。脑死亡作为人类死亡的标准便必不可避免地提了出来。但是，正如许多科学家指出的那样，人类的死亡现象是十分复杂的，即使有了脑死亡的标准仍然不足以解决是"生"还是"死"的问题。因为，人的死亡实际上是一个过程，而非一瞬间便完成的。

二、死亡伦理思想的演变

死亡是人生无法回避的一种状态。作为生命的中止，死亡首先显现为病理的或生理的现象。但作为人之死亡而言，它还具有深刻的文化意蕴。人们在看待死亡问题时常常首先凸现的并非其自然性，而是其伦理性、社会性，人们往往会从伦理道德的角度去思考、规定、显扬死亡的意义与价值，从而使人类社会的死亡态度散发着浓厚的伦理气息，并且这种对于死亡的认识和态度还在不断发展和变化之中。

一般认为，儒家对待生死，采取的是"重生轻死"的态度。《论语》中记载，季路问事鬼神，子曰："未能事人，焉能事鬼?""敢问死。"曰："未知生，焉知死?"[①]也就是说，儒家面对鬼神生死问题，往往采取存而不论、避而不谈的态度。这是消极的、回避的对待死亡的态度吗? 有学者解读认为，上述言路要看孔子是对谁说的，因为孔子教育注重因材施教，季路(子路)的个性比较直率，属于行动派，显然不适合研究生死这样复杂而深刻的问题，所以孔子才会这样回答他。

仔细深入儒家经典文本《论语》，就会发现孔子对待死亡的态度又是极其庄严而慎重的，整体上是深刻而正确的。孔子作为伟大的哲学家、思想家，他不会避开死亡问题。孔子说过："民之于仁也，甚于水火。水火，吾见蹈而死者矣，未见蹈仁而死者也"。"民非水火不生活"，一个人为了得到水火而牺牲生命，却不肯为了人生正途牺牲生命，正回应了一句俗语：人为财死，鸟为食亡。但是，作为万物之灵的人，如果不选择人生正途，无异于把自己等同于自然界的其他生物，还怎么凸显"人"的特色呢? 孔子这句话其实是在提醒我们：君子谋道不谋食，忧道不忧贫，不能为了生存而死，应该做到"蹈仁而死"。孔子还说过："志士仁人，无求生以害仁，有杀身以成仁。"杀身就是牺牲生命，就是死亡，但它不是无谓的牺牲，而是为了成"仁"。在孔子眼中，死亡是人类"自然生命"的结束，人有生老病死，这是客观规律，所以无须对此畏惧和抵触。更重要的是，儒家希望你了解，死亡同时也是人生目的的完成。

孟子也说，"生亦我所欲也，义亦我所欲也；二者不可得兼，舍生而取义者也"，生存是我所想要的，义行也是我所想要的，两者如果不能同时兼顾，就放弃生存而选择义行。可见，取义就是目的。一般人以为，死亡是牺牲，死

---

① 孔子. 论语[M]. Arthur Waley, 译. 北京：外语教学与研究出版社，1998：132.

亡是放弃，死亡是损失，但对儒家而言，死亡是生命的最后一层检验——检验这一生过得有没有价值，有没有达到目的，是否问心无愧，是否止于至善？这就是儒家对死亡的看法，如果你理解了，人生就非常安稳了。死亡这一关都理解了，生命还有什么好担心的呢？剩下的就是好好珍惜这一生，好好把握它，从容地面对死亡。

道家持"生死齐一"的观点，十分强调顺乎自然，庄子在《刻意篇》中就说过："圣人之生也天行，其死也物化"，表达了生老病死本是自然之事，不必在意太多，整体上看也是积极的、正确的生死观，值得今人的借鉴。当然，中国传统文化的死亡观，也存在"喜谈生，避谈死""乐生恶死"的比较消极的观点。先民们对于死亡的关注更多地表现在注重葬礼的排场，希望并且相信"死"是在另一世界的"生"，表现了拒绝接受死亡事实的消极心态。

各家学说的相互争斗和融合逐渐形成了两种截然相反的生死观——世俗的死亡观和传统道义上的死亡观。世俗的死亡观喜生而惧（恶）死，死亡降临的不确定性、无时间性、不可体验性，死亡给人们的恐怖气氛，都让人们想尽办法超越死亡，以至于出现了像古代中国人寻找"长生不老的仙丹"这样的做法。而传统道义上的死亡观则是对死亡毫不畏惧，不单纯追求延缓死亡，而是强调死亡的社会价值，鼓励人们勇敢地面对死亡，这也是中国人死亡态度伦理化的典型表现。各种史料表明，在中国古时历代贤哲无不鼓励人们应该且必须为道德的价值而勇于赴死，为了实现伦理道德的准则，即便生命是万分珍贵的也要放弃。这种死亡观经过官方的意识形态和民间贤哲广泛持久深入地阐扬，业已积淀为中国人比较稳定的意识。

西方的哲学家从通过悟死而深切悟生的角度建立了他们的死亡哲学——劝死学。他们认为，死亡是一种必然，是一种自然现象，意味着真正的永恒和幸福的开始。《圣经》认为，人生如筵席，人活到一定的年龄就会无所挂念地离开筵席，去面对死亡。古希腊的柏拉图认为，死亡是灵魂挣脱肉体的束缚而获得永生。古希腊哲学家苏格拉底在受诬陷入狱后，自动放弃了多次越狱的机会，面对死亡坦荡无畏，泰然自若。叔本华的意志哲学和悲剧人生观认为，生命原本空虚，人生是一场悲剧，但死亡并不可怕，死亡不能否定意志本身，事物真正本质的存在与生死无关。也有人指出，死亡对我们无足轻重，因为当我们活着的时候，濒临死亡或面对死亡时，才觉得它很恐怖，可当死亡真正来临的时候，我们已经不知道了，因此没有必要惧怕死亡，这也是唯物主义者较乐观的死亡观。

随着历史的发展，尤其是到了近现代，人类的死亡伦理思想正在不断地发生着改变。在近代西方社会，资本主义的兴起使人们更加推崇个体的独立和自由，在对待死亡时也将其视作个体性的事件，并与人的生命相联系，认为人可以在其有限的生命中充分发挥自己个体的潜能，积极策划自己的生命，达到创造自己生命本质的目的，从而逐渐摆脱了以往"人无法主宰自己"的思想观念。到了现代社会，西方的死亡观把死亡的普遍性与个体性统一起来，既强调人的死亡的普遍性和终极性，又不否认人的死亡的个体性对于个体存在的价值和意义，人通过直面死亡来获得自己存在的意义。20世纪70年代左右兴起的后现代主义哲学对于死亡问题采取了回避的态度，他们不谈论死亡的普遍性或个体性的问题，而是宣称人类已经死亡，人已经死亡，不管是生存还是死亡都没有实际的价值或意义。后现代主义哲学的这种死亡观消解了人的存在的价值和意义，同时也消解了个体死亡的普遍性和个体性问题，陷入了对人的存在和死亡不可言说的境地。

近代以来，随着西方文化的传播，特别是马克思主义成为主流的意识形态以后，中国人的死亡伦理思想呈现出多元化的趋向。但马克思主义死亡观和民间承传的死亡观是两条并行的基本主线。马克思把死亡当作生命发展的自然结局，把个体生命融入人民群众的整体和历史的运动中，循历史潮流而进，为人民利益而死，就是有价值和意义的。为了未来美好的事业，既要坚定信心，又要不惧死亡。与此相应，民间却在各种风俗习惯、传统节日等活动中传承了中国传统文化中的死亡观。如今中国人的死亡观正处于现代与传统的碰撞中。植根于时代和现实的哲学不会停止理性的思考，哲学会更关注人的生存和死亡问题，人类社会的死亡伦理思想也将会随着时代的发展进入新的发展阶段。

三、死亡标准的争论

死亡标准问题长期以来一直是医学、法学、哲学、伦理学研究的焦点问题。判定一个人是否死亡，是一件十分严肃的事情，俗话说人命关天，可见其重要而严肃。死亡标准及其判定，首先，应该涉及医学技术，是医师专业之事，只有医务工作者才有职业资格，任何其他人员都无资格(权力)对人下死亡判定(结论)，因此，死亡标准及其判定是医学专业的范围和焦点。其次，死亡是一个人生命的结束，这个人死亡的情况、情形，是疾病还是其他原因，很显然也是一个有关法律的问题，因此，各国法律、法学人士都关涉死亡标准问题。再次，人的生死问题历来是人来到世间自然要思考和回答的人生哲学终极问题，古今中外哲学家、伦理学家多对此发出言论探索和追问。因此说，死亡标准问题长期以来一直是医学、法学、哲学、伦理学研究的焦点问题。

　　从远古时代起，原始人通过日常的观察和狩猎活动，就已经形成了人的死亡是心脏停止跳动的概念。在洞穴壁上，原始人画着一头强劲的野牛和一颗被标枪刺穿的心脏，这是原始人从狩猎中获得的知识：刺穿心脏，野牛即死亡。与此相联系，在原始人的墓穴中，死人旁边放上一些朱红色的粉末，象征生命必须有血液。人们通过劳动实践和总结以往的经验，逐渐形成了死亡就是血液流失、心脏停止跳动的概念。因此，长期以来，把心脏停止跳动和呼吸停止作为死亡的定义和标准沿袭了数千年之久。问世于2000多年前的《黄帝内经》指出："脉短，气绝，死。"这个死亡标准典型的是以呼吸心跳的停止作为判断依据。近现代世界上公认的死亡定义也为我国所接受。1951年美国权威的《布莱克法律辞典》(BLACK'S LAW DICTIONARY)给死亡下的定义为："生命之终结，在于血液循环的完全停止，呼吸、脉搏的停止之时。"很显然也是传统的心肺死亡标准。

　　在20世纪中叶以前，人们从未对死亡的定义产生过疑问，人作为自然界中具有生命的物体，要维护其正常的生命活动，就需要心脏输送血液到肺与外界空气之间不停地进行气体交换，心肺功能的丧失即可导致人体的死亡。但是，自20世纪中叶以来，随着现代科学技术的发展，使得没有了自主呼吸，停止了心脏的跳动，没有一定知觉的人，可以通过现代医疗仪器的帮助或是采用器官移植的方法，仍然以"植物人"的状态存活下来。这就对传统的死亡概念提出了挑战，迫使人们必须重新界定死亡，重新思考死亡的标准问题。

　　1968年，美国哈佛大学医学院死亡审查特别委员会在主席亨利·毕契尔(Henry Beecher)医生主持下召开会议研讨死亡判定标准问题，在其后发表的报告中，对死亡的定义和标准提出了新的概念，即"不可扭转的昏迷或脑死亡"，这一新的死亡标准的提出马上在世界范围内引起了极大的反响，并由此引发了关于死亡标准的伦理学上的争议。

　　脑死亡的提出既是对传统的死亡观念的严重挑战，也是对死亡的宣判权的一次重大转换。死亡不能由死者本人来宣判，过去往往依靠医生的判定和死者亲友的认可。对于心死亡来说这是可行的也是必要的，但脑死亡的判别则需要借助于现代的医疗技术并通过受过专门训练的专家来实施。在这种情况下，医生在很大程度上掌握了宣布某些病人生死的权利。由于脑死亡宣判在很大程度上是依靠医疗设备尚可维持病人心跳和呼吸的情况下作出的，这就有一个对医生的信任和对医疗设备放心程度的问题。如何看待医生在判定脑死亡方面所具有的这种特殊权力？这里会不会有些非医术的原因而产生某些不恰当的宣判？

甚至为图谋不轨留下某些机会和可能？许多人由此产生对脑死亡的担忧，甚至反对将脑死亡合法化。但是如果一个社会没有对医生和医院的足够信任和尊重，那社会医疗保障体系又如何才能顺利运行呢？有人提出人们可以在心死亡和脑死亡之间作出选择。这种选择在多大意义上是必要的和可行的？人们到底在多大程度和范围内具有对自己的生命终结标准的自我选择权呢？这是颇具争议的。

现在虽然在医学、伦理学和法学界有越来越多的人接受脑死亡的定义，但在普通人心中，传统死亡定义一时难以消除，因此千百年来公认的心肺死亡标准定势一旦被搅动，其反应之强烈是完全可以想象的。反对的人认为，脑死亡定义是建立在功利主义基础之上的，有悖于人道主义的原则。当人处于弥留状态时，尽管心理上充满生的期待，但面对的却是医生等候死亡的冷淡目光。在这里，生的意志在期望他成为别人医疗资源的等待中被彻底摧毁。为了一个人不死而使另一个人死去，是极不人道的，也违反了医学道德和人伦观念。

生的愿望是千百年来人类争取生存和发展的精神支柱，将心脏尚在跳动的病人送进坟冢是人类共同的价值观所不能容忍的。还有人认为，出于经济方面的原因而宣判处于弥留状态、仍有心跳和呼吸的病人脑死亡，也是有违医生职业道德和传统人道主义原则的。对于这一点，支持脑死亡者则指出：当那些脑死亡的病人充分享有着他们"应有的"权利时，另一些有希望治愈而缺乏资源的病人却在一旁苦苦等待，这种让可以治愈的病人失去康复希望的行为难道就不违背人道主义原则吗？而且脑死亡标准的确立可以降低患者本人不必要的痛苦，符合人的生命尊严的要求，同时也可以减少患者家属的经济和心理压力。

现代医学界已承认"脑死亡"比"心死亡"更科学，作为一种诊断标准现在已被包括中国在内的约 80 多个国家承认，目前有 14 个国家为"脑死亡"立法。但在世俗力量面前，在中国"脑死亡"的观念往往得不到人们的理解，甚至还引发矛盾和冲突，传统观念和科学的交锋，也是"脑死亡"立法与否在中国争论达 30 多年的主要原因。1986 年以来，我国医学专家就在为"脑死亡"诊断标准以及立法多方呼吁，国家卫生部的"脑死亡"诊断标准已六易其稿，但至今仍然没有进入立法程序。

四、死亡标准的转变

过去传统上判断一个人的死亡时，常用的临床标准是：心跳、自主呼吸停止，血压为零，瞳孔扩散，反射消失，即常说的"心死亡"（heart death）。长期以来，"心死亡"标准一直指导着我国传统医学、法律和伦理实践。

长久以来，呼吸和心跳的停止被认为是死亡的标准，这是因为这个过程可以被人直接、简单地观察到，而且，在过去的医疗条件下，当心跳和呼吸停止后，脑细胞也会逐渐死亡，进而全身所有细胞死亡。然而在现代医疗技术的条件下，病人的心跳、呼吸、血压等生命特征都可以通过一系列药物和先进设备加以逆转和长期维持。按摩和药物可以刺激心脏恢复跳动，呼吸机可以人为地引起呼吸动作。另一方面，脑电波的发现，则使医学界认定脑部活动状况是比心跳和呼吸更为重要、更为科学的生命指标。与呼吸和心跳的停止相比，脑死亡具有不可回逆性。因为以心跳、呼吸停止作为标准判定的"死者"，死而重生的实例很多，而脑死亡是不可挽救的死亡。中国在传统、法律和临床上，一直以呼吸和心跳停止作为生命终止的标准，而一旦采用脑死亡标准，就意味着一些心脏还在跳动的人将被判定为死亡。这就对传统的"心死亡"概念提出了严峻的挑战。

1959 年，法国学者莫拉雷（P. Mollaret）和古隆（M. Goulon）在第 23 届国际神经学会上首次提出"昏迷过度"（Le Coma Dépassé）的概念，并开始使用"脑死亡"一词。他们同时报道了存在这种病理状态的 23 个病例。他们的报告提示：凡是被诊断为"昏迷过度"者，苏醒的可能性几乎为零。根据对这 23 名不符合传统死亡概念的昏迷过度者的临床研究，1966 年国际医学界正式提出"脑死亡"（brain death）的概念。主宰人体的脑神经细胞是一类高度分化的终末细胞（或称固定型细胞，permanent cell），死亡后恢复和再生的可能性极小。当脑神经细胞的死亡数量达到或超过一定极限时，人的感知、思维、意识以及自主活动和主宰生命中枢的功能将永久丧失。脑神经细胞的这种解剖学、生理学和病理学特性，构成了将"脑死亡"作为人类死亡诊断依据的科学基础。而脑干发生结构性损伤破坏，无论采取何种医疗手段最终会发展为心脏死亡。因此，"脑死亡"（brain death）应当作为诊断（判断）人类死亡的科学标准（基础）。

1968 年，美国哈佛大学组成了一个由医生、神学家、律师、哲学家等组成的委员会即"脑死亡定义特别审查委员会"，通过研究，提出了"脑功能不可逆性丧失"（有的翻译为"脑功能永久性丧失"）为新的死亡标准，制定了世界上第一个"脑死亡"标准，并提出了一套判断死亡的详细标准，后来发表在《美国医学协会期刊》上，共包括 5 条：①没有感受性的反应力：对外界的刺激和内在的需要全然无知，而且完全没有反应——我们将这个现象定义为永久性昏迷。病人即使受到非常激烈痛苦的刺激，都不会发出任何声音或产生任何反应，连一声呻吟、肢体收缩一下，或者呼吸加快的现象都没有。②没有任何动作或呼吸作用：医生必须观察一小时以上才足以判断，病人是否已不具有任何自发性的肌肉动作、自发性的呼吸作用，以及对任何痛苦、触碰、声音、光线等刺激，已不会产生任何反应。③没有反射作用：病人因中央神经系统的活动已经停止，而进入永久性昏迷状态的证据之一是，病人缺乏反射作用，瞳孔固定而且扩散，并且对直射的强光没有反应。④脑波电位记录图呈现水平状态：脑波电位记录图水平或相等电位状态，是一个非常重要的证据。⑤同时也为慎重起见，制定标准的委员会特别指出，要求以上各项在 24～72 小时内反复测试，结果无变化，并排除体温低于 32℃ 或刚服用过大量中枢抑制剂如巴比妥类药物等两种情况。这就是著名的哈佛大学医学院脑死亡标准。到目前为止，哈佛大学医学院学者们提出的这一判断死亡的标准已经受到世界各大医院的认可，并被广泛地运用于医疗临床实践。

1968 年 6 月，世界医药科学组织评议会在日内瓦召开会议，确定了一套界定人死亡的标准，共有 5 条："第一，对周遭的环境完全没有反应。第二，完全失去反射能力和肌肉紧张度。第三，缺乏自发性的呼吸作用。第四，如果不用人工辅助器，动脉血压会剧降。第五，在没有任何技术问题的情况下，即使用人为的方式刺激脑部，病人的脑电描记图，仍然呈现绝对的直线反应。"这一关于死亡的标准明显是综合性、多样性的，它克服了在死亡标准方面长期的一元化的缺陷，从而避免了因死亡标准的单一性而可能造成的将活人当成死人的可怕悲剧的出现。在此之后，法国、英国、德国、瑞典、日本也相继提出了各自的脑死亡诊断标准。

1978 年，美国的《脑死亡统一法案》（Uniform Brain Death Act，UBDA）将脑死亡定义为：全脑功能包括脑干功能的不可逆终止。西班牙国会于 1979 年通过的移植法将脑死亡定义为"完全和不可逆的脑功能丧失"。1997 年，德国的《器官移植法》规定：脑干死亡就是人的死亡；日本的《器官移植法》将脑死亡定义为：全脑包括脑干功能的不可逆停止，但与"植物状态"不同，后者的脑干仍保持全部或部分的功能。同年，格鲁吉亚《卫生保健法》将脑死亡定义为：脊髓基本节段和脑功能的不可逆终止，包括使用特殊措施维持呼吸和血液循环的情况。目前认为：脑死亡就是包括脑干在内全脑功能完全、不可逆转的停止，而不管脊髓和心脏的功能是否存在。换句话说，脑死亡是指脑神经细胞广泛而永久地丧失全部功能，范围涉及大脑、小脑、脑桥和延髓。发生全脑死亡以后，即使仍有残余心跳，脑的复苏也不再可能，因而个体的死亡已然发生，无可避免。不过，各个国家和各位学者对于如何定义脑死亡仍有分歧。目前，美国、西欧和日本为了将脑死亡付诸立法，先后报告了 30 多套标准。就世界范围而言，迄今未有统一的脑死亡标准。

在哈佛大学医学院脑死亡标准基础上，脑死亡标准不断细化深化。许多国家采用全脑死亡概念，欧洲部分国家采用脑干死亡概念。今天，脑死亡的概念可以理解为：以脑组织或脑细胞全部死亡，大脑、小脑、脑干等全部功能永久、不可逆转的丧失和停止，作为判定人死亡的标准，其理论依据是：以脑为中心的中枢神经系统是整个生命赖以维系的根本，由于神经细胞在生理条件下一旦死亡就无法再生，所以，当作为生命系统控制中心的全脑功能因为神经细胞的死亡而陷入无法逆转的瘫痪时，全部机体功能的丧失也就只是一个时间问题了。

要让社会舆论接受脑死亡的概念，关键在于建立一套准确预示全身死亡的临床标准。从医学上说，确切的脑死亡包括三个方面：第一是大脑皮层的变化。大脑皮层主管人的各种心理功能，所以一旦大脑皮层死亡，思维和意识功能即不复存在；这在医学上被称为大脑皮层弥漫性死亡（diffuse cortical death），据此至少可做出社会学死亡（sociological death）的诊断。第二是脑干死亡（brainstem death）。人体有 12 对脑神经从脑干发出，主管呼吸、心血管运动等重要的生理功能。现代医学认为：代表人体生命的首要生理特征为呼吸功能，其神经中枢位于脑干，因此脑干死亡可推荐作为达到死亡和死亡临界点的标准。脑干死亡后，依靠现代医疗手段所能维持的、包括残余心跳在内的部分生物学特征不再表明生命的继续存在。这就是现代医学的"4-3-2 定律"：脑干死亡＝脑死亡＝死亡（分别为 4、3、2 个字）。第三是全脑死亡（total brain death），即大脑皮层弥漫性死亡加脑干死亡。一般说来，当弥漫性脑损伤发生时，大脑皮层死亡先于脑干死亡，所以采用脑干死亡作为个体死亡的判定标准，更具有保守性、安全性和可靠性。例如在缺氧时，脑的各部位神经细胞对缺氧的耐受时间分别是：大脑皮层 4~6 分钟；中脑 5~10 分钟；小脑 10~15 分钟；延髓/脑干 20~30 分钟。从以上资料不难看出，脑干死亡在时限上远迟于大脑皮层死亡，加之在判定标准上也留有充分的"保险系数"，故而更容易被公众接受。毫无疑问，一旦发生全脑死亡，就应立即宣告个体死亡。医学界目前对于这一点没有争议。

在医疗实践中，心死亡和脑死亡是互相影响、互为因果的。一方面心肺功能丧失，血液循环停止，大脑细胞必然死亡；另一方面，人的呼吸、循环中枢都在脑干，脑干功能停止，最终必然导致心搏呼吸功能的结束。就世界范围而言，由于受传统的心肺死亡概念的影响深远，人们在接受脑死亡标准的同时，仍然兼顾了心死亡的观念。

脑死亡概念提出以来，迄今已有80多个国家和地区包括我国港台地区已通过脑死亡立法。脑死亡患者仅占临床死亡患者之5%左右。故"心死"与"脑死"两个临床死亡标准并行不悖并无矛盾。颅内脑细胞全部死亡并非同时发生。首先是耐受力最差的脑干细胞，自上而下中脑、脑桥、延髓先后相继死亡，继之以大脑皮质—海马—下丘脑细胞死亡。鉴于延髓呼吸中枢衰竭时呼吸已经停止难以回生，故以脑干死亡代替全脑死亡作为脑死亡的诊断标准并无矛盾之处。临床诊断脑死亡是第一步，尚有待辅助检查确证之。鉴于临床脑死亡患者已处于濒危状态，人工呼吸机及各种插管堆集无法搬动，TCD（Transcranial Doppler）检测和阿托品试验乃是快速而简捷确诊脑死亡的最佳辅助方法。目前，我国正在讨论拟定脑死亡的诊断标准草案中，统一脑死亡诊断标准积极培训，提高专门人才的素质乃是当务之急。

从我国的基本国情来看，中国传统文化注重人文关怀，生死观向来是文化的重要内涵和表现之一。例如，中国传统死亡智慧以"知"为判定生死的根本标志，把耳目的视听、口唇的言说、心脑的思想、身体的动作当作生命活力的表现，认为感官功能的停止、思维活动的消失也即死亡的到来。这种传统的死亡观念和对死亡本质的认识，不但得到了古代许多哲人的认同，而且也为世俗民众所接受。从一定意义上讲，这种传统的死亡观念把心死亡和脑死亡两个标准有机统一起来了，为当前我国确立死亡标准提供了传统人文的理论依据。

在历史上，人类各大文明系统内都有着许多关于人性、人的本质的讨论和思想。尽管看法很不相同，观点差异很大，但大多数人皆相信一条：人之异于禽兽者，在于人有精神和意识。这是人类摆脱动物界发展出文明与文化的根本，也是人成为万物之"灵"的本质所在。后来，科学也已经发现了人的大脑是思维意识的生理性器官，因此，当大脑已遭损坏，特定之人的精神思维意识都无法存在时，当然可以断定此人已经死亡，这是不言而喻的。可见，以脑死亡作为判断人之死亡标准不仅仅是科学技术发展的结果，更是哲学、宗教、心理学、法学等人文社会科学发展使然。也由此可以推论出，在现代社会，要解决诸如死亡标准这样复杂的问题，仅仅依靠自然科学是远远不够的，要综合地运用人类迄今为止创造的所有的文明成果才行（郑晓江，2000）。

从1981年美国通过脑死亡法至今，世界上已有80多个国家和地区承认脑死亡标准，全球发达国家几乎无一例外地确认了脑死亡或脑细胞完全死亡是判断人死亡的科学标准，也都通过了"脑死亡法"。相对而言，我国至今一直沿用的是心死亡标准，在我国已加入WTO的今天，为了加强与国际的接轨，实现观念、法律包括死亡标准的现代化与国际化，以立法的形式确立死亡标准已是势在必行。

我国对于脑死亡有一个提高和统一认识的过程。1986 年 6 月在南京召开的"心肺脑复苏座谈会"上，与会的急救、麻醉以及神经内、外科等医学专家们倡议并草拟了我国第一个《脑死亡诊断标准》(草案)。1988 年，上海有关学科的专家围绕着拟议中的上海市脑死亡诊断标准进行了研讨。1999 年 5 月，中国器官移植发展基金会、中华医学会器官移植分会和中华医学杂志编委会在武汉召开"全国器官移植法律问题专家研讨会"，与会专家在查阅数十个国家和地区有关器官移植的法律文本和脑死亡标准的基础上，提出《器官移植法》(草案)和《脑死亡标准及实施办法》(草案)。对于这两个草案，卫生部医政司一位官员曾向媒体表示，死亡标准的确定关系到人的基本权利，步入立法程序还有相当复杂的工作要做。我国目前虽然还没有通过和实施"脑死亡法"，但是在世界医疗界已普遍接受脑死亡新概念并在临床实践中广泛应用的大趋势下，一些医院在临床上也悄悄存在着"消极安乐死"，即病人实际上已处于脑死亡状态，家属无力承受经济负担和精神压力而不得不决定放弃治疗。医院在采取这种方法前极其慎重，必须所有近亲家属一致同意并签字，以避免出现医疗纠纷。

在死亡标准的问题上，认识到人之死亡是一个过程而非某一短暂的时刻，是具有重要意义的。它既为人体器官移植创造了前提，而且还解释了许多所谓"假死"现象是如何发生的这个长期困扰人类的难题。但是，我们也应该看到，它也的确模糊了人类生与死的界限，造成了许多法律上的困境，使人们在是否确定病重的亲人已经去世时陷入了两难的尴尬处境。一般而言，人们感情上总是倾向于否定亲人已经离世的，况且医学上也承认在人体部分的死亡时人的另一些重要的部分还"活着"。如此一来，人们即使面对的是"植物人"，也会产生他或她只是大脑死亡了而肌体并没有死去的念头，这叫人如何抛得开、放得下呢？而且我们还可以进一步推论，随着科学技术的飞速发展，脑死亡者也将可以被挽救过来(在美国就已经出现了许多死亡后被冷冻起来者，因为他们相信随着医学科技的发展，迟早有一天他们可以被救活)，那时，人类死亡与否的标准又将做新的规定了，一如历史上不断被修正的死亡标准一样。

由于中国在传统、法律和临床上一直以呼吸和心跳的停止作为生命终止的标准，人们普遍难以接受一个人在还有心跳和呼吸的状况下，就被宣布死亡这一做法。许多持反对意见的人还担心，由于中国国情复杂，人们的文化程度和医生的技术水平参差不齐，脑死亡标准可能会被滥用。专家建议，根据本国国情并参照国际通行的做法，中国可以将"心死"和"脑死"并列为死亡标准，由人们在知情同意的前提下自主选择，并采取严格的临床诊断标准和程序，首先在经济较发达的大城市进行试点。

人类对自己、对生命、对死亡的认识，总是在不断地发展。现在被视为"自然"的死亡标准，一定也曾经有过不断被验证然后被普遍接受的过程，第一个把不再喘气的亲人埋掉的人，一定也有过踌躇。因此，如果"脑死亡"确实是一个可靠的标准，就一定会逐渐被公众所接受。

五、"脑死亡"与"植物人"的区别

对于医疗临床专业人员来说，"脑死亡"与"植物人"是两个不同的、差异明显的概念，区别起来不难。但对于非医学人员来说，这两个概念就不一定区分得清楚了。在实际生活中，很多人认为是一回事。搞清楚两者的区别，实践中实为重要。

"脑死亡"不能起死回生。"植物人"在精心护理下则能坚持多年存活下来。脑外伤后连续昏迷不醒一周或半月左右者并不少见，苏醒的机会很大。唯昏迷持续逾1个月以上者才可称为一时性植物状态。逾3个月者为持续性植物状态（persistent vegetable state，PVS）。至于永久性植物状态（permanent vegetable state），则在多年随诊 PVS 之后经 MRI 提供客观依据证实之后始可确诊。PVS每见于脑缺氧、大脑皮质广泛损害等严重脑外伤和脑血管疾病之后，患者貌似清醒，故有睁眼昏迷或醒状昏迷（coma vigil）或去皮质状态（decorticated state）、去皮质综合征（apallic syndrome）之称。因脑干（中脑、脑桥）上行性激活系统受损不重，故有不规则的醒觉——睡眠周期。患者对周围环境无任何意识反应，缺乏任何思维、情感、知觉、认知，无任何自发语言或自主四肢活动，对自身生存状态了无认知，有如植物就地生根，故被称为"植物状态"，俗称"植物人"。患者无意识地睁眼、闭眼、眨眼、凝视、游动眼球，对痛刺激可有痛苦、逃避、哭叫反应（脑死亡患者没有这些反应），但无定位行为。视觉反应可有一定程度保留。睫毛反射、咳嗽反射存在。脑干反射如瞳孔对光反射、角膜反射、眼心反射等基本正常，主要生命体征如呼吸、心跳、血压、体温正常。但四肢肌张力增高呈去皮质强直状态：上肢屈曲、下肢伸直、双病理征阳性，二便失禁。可出现吸吮、强握等原始反射，喂食时出现无意识咀嚼、吞咽等动作。个别严重脑外伤后脑积水患者因颅内压偏高而呈现植物状态时，可借脑室—腹腔分流手术迅速恢复苏醒。近年来，通过早、晚期积极康复、高压氧以及家属亲友爱抚、呼唤、音乐等综合防治复苏措施，植物人的救治已取得一定的实效①。

"脑死亡"的概念不同于"植物人"概念，植物人脑干的功能是正常的，昏迷是由于大脑皮层受到严重损害或处于突然抑制的状态，因此病人可以有自主呼吸、心跳和脑干反应，少数病人还有望一朝苏醒。"脑死亡"患者生命是不可逆的，而"植物人"生命存在可逆性。脑死亡则已经被科学证实是不可逆转的死亡，抢救脑死亡者毫无意义。因此，在医疗实践中，对于脑死亡患者，可以放弃治疗，既不违法也不违背伦理道德。而对于"植物人"，则不可放弃治疗。

六、提倡"脑死亡"与器官移植的关系

有人认为，"脑死亡"概念的提出、提倡，与器官移植的医疗实践相关，甚至有人认为就是为了便于获取器官，才提出(提倡)脑死亡概念。这是需要澄清的问题。

关于脑死亡的伦理之争，从积极的方面说，关系到怎样破除陈旧观念，排除对科学发展的阻碍。从消极的方面说，关系到怎样防止利用"脑死亡"和器官移植谋杀他人。"脑死亡"的问题不解决，不仅不能利用器官移植造福人类，还可引发犯罪。目前虽然还没有出现过以脑死亡为借口的刑事作案，可是为获得器官而进行的犯罪已经出现。从科学的观点来看，不接受脑死亡的观点既不利于器官移植，也不利于合理利用社会的卫生资源。从一般公民的观点来看，脑死亡没有被明确界定，就可能给开脱谋杀留下又一个侥幸的漏洞。

普通人还会有这样的误解：我国提出脑死亡立法，是为了节省卫生资源而终止对一个人的抢救，这跟我们的伦理道德相悖。执行脑死亡标准，的确能节约卫生资源，但脑死亡立法绝不是单纯为了节约卫生资源而草率对待生命。在当今科学昌明的时代，死亡问题具有很强的科学性。一个按常识判断已经"死亡"的人，在现代医学的拯救下很有可能起死复生。同样，在我们的常识看来还活着的人，按照西方许多国家的法律可以立即判定为死亡，脑死亡就是如此。因此，我们提出、提倡"脑死亡"概念、观念，目的并不是为了获得器官而开展移植，"脑死亡"概念的出现，是医学科学、脑科学发展的结果，是人类对死亡概念的深入和发展，提倡"脑死亡"概念，实践中，客观上有利于器

① 张天锡."脑死亡"不等于"植物人"辨[J].中华神经医学杂志，2005，4(9)：865-866.

官移植。

【本章推荐阅读】

[1]刘俊荣，严金海.医学伦理学[M].武汉：华中科技大学出版社，2019.

[2]郑文清，周宏菊.现代医学伦理学概论[M].武汉：武汉大学出版社，2017.

[3]孙福川，王明旭.医学伦理学(第4版)[M].北京：人民卫生出版社，2013.

[4]翟晓梅，邱仁宗.生命伦理学导论[M].北京：清华大学出版社，2005.

[5]高崇明，张爱琴.生物伦理学十五讲[M].北京：北京大学出版社，2004.

[6]王晓慧.论安乐死[M].长春：吉林人民出版社，2004.

[7]陈忠华.脑死亡：现代死亡学[M].北京：科学出版社，2004.

[8]陈忠华.脑死亡临床判定指南[M].武汉：湖北科学技术出版社，2007.

[9]陈寿灿.当代中国伦理学若干前沿问题研究[M].北京：金城出版社，2011.

【本章思考与练习】

1. 为什么说死亡问题日益重要？

2. 中国传统文化中关于死亡的思想观点有哪些？

3. 中国关于死亡的伦理思想有何特点？对我们今天有何启示？

4. 关于死亡标准的争论过程是怎样的？

5. 美国哈佛大学脑死亡标准的内容是什么？有何影响？

6. "脑死亡"与"植物人"有何区别？

7. 提倡"脑死亡"与器官移植有何关系？

【本章延伸阅读】

中国首例"脑死亡"

2003年2月22日，家住武汉市的毛先生在和家人一起看录像时，突然头昏冒冷汗，很快昏迷。在当地医院抢救后，次日早晨，家人将其转入武汉同济医院，毛先生有严重的高血压和糖尿病，血管硬化，脑部出现血肿，被诊断为脑干大出血。虽经全力抢救，但病情继续恶化。

第二天下午 5 时，毛先生呼吸、心跳突然停止，进入深度昏迷。仪器显示，他的脑电波已经消失，脑部血流停止。用了呼吸机和相关药物后，心跳虽恢复到每分钟 130~140 次，但瞳孔一直是放大的。从临床上看，患者已进入"脑死亡"。但由于"脑死亡"标准尚未进入临床实施，抢救工作仍要继续。

参与抢救的医生之一，"脑死亡"协作组负责人陈忠华教授，多年来一直致力于推动"脑死亡"立法。他解释：人在"脑死亡"后，心脏仍可以依靠机器和药物维持。但如果患者大脑全部功能不可逆地衰竭并永久性丧失，也就是脑部神经死亡后，就不可再生。"脑死亡"就意味着人的真正死亡，脑死亡比心脏死亡更科学。

但是，实施"脑死亡"诊断必须得到患者家属的同意，毛先生的亲属听完医生解释后，同意了"脑死亡"的诊断。

于是毛先生成为我国被实施"脑死亡"标准诊断的第一人，这也是中国大陆首例真正意义上的"脑死亡"病例。他及家人为医学事业做出了可敬的奉献。

（来源：人民网，2003 年 7 月 5 日）

第十一章　安乐死及其伦理

【本章学习目标】

通过学习本章内容，了解安乐死的发展历史，熟悉安乐死的现状、类型，掌握反对和赞成安乐死的各自理由，为树立良好的医学职业素养和伦理精神奠定基础。

【本章学习要点】

◆　安乐死的含义与历史

◆　安乐死的类型

◆　安乐死的现状

◆　反对安乐死的理由

◆　赞成安乐死的理由

◆　慎重对待安乐死

从出生到死亡，是人类繁衍发展的自然规律。到了 20 世纪，人类对于生与死的认识进入了一个新的层次。随着医学科技的进步和生活水平的提高，人们不仅强调生命的神圣，同时也提出了生命的"质量论"和"价值论"，除了关注优生外，人们开始关注"优死"（安乐死）。自 20 世纪 50 年代以来，围绕安乐死这一焦点问题，许多国家的医学界、法学界、哲学界、伦理学界一直在关注、一直在争论。

一、安乐死的含义与历史

死亡大致可以分为两类：一类是死亡在瞬间代替了生命，比如一个人在睡眠中死去，或者一个人因暴病或车祸等意外事故突然间离开了人世，这时痛苦仅仅是留给了仍然活在这个世界上的亲属；另一类是到达死亡的生命有一个临终期(濒死状态),这时生命必备的条件都已经丧失殆尽,死亡成了一场苦难的经历。对于大多数人来说,死亡之前都有一段临终期。在临终期中,患者往往产生剧烈的、难以忍受的痛苦,为了不再延长患者濒死的痛苦状态,人们提出以安乐死来适时地结束患者的生命。

何谓"安乐死"?"安乐死"这个名词(euthanasia)源自希腊文,由安逸(eu)和死(thanatos)两个词素构成,意思是"幸福"的死亡。它包括两层含义:一是无痛苦的死亡;二是无痛致死术。其原意是"无痛地、仁慈地处死",后来更宽泛地指"无痛地、安乐地死去"。

17 世纪以前,euthanasia 是指"从容"死亡的任何方法。17 世纪法国哲学家弗兰西斯·培根在他的著作中把 euthanasia 一词用来指医生采取措施任由病人死亡,甚至加速死亡。他认为,长寿是生物医学最崇高的目的,安乐死也是医学技术的必涉领域。日本学者将 euthanasia 翻译为"安乐死",这一译称为中国学者所接受。安乐死,根据《辞海》的解释,是指因现代医学无法挽救而面临死亡的病人的主动真诚要求,医师为解除其不堪忍受的痛苦而采取无痛苦的措施,提前结束其生命。

目前我国将安乐死定义为:患不治之症的病人在垂危状态下,由于精神和躯体的极端痛苦,在病人和其亲友的要求下,经医生认可,用人道方法使病人在无痛苦状态中结束生命过程。

安乐死并不是一个新问题。在史前时代就有加速死亡的措施,一些游牧部落在迁移时,常常把病人、老人留下来,用原始的办法加速他们的死亡。在古希腊、古罗马普遍允许病人及残疾人"自由辞世"(自我结束生命),并可请旁人助死。在斯巴达城邦,有处死天生病废婴儿的习惯。古希腊柏拉图、毕达哥拉斯等思想家与政治家们,有的赞成当病痛无法治疗时以自杀作为解脱手段。还有的认为,对于老人与衰弱者,经自愿使之安乐死是合理的。

我国最早提及"安乐死"一词的是孟子——"然后知生于忧患而死于安乐也",而这里的"安乐"是安逸之意,并非"好死""善终"之意。含有"好死""善终"之意的"安乐死"一词源于佛教净土宗的思想。净土宗的创立者为唐代善导,专修往生阿弥陀佛净土法门,中国净土宗早期有一本重要著作名为《安乐集》,其中"安乐"一词即为善终之意。

进入中世纪后,基督教、犹太教、伊斯兰教等主张人的生死是神赐(这当然是唯心主义的观点),禁止自杀或安乐死。"文艺复兴"运动带来了人文主义兴起,赋予人以生的尊严,也不提倡安乐死。直到现在,许多国家的成文法都还没有允许安乐死。但是在实际生活中,人们和法庭对医生帮助病人自愿实行安乐死，大多采取比较宽容的态度。

虽然安乐死这种现象自古有之，但是，直到 19 世纪，安乐死才被视为一种减轻死者不幸的特殊医护措施而被运用于临床实践，现代意义上的安乐死由此发端。

一个多世纪以来，安乐死的命运经历了曲折的发展历程。在第二次世界大战以前，欧美国家已有各种形式的安乐死协会成立，如 1935 年在英国正式成立的全世界第一个提倡自愿安乐死的团体。这些组织发起各种活动以谋求安乐死在法律上的认可，在它们的努力下，安乐死开始在全世界受到广泛的关注，并逐渐得到越来越多的人的认同，特别是被动安乐死，由于其符合人类的生死规律及人们的道德情感，更是在更大的程度上被认为是正当的。

但是，在第二次世界大战期间，希特勒借安乐死之名，大行种族灭绝之实，最终使安乐死成为德国纳粹主义屠杀犹太民族、斯拉夫民族和其他民族的工具，致使安乐死在人们心目中显得声名狼藉，人们将安乐死视为一种纳粹主义的主张而加以反对，安乐死合法化的进程也因此受到严重阻碍，有关安乐死的立法也因此而沉默了多年。

第二次世界大战结束以来，人权保障运动风起云涌，人们更多地关注生活方式的多样和生活质量的提高，希望对生命积极的拥有而不再是消极的承受，同时，现代医学的发展与科学技术的进步在极大地延长人类寿命的同时，也使许多身患绝症的病人的濒死期变得相当漫长，使其遭受在自然状态下不会出现的令人难以忍受的摧残与折磨。因此，安乐死问题经历了一段时间的沉默后，在战后重新成为一个全球性的热点问题，并且受到了更为广泛的关注和支持。

对于安乐死的概念，人们往往有着不同的理解，从而造成了实践上对于安乐死概念上的混乱。在实践上导致偏差，结果违背了伦理道德的基本要求，甚至触犯了法律。我们应该怎样把握安乐死的概念，怎样正确理解安乐死，应该把握好以下几点。

第一，安乐死是优化的死亡状态。安乐死是一种死亡状态，不是死亡方式。死亡状态是由死亡原因决定的死亡性质，目前一般分为三种：因生理衰老而发生的生理死亡或自然死亡；因各种疾病造成的病理死亡；因机械的、化学的或其他因素所造成的意外死亡或暴力死亡。安乐死只是优化死亡状态，不构成独立的死亡原因，不构成独立的死亡性质。因而不能构成独立的第四种死亡方式。安乐死可以施行于上述三种死亡方式中，对上述三种死亡的构成进行人工调节，消除死者的死亡痛苦，使死亡过程呈安乐状态。安乐死即安乐的死亡，就是用科学的方法对人的死亡过程进行优化调节，消除死亡痛苦，优化死亡状态，使死亡安乐化。

第二，安乐死不是使人死亡的原因，而仅仅是让"在死者"死得安乐的一种措施。所解决的矛盾不是生还是死的问题，而是死亡质量的问题。安乐死所起的作用不是使人由生转为死，而仅仅是由痛苦转为安乐。使人由生转为死的根本原因是所患的疾病，安乐死不是"为什么死"，而是"死的如何"。人的死亡是一个过程，死亡过程的状态和持续的时间具有一定可调节性，存在着消除痛苦的机制和规律。安乐死就是要驾驭这些机制和规律，对人的死亡过程进行科学调节，消除痛苦，使"在死者"死的安乐。

第三，安乐死不具有杀人目的。安乐死基于人道的原则，以解除人的死亡痛苦为唯一目的，使人死得安乐，以维护人的死亡尊严。以前许多人认为安乐死是"无痛致死"或"仁慈地杀人"，这是错误的看法。因为"无痛致死"或"仁慈地杀人"是指在自杀、谋杀、处决死刑犯情况下才适用，安乐死则不存在这样的意义，因为安乐死不具有任何的"致死""杀人"目的。所以在自杀、谋杀或处决死刑犯时采用的使之舒适的手段，也不应属于安乐死的范围，仅是"无痛致死"或"仁慈地杀人"而已。

第四，安乐死的适用范围。安乐死的适用范围是："存在痛苦的在死者"。这个规定有两个条件：一是"在死者"，即已进入了死亡过程的人，医学上一般称进入"濒死期"的人。只要是"在死者"，不论其是否患病或患有什么病，不论其是否患有不治之症，如普通疾病的晚期等，都在其列。二是"存在痛苦"。消除痛苦是安乐死的目标，没有痛苦的"在死者"也不属于安乐死的适用范围。所以，非在死者、在死而无痛苦者，均不属于安乐死的适用范围。以往把安乐死的适用范围简单地规定为"不治之症的患者"是不科学的，所以我们应将其定义为"已无救治希望的病人"。

二、安乐死的类型

依据不同的角度，安乐死的分类，有不同的表现形式。一般来说，从执行方式的角度，也就是根据医师是否采取行为，可分为被动安乐死与主动安乐死。从患者意愿的角度，可分为自愿安乐死与非自愿安乐死。

被动安乐死(Passive Euthanasia)也称为消极安乐死(Negative Euthanasia)或不作为安乐死(Euthanasia by Omission)，也可用英文"Letting die"来表达，是指停止对垂危病人的治疗和抢救措施，停止对病人的营养支持，尤其是指停止使用现代医学设备和手段抢救病人，听任(让)晚期病人自行死亡。有学者认为"被动安乐死"只是停止治疗和维持的措施，不采取消除痛苦的措施，因此只是"自然地死亡"，不是"安乐地死亡"。这种死亡未必不痛苦，并不具有安乐死的性质，它只是医学上临终处置的一种方式，不应该属于安乐死的范畴。但是有的学者则认为，在目前医学临床上止痛药物和止痛方法的进步，加之临终关怀心理安慰的措施，亦可以使病人在身心两方面减轻或消除痛苦，是可以达到被动安乐死的目的。被动安乐死在国内外不少医院中，实际上早已实施。

主动安乐死(Active Euthanasia)又称积极安乐死(Positive Euthanasia)或作为安乐死(Behave Euthanasia)，美国刑法界也用"Mercy killing"(怜杀)来表达，是指采用积极的措施去结束垂危病人弥留在痛苦之中的生命，具体做法是由医务人员给病人注射毒剂，或者给病人服毒性药品等加速死亡，减轻病人痛苦，使其安然舒服地离开人世。

自愿安乐死(Voluntary Euthanasia)是指病人本人要求或同意采取安乐死，体现了临终或濒死患者的个人主体意愿。

非自愿安乐死(Involuntary Euthanasia)是指对那些无行为能力的病人施行安乐死，如有严重畸形的婴儿、脑死亡(整个脑机能出现不可逆转地停止；没有反应、感受、运动和反射等)病人，他们无法表示自己的愿望，由别人提出安乐死的建议。

对于安乐死的理解，社会上也有广义和狭义之分。狭义安乐死是把安乐死局限于对患有不治之症的病人或死亡已经开始的病人，不再采取人工的方法延长其死亡过程，并且为制止病人被剧烈疼痛所折磨不得不采用可能加速死亡的药物。当前，我国民间对"安乐死"一词的理解多是狭义的。广义安乐死是指因为无法治愈疾病的原因给予患者致死，任其死亡或自杀，甚至把远古时期对老、弱、病、残的"处置"也列入安乐死的范围。

三、安乐死的现状

在美国，1950 年的美国盖洛普民意测验结果显示，36%的人支持不分类别的安乐死。1973 年支持率上升到 53%。1977 年，美国医学会调查结果显示，59%的医生接受被动安乐死，90%的大学四年级学生肯定被动安乐死。1997 年的调查统计，在全美国公众，包括医生当中，支持安乐死的人已经占了多数。1976 年在日本东京举行了第一次安乐死国际会议，宣称要尊重人"尊严的死"的权利。世界上许多国家均以各种形式对安乐死的合法化表示认可，但同时也为其规定了极为严格的法定条件和程序。从总体上说，世界各国对安乐死的合法化还是采取了较为谨慎的态度。

1993年2月9日，荷兰议会通过了默认安乐死的法律，此后又一再放宽安乐死合法化的尺度，使荷兰成为世界上第一个正式承认安乐死合法化的国家。但荷兰法律为医生实施"安乐死"作了相当严格而详细的规定：第一，病人必须在意识清醒的状态下自愿接受安乐死，并且要病人多次提出相关请求。第二，根据目前通行的医学经验，病人所患疾病必须是无法治愈的，而且病人所遭受的痛苦和折磨被认为是难以忍受的。第三，主治医生必须与另一名医生进行磋商以获取独立的意见。第四，医生必须在"安乐死"实施后向当地政府报告等。

1994年10月20日晚，在荷兰首都阿姆斯特丹，近百万市民通过一部名为《他自己选择死亡》的电视节目，目睹了一位63岁的老人接受安乐死的全过程。1999年8月10日，荷兰通过的最新修正案规定，凡16岁以上的人，若患绝症到生命末期，均可自行决定是否接受安乐死，12~15岁的青少年，要求必须经其父母同意，才能实行安乐死。目前，安乐死在荷兰很受公众的支持，80%以上的荷兰人赞成安乐死。

荷兰地方安乐死委员会发布了2017年的最新统计报告，报告显示，2017年荷兰安乐死人数达6585人，较上一年增长8%。99.8%的案例都被认为合规。其中将近90%的病人都罹患癌症、心血管疾病或诸如帕金森综合征和多发性硬化症这样的神经系统疾病。3人处于痴呆症晚期，166人处于痴呆症早期。但随着安乐死人数逐年上升，且执行过程中暴露不少程序问题。令不少专家担忧的是，2017年有83人因为"严重的精神疾病"选择安乐死，这一数字比上一年增加了约一倍。其间甚至出现了因为无法忍受洁癖和酗酒治疗失败而选择安乐死的个案。外界产生疑问：在荷兰安乐死是不是正变得司空见惯，越来越容易了①？

继荷兰之后，2001年10月，比利时参议院批准了安乐死法案：允许医生在特殊情况下，可以帮助患绝症的病人安乐死。2002年5月16日，比利时正式公布了该法案，3个月内法案生效，这样，比利时成为继荷兰之后第二个使安乐死合法化的国家。2011年，比利时接受安乐死的人数为1133人，次年就飙升至1432人，占当年该国全部死亡人数的2%。2013年，比利时安乐死人数继续飙升至1816人，平均每天有5人被注射死亡。其中51.7%是男性，70~90岁的老年人占53.5%，60岁以下的占15%。2013年2月，比利时成为

---

① 观察者网[EB/OL]．2018-03-14．

全世界第一个打破安乐死年龄限制的国家，允许 18 周岁以下的未成年人选择协助自杀，前提是家长同意申请安乐死，以及精神科医生确定其理解安乐死。当时，这项在全世界引起广泛质疑的法案得到 70% 本国民众的支持。据比利时联邦安乐死委员会主席 2015 年 3 月公布的数据，该国每年都有五六十人因心理疾病选择安乐死[①]。精神疾病、心理疾病患者也可以申请安乐死，这在伦理学、法学界引起了很大的争论。

在英国，近年来要求使安乐死合法化的呼声越来越高。据统计，20 世纪 50 年代英国只有不到一半的人认为安乐死应合法化，但目前这一比例已上升到了 82%。1993 年 2 月 4 日，英国最高法院裁定了英国第一例安乐死案件，同意了一位年仅 21 岁患者的父母和医生的申请，停止给他输入营养液。1996 年 4 月 24 日，又裁定允许为 53 岁的珍妮特·约翰逊太太(已成为植物人 4 年多)实施安乐死。1998 年，英国《泰晤士报》报道，尽管安乐死还不合法，但英国已有 2.7 万人在医生的帮助下以安乐死的方式结束了生命。

多数德国人也赞成安乐死。1994 年德国一家民意测验所对 1004 名德国人进行的调查显示，83% 的人赞成安乐死，30 岁以下赞成安乐死的人甚至多达 88%。在德国，安乐死协会的会员 1994 年已达 4.4 万人。1999 年，德国外科学会首次把在一定情况下限制和终止治疗作为医疗护理原则的一个内容。

1992 年 10 月 1 日，丹麦通过了停止延长无药可救的病人的生命的法律，受到了很多人的欢迎，4 个月内就有 45000 人立下遗嘱，表示愿意在必要时接受安乐死。

以色列 1998 年也实行了首例经法院批准的安乐死，耶路撒冷一家医院的医生给一名 49 岁的身患绝症的男性病人注射了致命剂量的麻醉剂。

1996 年 5 月 25 日，澳大利亚北部地区议会通过了《晚期病人权利法》，从而使安乐死在该地区合法化。不过该法案一出台就受到澳大利亚医学会、官方和土著人的强烈反对，1997 年澳大利亚参议院迫于压力不得不通过了禁止安乐死法案，致使仅存半年的北方地区安乐死法案遭到废弃。

在安乐死立法运动中，美国是一个积极的国家，但各州对安乐死的立法不尽相同。从总体上看，有些州反对安乐死，认为不管法律上和道德上都是不能接受的，而有些州已经认定特殊情况下的安乐死是合法的，当然在安乐死的确认方面有着严格的程序。美国 20 世纪 70 年代以来，判例开始明确承认被动安乐死，同时对主动安乐死持宽容态度。1976 年加利福尼亚州州长签署了《自然

① 高珮菁. 比利时：身体健康的人也有权安乐死[M]. 青年参考，2015-07-08：07.

死亡法》(Natural Death Act)。这是美国第一部成文的被动安乐死法，也是人类历史上第一个有关安乐死的法案。

1977 年以来美国有 38 个州通过了《死亡权力法案》，要求医生尊重病人的安乐死愿望。但直至今日美国法律和医疗专业人士仍然对安乐死持极为谨慎的态度，甚至公开反对安乐死，安乐死在美国大部分地区仍属非法行为。只有俄勒冈州于 1994 年通过了一项法律，允许内科医生在特定条件下协助病人自杀，截至 2004 年，208 名俄勒冈人选择了安乐死。不过就美国民众而言，美国最新的民意测验显示现今在包括医生在内的美国公众中，支持安乐死的已占多数。

1976 年，日本东京举行了"安乐死国际会议"，在其宣言中强调指出：尊重人"生的意义"和"庄严之死"，可以说日本是世界上第一个有条件承认安乐死的国家。1995 年 3 月 28 日，日本横滨地方法院判处一名姓"德永"的医生"谋杀晚期癌症病人"。地方法院列出四种允许"仁慈杀死(安乐死)"的条件：(1)病人遭受不可忍受的肉体痛苦；(2)病人不可避免的即将死亡；(3)所有可能减轻其痛苦的医疗手段都已尝试过，不可能有其他办法挽救其生命或减轻其痛苦；(4)病人清楚表达了缩短生命的意愿。横滨地方法院裁定，德永医生的行为没有符合上述条件，因为病人虽然将在几天内死亡，却没有清楚表达自己正遭受肉体痛苦，或主动表达接受安乐死的意愿。德永医生的行为不可视为实施"安乐死"，因此判其入狱两年，缓期执行。

2000 年 10 月 26 日，瑞士苏黎世市政府通过决定，自 2001 年 1 月 1 日起允许为养老院中选择以"安乐死"方式自行结束生命的老人提供协助。不过这一规定本身所涉及的只是苏黎世二三十家养老院。

在法国，"安乐死"一直被视为禁区。刑法明确规定：主动帮助别人死亡视为与谋杀同罪，最高刑期可判无期。但减少临终病人痛苦的大辩论此前一直未停止过。1999 年 4 月，法国国民议会接受了 58 名议员联名提交的"安乐死"立法建议书，2000 年 3 月，法国政府公布了一项关于实施安乐死的调查研究报告。报告认为在法国实施"安乐死"应继续被视为一种"非法行为"，但同时建议在所有医疗方案被证明无效和病人要求的情况下实施减少病人痛苦的方法是可以接受的。2001 年法国各界对安乐死历时 3 年的争执终于有了一个并不明确的定论：在特定的情况下可以实施安乐死，但总前提则仍然将安乐死视为"非法行为"。这等于给法国的安乐死解除了禁锢，尽管只是开了一个小小的口子。2005 年 4 月 12 日，法国参议院通过了 2004 年 11 月底国民议会表决赞成的《临终病人死亡权法》。该法案强调，继续进行固执和不合理的治疗是不可取的。法案规定，医生尊重病人提前提出的终止治疗的选择，哪怕采用会带来可能加速死亡的镇痛药物，医生不承担任何责任。《临终病人死亡权法》实际上并未突破"安乐死属非法行为"的司法瓶颈，不过或许不久的将来安乐死会在法国解禁。

2009 年，韩国正式为一名处于植物人状态的患者摘除呼吸机，实施韩国首例"尊严死"。在韩国，相对"安乐死"而言，"尊严死"一词使用更为普遍，其含义也略有不同。它仅指放弃给患者治疗、任由患者自然死亡的"消极的安乐死"，而不包括注射药物帮助患者死亡的"积极的安乐死"。

韩国于 2017 年 10 月 23 日至 2018 年 1 月 15 日将试行《维持生命医疗决定法》。该法案试行工作分为两个部分，一是事前维持生命医疗意向书的相关资讯、填写及登记；二是填写及执行维持生命医疗计划书。凡年满 19 岁的成人，不论是否患有疾病，都可以填写事前意向书。该资料在患者未来被判定无治疗意义，即将死亡时，可作为拒绝维持生命治疗的资料使用。未填写事前意向书，但病情已至末期，处于临终阶段的患者可要求医生填写维持生命医疗计划书。从 2018 年 2 月起，如果主治医师及相关领域的 1 名专家从医学的角度判断患者已经处于临终期，治愈无望，那么患者可以自己决定是否接受心肺复苏、血液透析、抗癌及人工呼吸器四种维持生命的治疗。但前提是患者必须通过填写"事前维持生命医疗意向书"和"维持生命医疗计划书"明确表明不接受维持生命的治疗。

改革开放以后，安乐死的观念传入中国，并很快成为人们普遍关注的热门话题。1987 年 4 月，在第六届全国人大第五次会议上有王群等 32 名代表提出101 号提案，建议制定《安乐死条例》，这标志着安乐死的立法问题从那时起就被提到立法机关的议事范围之内。

在 1988 年七届人大会议上，严仁英在议案中写下这么短短几句话："生老病死是自然规律，但与其让一些绝症病人痛苦地受折磨，还不如让他们合法地安宁地结束他们的生命。"1986 年 12 月 24 日，中国社会科学院哲学所、北京医学哲学研究会、中国自然辩证法研究会联合邀请了 30 多位医学界和哲学界人士座谈关于安乐死的问题，中央人民广播电台于 1987 年 1 月 22 日在《午间半小时》节目中播出了讨论会的录音。节目播出后，节目组收到了邓颖超同志的来信，信中说："今天你们勇敢地播出了关于'安乐死'的问题并希望展开讨论，我很赞成，我认为'安乐死'这个问题是唯物主义的观点。我在几年前已经立下遗嘱，当我的生命要结束……千万不要用抢救的办法。这是我作为一个听众参加你们讨论的一点意见。"她还再次强调对安乐死的赞成态度，并且建议有关部门立法。

从 1992 年起，在每年的全国人民代表大会上，提案组都会收到有关安乐死的提案，要求国家立法，使安乐死合法化。1997 年，来自 17 个省市的伦理学界、医学界、法学界近百名专家学者在上海举行了第一次全国性的"安乐死"学术讨论会，会上争论得非常激烈，多数代表拥护安乐死，个别代表认为就此立法迫在眉睫。看来安乐死立法已不能回避了。虽然安乐死在我国还处于争论阶段，但是现在上海等一些城市已经开始悄悄地施行安乐死。只是目前还没有一例是经过官方医疗单位的正式批准后进行的，而是首先由患者提出要求"死的权利"，写一份遗书："本人系无法忍受病痛而死，与旁人一概无关，口说无凭，立此存照。"然后经家属同意，由医生悄悄地进行。但法律实现的是大多数人的意志，安乐死是否符合大多数人的意志，眼下尚无科学性的调查结果。而且法律付诸实践，就有极大的强迫性，一旦安乐死立法，它就像横在病人面前的一把双面刃，用得好，就可以真正解除病人的痛苦；用得不好，就可能成为剥夺病人选择生命权利的借口，被不法不义之徒滥用。

目前，我国赞成安乐死的人主要是老年人和高知阶层人士。据北京、上海、河北、广东等地调查，民间测评安乐死赞成率很高。上海对 200 名老人进行了安乐死意愿的问卷调查，赞成率为 73%。在北京的一次同样的调查中，认为目前国内可实施安乐死的支持率则高达 79.8%，85%以上的人认为安乐死符合人道主义。

据《健康报》报道，有关部门对北京地区近千人进行的问卷调查表明，91%以上的人赞成安乐死，85%的人认为应该立法实施安乐死。在对某医学院 172 名学生进行调查时发现，赞成对伴有难忍痛苦的绝症患者实施安乐死的达 77%，因法律无明文规定而表示说不清的占 16%。可见无论是青年人还是老年人，无论是医务工作者还是非医务工作者大多赞成安乐死，都希望有相应的法律予以规范。

在 1995 年召开的全国人民代表大会上，著名医学专家胡亚美、严仁英两位代表提出了安乐死议案。广东代表、华南理工大学教授谭盈科提出建议立法支持"安乐死"的议案，获得 31 位广东代表的附议后已提交有关方面。在我国第二届"安乐死与临终关怀"研讨会上，许多专家、学者建议早日推行安乐死，尽快给安乐死立法。这些都说明，安乐死在我国也越来越受到公众的关注和赞同，受到学术界、法律界的重视，安乐死立法已经成为一个迫切而又现实的问题摆在了我们面前。

四、安乐死的伦理争论

安乐死一直以来就是国内外争议较多的医学伦理难题。我国法律暂未接受这一概念，事实上，就是在法律上接受并承认安乐死的国家，其安乐死标准和范围也是不易确定的。2005 年，世界范围内关于"安乐死"的伦理争论由于美国特丽·夏沃案例再度掀起高潮。

2005 年，美国佛罗里达州女植物人特丽·夏沃(Terri Schiavo)的命运备受全球各界广泛关注，引起人们重新讨论"安乐死"这一涉及法律和生命伦理范畴的议题。

1990 年，特丽·夏沃因心脏病发作而成为植物人，15 年来一直依靠人工进食管维持生命。她的丈夫迈克尔·夏沃说，特丽曾经说过自己不愿依靠人工来维持生命，要求对她实施安乐死；而特丽的父母则认为女儿会笑、会哭，也会对周围的声音做出某些反应，因此强烈要求维持其生命，以等待有朝一日科技的新进展可以让女儿康复。为此，他们和特丽的丈夫打了 10 年官司。其间，特丽的进食管曾经两次被拔掉，然后又被重新插上。2005 年 3 月 18 日，美国佛罗里达州第六巡回法庭裁定对维持植物人状态已 15 年之久的特丽·夏沃实施"安乐死"。但她的父母向佛罗里达州州长求援，州长签署了延续特丽生命的命令。但州第六巡回法庭坚持认为，特丽的脑部损坏非常严重，恢复感知能力已经不存在任何希望，所以最终还是决定拔掉特丽的进食管。

根据法庭的裁决，医生再次拔除了维持特丽生命的进食管，使其进入"自由死亡"状态。在这之后一到两周内，如果不重新插上这根管子，41 岁的特丽将被实现安乐死。为此，时任美国总统布什特地中断休假赶回华盛顿，于 3 月21 日签署了美国国会史无前例通过的紧急法案，要求联邦法院再作决断以延续特丽·夏沃的生命。布什在白宫发表声明说："我国的社会、法律和法庭必须有重视生命的推定。""我今天签署法案，使之成为法律。法律将允许联邦法庭审理特丽·夏沃提出或代表她提出的请求，即不要妨害她想留住或除去维生所需的食物、流液或者医疗的权利。"而联邦法官 22 日裁定，拒绝女植物人父母为爱女恢复进食管的要求。联邦地区法官詹姆斯·惠特莫尔裁决说，特丽·夏沃的父母未能证明佛罗里达州法院所做出的拔除进食管的决定侵犯了特丽·夏沃的权利，相反特丽·夏沃的"生命和自由权利"受到了州法院的保护。尽管"决定艰难、时间紧迫，但本庭被迫依照法律衡量本案"。3 月 31 日，特丽在其进食管被拔除 13 天之后死亡。

曾有整整两个星期，美国所有媒体日日夜夜跟踪着特丽·夏沃的命运。当特丽在和死神周旋的时候，美国朝野分成两个阵营，一是特丽父母的阵营，主张让特丽在人工营养管的作用下继续活下去；另一个是特丽丈夫的阵营，主张撤掉特丽的营养管，让其慢慢死去。

有评论说道，也许，特丽根本感觉不到断绝水和营养之后肌体深处萌生的饥渴；体会不到生命将要走到尽头的恐惧；意识不到她渐渐微弱的脉搏正如惊堂木一样，一下一下敲击着佛罗里达州以至美国最高法庭；更不能在这场以她为中心展开的道德伦理、法律人权、监护规则、政治信仰的较量中自由表现出她自己的倾向。也许，特丽早在 15 年前就已经告别了生命，只是在两个世界之间漂浮不定。假若她真的对人生没有一丝眷恋的话，为什么又总是默默地给奇迹一次又一次的机会？从单纯医学的角度考虑，这场围绕是否保留维持特丽生命的饮食管道的分歧源于如何判断病人的意识状态。观察一个人是不是清醒似乎并不难。但要想区别脑损伤病人究竟处于"临界清醒状态"还是"永久性植物状态"，却需要一双经过神经科专业训练的眼睛。

在过去的 15 年时间里，尽管神经科医生们对特丽的病情和预后做过无数次会诊，特丽·夏沃的丈夫和双亲之间始终存在着严重的分歧。根据处于中立地位、不倾向于任何一方的医生诊断，特丽的病情属于"永久性植物状态"。也就是通常所说的"植物人"。处于植物人状态的患者因为严重的大脑损伤，有时看上去好像觉醒、对周围环境和自我存在却完全没有知觉。多数情况下，病人的意识都会从昏迷开始，逐渐发展到植物人状态。进入到植物人状态的患者对外界刺激没有感觉和反应，事实上与不清醒和昏迷没有多大区别。虽然病人常常出现觉醒—睡眠的周期交替；有时也会表现为长时间觉醒；甚至保留一定程度的行为活动，如磨牙、吞咽、微笑、流泪、呻吟、大叫等，容易给人以"病人恢复知觉"的错误印象。然而归根结底，这些行为表现都是在缺乏外界刺激的情况下，病人身体做出的随机活动。决定病人清醒状态的主要标准是看她是否对外界刺激作出反应。植物人和处于临界清醒状态病人的主要区别之一，就是前者除了可能对疼痛刺激有反应外，对其他形式的刺激都无动于衷。

特丽的父母却不认为自己女儿完全属于植物人。首先，特丽并非处于昏迷状态，不需要传统意义上的医疗救助设施(如呼吸机)来维持生命。多数情况下，植物人大脑损伤涉及主管呼吸和心跳功能的生命中枢，也就是位于延髓部分、与生命活动紧密相关的神经中枢。这样的病人必须依靠呼吸机来维持生命。15 年前心脏骤停虽然使特丽的大脑皮层受到严重损伤，并且造成部分失明，但生命中枢的工作尚能维持正常，不需要采取医疗手段来维持呼吸、血液循环。为了防止从口腔喂饭、喂水带来的吞咽负担，以及饮食误入气管造成吸入性肺炎，唯一需要人工维护的就是供应饮食的管道。自从特丽生病的那一天起，她就依赖这根饲管维持生命必需的水和营养。无论如何，特丽父母不同意把靠饲管生存和依赖呼吸机维持生命当成是一回事。另外，对于特丽是否对外界刺激保留知觉的问题，她的父母也有非常强烈的看法。在他们眼里，特丽会笑、会哭、能活动，还试着要说话的样子；有时好像要叫"爹"叫"妈"；问她问题时好像在回答"是"。有时母亲吻她的时候，特丽也好像要翘起嘴唇、做出亲吻的姿势。所有这些行为活动在父母看来都说明特丽有进一步改善的希望。如果仅仅从录像资料分析，先后33位医生、其中包括15位神经科医生也同意，认为特丽应该接受进一步检查治疗。

特丽丈夫请的医生却不以为然。确认病人始终处于永久性植物状态。而平时表现出来的行为活动也不过是植物人常常出现的反射性行为和随机活动，并非有知觉的证据。治疗效果不会对她的状况有丝毫影响。在医学上没有黑白分明的界线。没有人能够直接感觉特丽的身心经历，只能通过人为的检查手段对病情作出推测。很多情况下，即使是同样经过神经科专业训练的眼睛也可能看出不同的结论。

为确定特丽大脑损伤的程度，法庭曾要求明尼苏达州立大学的神经科医生罗纳德·库安福特对特丽作出诊断。通过CT扫描，发现特丽的大脑皮层已经出现大量萎缩；通过电脑图检查，显示她的大脑皮层电位全然消失。也就是说，至少大部分大脑皮层结构已经彻底损坏，而取代神经组织位置的是脑髓液。大脑皮层是人体感受自身和外界做出理性和情感反应的神经中枢。失去了大脑皮层、生理上检测不到脑电活动，按照今天的医学标准，完全可以证明病人的高级意识活动已经消失。

最后，由5位医生组成的小组对特丽本人、病历档案、大脑扫描检查和录像资料作了进一步检查。这5位医生中，2位受特丽父母之邀，2位由特丽丈夫委托，1位由法庭指定。结果，代表特丽双亲的医生支持自己的委托人；而另外3位医生的结论支持特丽丈夫的说法。在专家意见不能统一的情况下，法官裁定特丽的病情应属于植物人范畴，任何治疗都不会改变病人现状。

在美国佛罗里达州，对植物人采取医疗救助的时间期限由病人的法定监护人决定。特丽的法定监护人是她的丈夫。根据她丈夫的声明，特丽曾以口头形式表明，她不愿依赖人工方式维持生命。法庭也因此决定停止用饲管输送水和营养液。显然，特丽的生命在没有营养液支持的情况下，正逐渐趋于衰弱并最终告别人世。与此同时，特丽父母和丈夫双方的呼声都有增无减。目前争执的内容已经上升到司法、人权、宗教等领域，大大超出医学实践所能干预的范畴，为世人留下一个难解的命题①。

安乐死是道德还是不道德呢？国外不少医学家、伦理学家十分赞成自愿的安乐死，认为这是病人对痛苦的一种解脱，只要符合病人的利益，安乐死是允许的。有些学者则不赞成，他们认为每一个人都有权活着，医生的道德责任是救死扶伤，任何的安乐死都是不道德的。种种看法形成了三种派别，一种是支持安乐死派，另一种是反对安乐死派，还有一种是慎重对待安乐死派。

（一）反对安乐死及其理由

在关于安乐死的伦理争论中，主要有两种针锋相对的观点。一种观点坚持反对安乐死，属于反对安乐死派，其理由在于：

第一，尽管安乐死出于免除病人痛苦的动机，尽管人们认为这对病人和家属都是件好事，但事实上，家属不仅要承担失去亲人的痛苦，而且不得不面对来自社会、家庭、亲属等各方的压力。

第二，安乐死的行为或许是出于病人的意愿，但在病痛、恐惧和精神压力的情况下，病人要求安乐死的意愿未必是其理智而真实的意愿表达，有的只是精神空虚或一种暂时的要求，病人做出的决定或许并不是理性的，其真实的动机是有疑问的。

第三，生命对于人是第一重要的，生命与世界上的其他事物相比具有至高无上性，离开了生命，世界上万事万物就失去了存在的意义。人的生命是自然的，神圣的，人们只是自己生命的侍者，生死应当听候自然的安排，"身体发肤，受之父母。不敢毁伤，孝之始也"。无论何种安乐死，都是违背生命神圣论的。

第四，俗语说"好死不如赖活着"（To Live Is Better Than to Die）。活着总比死了好，因为不管死得如何痛快，这代表的是一切现实的结束，包括"希望"！可是只要活着，虽然活得很痛苦，很绝望，但总是存在着"希望"！也许这个"希望"在遥远的未来才可能实现，可是再怎么说，这还是"希望"啊！但一死，什么都没有了。生存、生命是存在，是肯定价值；逝去、死亡是否定，是否定价值。安乐死就是加速死亡，奔向死亡，就是加速否定，加速虚无。再怎么绝望的境地，只要活着就存在着希望，而不管你用何种方式死去，一切成空。生

---

① 薛东．特丽·夏沃：谁动了我的导管？［EB/OL］．http：//www.sina.com.cn，2005-04-07，南方日报．

存、生命的价值要永远高于死亡的价值。

第五，生命伦理学要求医生必须尽一切可能救助病人的生命，自古以来医师的天职就是治病救人，延长患者的寿命（生命），而安乐死可能使医生放弃挽救病人生命的努力，也有违于医学的内在本质和使命。一旦在医疗实践中允许安乐死，医学、医疗的本质就改变了，安乐死不属于医学、医疗的范畴。反对者认为，允许安乐死，医学、医疗就变成了社会工程学，变成了依据医生主观判断患者生命价值大小、高低的工具，与医学、医疗本质背道而驰。

第六，各国法律、道德、舆论和风俗习惯，对痴呆、严重畸形、伤残乃至各种濒临死亡的人，普遍采取极其宽容的态度，这是人道主义精神在全人类中的普遍体现。人类只有从尊重最弱的人做起，才能保持自己的尊严。不能把个人尊严和个人自由简单扩大到可以结束濒危病人的生命。

第七，每一个生命都有一定的价值，都是人类的组成分子，社会对各个社会成员不仅有安置的权力，也有保护的义务，对有些被误认为是社会"负担"的患者进行救治，是人类社会的基本职责。

第八，不可逆的诊断标准未必准确，不仅医学的发展可以使绝症可治，现实中更有许多病例是医学无法解释的奇迹（如植物人数年后苏醒），应该给病人机会，而安乐死在一定程度上使医务人员放弃探索"不治之症"的责任，并有可能导致错过病人得以转危为安的机会，医学研究也会受到影响。

第九，法律允许安乐死可能会被别有用心的人利用来犯罪，病人家属、医生可能为了个人的利益（如获得医疗保险费）利用安乐死谋杀病人，历史上更有过纳粹借安乐死来进行屠杀的历史教训。

（二）赞成安乐死及其理由

安乐死的出现，是科学技术尤其是医学科学技术发展的结果，是人类生死观念变化发展的结果，是社会文明进步的结果。社会上也有许多人赞成安乐死，属于赞成安乐死派，其理由归纳起来主要有：

第一，安乐死可以免除临终病人的痛苦，对于垂危病人的痛苦不采取措施反而是不人道的。

第二，社会资源是有限的，对一个救治无望的绝症患者投入大量的医疗力量、医疗资源，实际上是人财物等资源的浪费，应当将这些宝贵而有限的医疗资源节省下来，用于救助那些可能治好的病人，安乐死可以免除巨额的医疗费用，不仅解除病人家属的经济负担，而且有利于社会医疗卫生资源的公正分配。

第三，安乐死是人的自主性的最终体现。生命只属于个人，人有生的权利，也应有选择死亡方式的权利(这是自由主义者的主张，集体主义者即使赞同安乐死，一般也只主张消极安乐死。他们认为，个人生命是人类集体生命的组成部分，前者应服从于后者，个人是否可以实行安乐死要看对集体利益是否合适)。

第四，人的尊严具有最高价值，尊严使人有选择的自由，包括结束自己生命的自由。脑死亡患者、癌症晚期患者等处于生命末端的病人，整天处于医生、护士、家人等的全程照护之中，依靠医疗仪器设备或药物维持生存时间，没有人的尊严和隐私。我们知道，人的个人隐私、尊严是建立在个人独立生活的基础之上的，没有个人的独立性，个人尊严就大打折扣。

第五，追求生命质量是实现生命价值的重要目标，当一个人的生命只具有纯粹生物学意义上的存在或是只能在巨大痛苦中等待死亡时(生命质量已大大降低)，医生却硬要拖延时间以使他承受痛苦，实际上是对病人的虐待，恰恰是一种不人道的做法，因此，当病人濒临死亡而且不可逆转时，没有必要以人道或人性为理由付出高昂代价去换取低质量的生命。安乐死帮助病人结束生命，免除痛苦，减轻家属的精神压力，是符合人道主义的。

第六，死亡并不永远是人类的敌人，应正确看待死亡。生和死都是宇宙万物的基本问题，死亡不过是事物的自然序列中的一环。因而，主张安乐死是人类社会进步的表现。现代人的人生观里就应该包括正确看待死亡的死亡观，安乐死是现代人正确死亡观的内容。

(三)慎重对待安乐死

即便是在赞同者内部，关于安乐死的实施对象，也还存在很大分歧。有人认为安乐死的对象主要有三类：植物人、脑死亡者、身患绝症濒临死亡而又极度痛苦者。也有人主张安乐死的对象主要是两种病人：一是身患绝症处于晚期而极度痛苦的病人；二是有严重残疾，生命质量和生命价值极其低下或已基本丧失生命价值的病人，如不可逆的植物人状态或已发生脑死亡者，严重畸形且医学上无法治疗的胎儿、新生儿等。还有学者将植物人和严重先天缺陷的新生儿排除，提出安乐死的实施对象应是"医学上无法挽救存在痛苦的濒死者"。

综观安乐死合法化纷争之双方的观点，如何看待人的生命与生命权、个人能否自由地选择死亡，是他们的主要分歧。古希腊哲学家普罗泰戈拉说过："人是万物的尺度。"人类社会有史以来的所有行动和思考，从最终意义上讲，也的确未能超出我们人类自身的立场和价值取向。个人生命的存在与发展、人类种群的存在与繁衍，是我们考虑一切问题的前提。但被视为个人权力和利益的生命在安乐死的争论中却不得不面临更为全面的审视：人既然有生存的权利，为何就不能有死亡的权利呢？法律应不应该保护个人对其生命的自由选择权？

安乐死中对于生命和生命权的争论，首先是在人的本质的认识上存在分歧。客观地说，人是生物人和社会人的综合体，前一种理解使人类跨越种族、民族差异而具有普遍的共性，后一种理解则使人类真正有别于其他动物。赞同安乐死的人一般都更加重视个人的尊严及其社会意义上的生存，往往以生命的质量来评判生存的意义、生命的价值。而多数反对安乐死的人则更注重从人的共性上来看待生命的意义，再大的肉体痛苦、精神折磨甚至是丧失了意识，都并不能降低其作为人的意义和生命的价值。就像密尔说的那样，即使是痛苦的苏格拉底也比最快乐的猪幸福。

在自愿安乐死中，病人和普通自杀者一样，都有死的意愿。不同的是，对于任何能够独立完成自杀行为的人而言，他无疑有选择死的个人自由，因为在仅涉及他本人的行为中，自由原则主张任何人"对于他自己的身和心，个人乃是最高的主权者"。而自愿安乐死的病人不能像普通自杀者那样由自己独立完成自杀的行为，必须通过亲属、监护人尤其是医生的帮助才能实现他死的愿望，其死的自由便不再是"仅涉及本人"的行为了。亲人和医生若要满足他的愿望，就要冒着杀人的危险，他们不得不考虑其协助行为的性质及后果。自愿安乐死既然已经涉及他人，主张死亡的病人就有了对他人和社会的义务，其自由就应当是有限制的，反过来说，也就是社会取得了干涉的权力。至于非自愿安乐死的情形，不仅涉及他人协助自杀的问题，在此之前更涉及监护人或亲属以推定方式代理病人表达意愿的行为。反对者正是基于对自由的这样的认识才抵制安乐死合法化的。

安乐死是否正当的问题，不仅在司法界、医学界是一个争论不休的问题，就是在社会上也是一个热门话题。虽然在学术界，有越来越多的人赞成安乐死，但是，我们需要面对这样一个现实，即当今世界上只有荷兰和比利时以法令的形式正式承认了安乐死，其他国家，无论是大陆法系的代表法国、德国，还是英美法系的代表英国、美国，对安乐死都采取了十分谨慎的态度，它们都没有明确地以法令的形式承认安乐死合法，而是采取各种其他的形式，对个案中的行为人减轻或者免除刑事责任，即有的学者所说的"安乐死的非犯罪化"。事实上，就是在法律上接受并承认安乐死的国家，其安乐死标准和范围也是不易确定的。

　　我国从 20 世纪 80 年代初开始公开讨论安乐死问题，目前尚没有安乐死的成文法，法律界也未接受这一概念，但安乐死在我国以隐蔽方式已经实施了很久。在理论上，安乐死在道德上的合理性与在法律上的违法性的悖论应该早日解决。在实践上，应该规范和控制安乐死的实施，以杜绝目前安乐死实施中的混乱，这种规范和控制的最佳方式是运用法律这个最有约束力的社会控制手段。由此可见，制定一部有关安乐死的法律是很有必要的，但各界对我国是否具备安乐死立法条件，仍无一致定论。

　　由于安乐死立法涉及国家政策的权衡和制定，这就决定了它不只是一个医疗问题，而是一个需要首先对之进行伦理判断和哲学思考的问题。目前我国有关部门对安乐死的概念、伦理理由、与安乐死立法相关的一系列伦理学依据以及有关法律问题的理论研究还是很不够的，而且我国的医疗卫生法制尚不健全，如果匆忙立法，被滥用的可能性很大。所以，应该针对有关安乐死的问题进行积极的研究和论证，以期尽快达成共识，以规范和控制我国的安乐死实践，防止滥用。

【本章推荐阅读】

[1] 刘俊荣，严金海. 医学伦理学 [M]. 武汉：华中科技大学出版社，2019.

[2] 郑文清，周宏菊. 现代医学伦理学概论 [M]. 武汉：武汉大学出版社，2017.

[3] 孙福川，王明旭. 医学伦理学（第 4 版）[M]. 北京：人民卫生出版社，2013.

[4] 翟晓梅，邱仁宗. 生命伦理学导论 [M]. 北京：清华大学出版社，2005.

[5] 高崇明，张爱琴. 生物伦理学十五讲 [M]. 北京：北京大学出版社，2004.

[6] 王晓慧. 论安乐死 [M]. 长春：吉林人民出版社，2004.

[7] 范瑞平，张颖. 建构中国生命伦理学：新的探索 [M]. 北京：中国人民大学出版社，2017.

[8] [美] 罗纳德·M. 德沃金. 生命的自主权：堕胎、安乐死与个人自由的论辩 [M]. 郭贞伶，陈雅汝，译. 北京：中国政法大学出版社，2013.

[9] [美] 德沃金，弗雷，博克：安乐死和医生协助自杀 [M]. 翟晓梅，邱仁宗，译. 沈阳：辽宁教育出版社，2004.

[10] 陈寿灿. 当代中国伦理学若干前沿问题研究 [M]. 北京：金城出版社，2011.

【本章思考与练习】

1. 什么是安乐死？你是怎样理解的？
2. 安乐死是如何分类的？有什么实践意义？
3. 国际上，安乐死的现状如何？
4. 赞成安乐死的理由有哪些？你是如何看待的？
5. 反对安乐死的理由有哪些？你是如何看待的？
6. 你如何看待慎重对待安乐死派？

【本章延伸阅读】

中国首例安乐死案

1986年6月23日，一位名叫夏素文的女病人住进陕西省汉中市人民医院。经医院检查，确认病人已处于肝硬化晚期，伴有肝性脑病、肝功能丧失代偿。虽经多方抢救，病情仍不能控制。6月27日晚，病情恶化危急。28日，病人的小儿子王明成和小女儿看到病人痛苦难忍，提出能否采取措施，尽快结束病人的痛苦。医院对病人家属的这一要求开始不同意，但在病人子女的再三要求下，医生分两次给病人注射了100多毫升复方冬眠灵。事前在处方上写明了家属要求"安乐死"，并由王明成签了名。29日凌晨5点，病人死亡。汉中市公安局以故意杀人罪逮捕了两名当事医生和死者的小儿子、小女儿，后因案情特殊曾一度改为取保候审。

此案时隔3年半后于1990年3月15日正式开庭审理，但由于法庭辩论存在明显分歧，仍未能得出明确的结论。1991年5月17日，陕西省汉中市人民法院对此案作出了一审判决，依法宣告两被告人无罪。法院认定，被告人为身患绝症的病人夏素文注射加速其死亡的药物不构成犯罪。而原告则认为，被告的行为构成了犯罪，因而依法提起抗诉。1992年6月25日，汉中市人民法院依法驳回抗诉，维持原判，宣告两被告人无罪。至此，我国首例安乐死杀人案从1986年7月3日立案，经过了6年的漫长审理后终于有了结果。虽然这起案件已经画上了句号，但其意义和影响已远远超出了医学和法律范围，引起了社会各界广泛的关注，也正是从1992年起，在每年的中国全国人民代表大会上，提案组都会收到有关要求安乐死立法的提案。

在为身患绝症的母亲实施了"安乐死"17年后，我国首例"安乐死"案主要当事人之一王明成因患晚期胃癌不堪病痛折磨于 2003 年 6 月 6 日提出为自己实施"安乐死"。王明成在向医院提出"安乐死"的请求时，同时表示愿将自己的器官无偿捐献出来。接到王明成的"安乐死"书面申请后，医院明确表示，在没有明确法律规定的情况下，不可能为王明成实施"安乐死"。两个月后，王明成离开人世，留下一个饱受争议的话题——"安乐死"！

"安乐死"面临着巨大的医学难题。什么样的病人才是无法治愈的？什么样的痛苦才是病人难以承受的？对此，临床上经常很难断定。临床医学是在不断探索、实践中逐步发展的，有些病症看上去已无救治的可能，而实际上又有"起死回生"的希望；有些病症目前无法治愈，但是几年、十几年之后就有可能被治愈了；有些意志力薄弱的患者，可能会因一时痛苦而自愿放弃治疗；有些病人家属，可能是因为不愿意受拖累才请求医生对病人实施"安乐死"，不一而足，在具体的临床实践中，医生如何应付、甄别种种复杂的情况，并不是一件容易的事情。

"安乐死"不仅是一个伦理问题、医学问题，更是一个法律问题。如何才能避免不法之徒借实施"安乐死"之名，行谋杀病人之实？"安乐死"一旦开禁，会不会导致"安乐死"的滥用？这是最令人担忧的。目前，我国没有通过安乐死专门法律，也意味着安乐死并没有合法化，临床医师更是没有操作的依据。因此，目前，我国安乐死还处于争论之中。

第十二章　临终关怀的伦理

【本章学习目标】

　　通过学习本章内容，了解临终关怀的历史与发展，熟悉临终关怀产生的背景和现状，掌握临终关怀概念和临终关怀的伦理学意义，为树立良好的医学职业素养和伦理精神奠定坚实的基础。

【本章学习要点】
◆　临终关怀的概念
◆　临终关怀的历史与发展
◆　临终关怀产生的背景
◆　临终关怀的现状
◆　临终关怀的伦理学意义

　　在生物进化的过程中，人和动物一样，都是自然界的产物，个体生命从出生开始，就注定要走向死亡，死亡也是人类的宿命。当人类用尽各种方法追求个体生命长生不老、长生不死的希望破灭后，人类不得不承认和接纳死亡这一残酷而又不能回避的事实。临终与死亡、临终关怀、无效治疗、放弃治疗等生命伦理学问题，人类不断地探索与实践。

一、临终关怀的概念

　　随着社会的进步，科学技术的发展，生活水平不断提高，人们对于卫生保健的需求日益提升。人们不仅期望健康长寿，也开始越来越多地关注临终与死亡问题，提高生命的质量，重视生命的价值。如何让处于临终阶段的生命个体舒适、安详、有尊严，是临终关怀伦理学所要研究与探讨的问题。

　　临终关怀(hospice care)可以说是一门新兴的学科，也可以说是医疗卫生

190

保健中的一个新生项目、新的医疗护理实践。临终关怀萌芽于 17 世纪，"Hospice"（临终）一词源于拉丁语 Hospitium，意为 inn 即"小旅馆"和"客栈"的意思。该词的使用始于中世纪的欧洲，指设立在修道院附近，为朝圣者与旅行者提供中途休息和获得给养的场所（驿站）。到了 19 世纪 70 年代末和 80 年代初，Hospice 的含义已经演变为主要为所在社区中需要照顾的贫困者和临终者提供帮助的慈善性收容、照护机构。

Hospice 以英国的"圣卢克济贫医院"和"圣约瑟临终关怀院"为代表的近代的建立，标志着 Hospice 的含义已经演变为主要为临终病人提供照护的机构。这些机构的建立和发展，为现代临终关怀运动的兴起奠定了实践基础。现引申其义，用来指一套组织化的医护方案，帮助那些暂停于人生路途最后一站的人，其重点是着眼于对死亡前病人的疼痛的控制及死亡后家属情绪的支持，抱着对生命的尊重和敬畏，去了解那些病人，使患者在余下的时间里获得尽可能好的生活质量，活得有意义、有尊严。

根据世界卫生组织（WHO）所下的定义，临终关怀是对无治愈希望病人的积极与整体性的照顾。临终关怀不以延长临终者生存时间为重，不追求猛烈的、可能给病人增添痛苦的或无意义的治疗，而以提高患者临终阶段的生命质量为目的，要求医务人员以熟练的业务和良好的服务来控制病人的症状，为生命末期的病人及其家属提供缓和性和支持性照护，以及病人死亡后对家属进行心理辅导。

20 世纪 60 年代发展以来，临终关怀逐渐成为一种新兴的医疗保健服务项目。美国、德国等医疗发达国家，临终关怀发展到由医生、护士、心理学工作者、社会工作者、宗教人士和志愿者等多学科、多领域的人员组成的团队医疗保健服务。

临终关怀是新兴的医疗保健服务项目，服务对象既包括临终病人又包括病人（患者）家属。服务内容不单纯是医疗、护理服务，还包括心理咨询与心理辅导、健康教育、死亡教育、精神和社会支援、居丧照护等涉及多学科、多方面的综合性服务。

临终关怀服务范围通常包括四个方面：疼痛和其他症状控制、心理精神关怀、社会支援、居丧照护。服务方式多样化、本土化。任何国家和地区的临终关怀服务的基本方式的形成和发展，与其社会经济发展状况、文化背景、道德习俗和医疗保健制度密切相关。对临终病人及其家属的全面照护，宗旨是使临终病人的生命质量得到提高，能够无痛苦、舒适、安详和有尊严地走完人生的最后旅程；同时使临终病人家属的身心健康得到保护和增强。

临终关怀是新兴的交叉学科，临终关怀学与医学、护理学、心理学、社会学、伦理学、宗教学、经济学等学科密切相关，形成交叉关系。临终关怀学科可分为临终医学、临终护理学、临终心理学等分支。

二、临终关怀的历史与发展

临终关怀的历史可以追溯到公元前。早在 2400 多年前，古希腊的哲学巨匠柏拉图(Plato，前 427 年—前 347 年)就曾在其《理想国》一书中，提到家庭对于个人所能产生的安慰与支持。比利时某个社区在中世纪时就已设立了"温暖之家"。1842 年，法国有位女士在里昂为久病不治的人盖了一所医院，成为临终关怀护理院的雏形。不论从哪一点看，在过去的几个世纪间，西方社会绝大部分的中等之家及经济不算富裕的家庭，在其家人病危临终时，都多多少少地依赖公共救助机构，诸如养老院、精神病院等。但是，这些机构制度均不够健全，而且往往忽略了病人临终前的各种生理及心理上的需求。因此，在世界范围内，临终关怀学作为一门相对独立、成体系的学科存在开始于 20 世纪。

现代临终关怀运动起源于 20 世纪 60 年代。创始人桑德斯(Cicely Saunders)博士身兼医生、护士及社会工作三大专业。在 50 年代，她就在长期为癌症患者服务的临床工作中，发现生命垂危的癌症病人得不到合适的护理，患者家属也不知道如何照顾患者。为了改变这一医疗实践现状，1967 年在英国伦敦东南的希登汉，桑德斯博士和许多热心奉献的人经过多方筹划与准备，依靠多种捐款建立了"圣克里斯多福安宁医院"(Saint Christopher's Hospice)，率先尝试以医疗团队全程陪伴癌症晚期病人，并辅导家属度过哀恸期的医疗照顾方式。"圣克里斯多福安宁院"是现代第一所真正意义上的临终关怀医院，作为一所慈善机构，它的教学、研究方案的推动，家庭护理的实施及大部分病床都是由英国健康服务组织协会赞助支援的。桑德斯(Cicely Saunders)的成功"点燃了世界临终关怀运动的灯塔"，影响随之波及全球，很快临终关怀在美国、英国、日本等发达国家不断得以壮大。

1974 年，美国建立了首家临终关怀医院——新港临终关怀院，随后全美 80 个城市联合起来，以一种"理念肯定"的形式创建了第一个临终关怀方案并极力向大众推广。这些热心的提倡者，希望能够建立一套特殊的安养方案，去帮助那些垂死的病人得以善终最后的人生岁月，不论病人病逝于何处，临终关怀所提供的照顾，都希望在病人生命末期前的几个星期甚至几个月得以免于肉体的痛苦及心理的恐惧。这是一个具有崇高目标的理想，需要社会大众共同的努力与支持。不管世界各国的社会发展、宗教背景、医院体制及对死亡的看法有何差异，都有一个不容否认的事实，就是全人类都一致希望生命末期患者，能够在平和的气氛下走完自己的生命旅程。临终关怀是一个服务的观念，是一种为濒死的病人及其家属提供全面的照顾，以发挥临终关怀的理想和目标为其最终目的。概括起来说，是同即将死亡的病人分担人生的旅程。临终关怀组织的设立正是以这个前提来照顾临终病人，使他们能够在剩余无几的生命岁月中，过得更充实、更有意义。

1983 年，临终关怀的理论与实施获得美国联邦政府和美国国会专门法案通过，并将临终关怀列入医疗保险的项目内。1995 年，美国已有 2510 家临终关怀医院，每年约有 34 万患者入住临终关怀医院。此外，在加拿大、南非、澳大利亚、荷兰、瑞典、挪威、瑞士、法国、印度也陆续设置了类似的临终机构。1975 年加拿大建成了皇家维多利亚安息护理病区。日本于 1981 年建立起第一所临终关怀机构，一年后就发展到 11 所。目前世界上有 60 多个国家和地区相继开展了临终关怀服务和研究。

与国外相比，我国的临终关怀工作起步较晚。我国临终关怀的兴起和发展是从医学伦理学界对安乐死的关注中引发而来的。在我国，由于受传统习俗、道德观念、法律条例等方面的限制，加之理论上的争议和实践上的困难和障碍，安乐死一直处于进退维谷的境地。而临终关怀的引进无疑为帮助临终患者提供了一条有益的探索之路。与此同时，人们也意识到，以"死的安适"来帮助临终患者摆脱痛苦固然重要，但是以"活的安适"来帮助临终患者安然度过生命末期的痛苦阶段和减轻家属的精神忧伤也不容忽视，尤其在安乐死尚未得到法律认可的当前更是有必要借助临终关怀减轻患者及家属的痛苦。

1986 年，中国医学科学院医学情报研究所的张燮泉先生在《医学与哲学》（第 4 期）上发表了《Hospice——垂危病人病院》一文，开始了在我国介绍临终关怀的概念、讨论与实践。1988 年 7 月，天津医学院在美籍华人、原美国俄克拉荷马大学副校长、哈佛大学客座教授黄中田博士的资助下，成立了我国第一个临终关怀研究中心，这标志着中国开始了临终关怀的研究和实践。

1988 年 10 月，在上海诞生了我国第一家临终关怀医院——南汇护理医院，成为我国第一家以收容退休职工为主要对象，具有医疗、护理和生活照顾的设施，能为病故老人提供丧葬一条龙服务的晚期患者收容机构。1991 年，北京市"松堂临终关怀医院"开始接待临终患者，此后北京朝阳门医院第二病区等一批单位也开始介入临终关怀事业，如天津医科大学附属第二医院的"安宁病房"，北京中国医学科学院肿瘤医院的"温馨病房"，沈阳 208 医院的"肝癌病房"等，目前全国各地陆续出现了各种形式的临终关怀服务机构。

2001 年，香港商人李嘉诚决定，每年捐资 2500 多万元人民币，在内地推动实施全国宁养医疗服务计划，先后与全国 19 所重点医院签约，分别设立宁养院，使其成为中国内地上门免费为贫困癌症病人镇痛治疗、心理辅导、生命伦理等方面照护的临终关怀机构。尽管临终关怀在我国起步较晚，但发展却很快，不仅表现在上述各类临终关怀机构的建立上，也体现在对临终关怀问题的研究工作上。1992 年，"首届东西方临终关怀研讨会"在天津召开，之后在山东烟台、广西桂林、云南昆明等地多次举办了"全国临终关怀学术研讨会"，1993 年"中国心理卫生协会临终关怀专业委员会"成立，1996 年《临终关怀杂志》正式创办。2006 年 4 月 16 日，中国生命关怀协会（Chinese Association for Life Care）成立大会在人民大会堂隆重举行，标志着我国临终关怀事业进入了一个新的历史阶段。

在我国的港、澳、台地区，近 30 年来，临终关怀的事业也得到了较快的发展。香港的善终服务始于 1982 年，由九龙圣母医院率先成立善终服务小组，为晚期癌症病人和家属提供服务和辅导；1987 年钟淑子女士创建了"香港善终服务会"，积极推行善终服务活动；1992 年，第一间独立的善终院——白普理宁养中心在沙田落成。目前，香港有 13 家医院提供善终服务，如南郎医院、博爱医院等，还有"明天"和"安家舍"二所专门提供善别服务和哀伤关怀的机构。

中国台湾地区的临终关怀事业可以追溯到 1983 年，当时台湾的天主教康泰医疗教育基金会已实施癌症临终病人的居家照顾服务；1990 年马偕纪念医院在淡水正式成立了台湾第一个安宁病房，随后忠孝医院又首创社会服务室；1995 年台湾成立了"中华安宁照顾协会"；2001 年 7 月 1 日"安宁疗护整合性照护纳入全民健康保险计划"付诸实施。截至 1999 年 5 月，台湾提供居家安宁疗护的医院有 26 家，安宁疗护医院 16 家，而台湾民间以安宁疗护为招牌的医院远远超过了这个数字。

2000 年 5 月，澳门社会工作局、卫生局与隶属于澳门镜湖慈善会的镜湖医院三机构官民合办的舒缓晚期癌症患者痛苦的"康宁中心"正式投入服务，这是澳门现今唯一一家提供善终服务的医疗场所，其宗旨是向生命末期病人提供善终服务，目的是为病人及其家属提供全面照顾和支持，中心服务团体工作人员由医生、护士、社会工作者、心理学家、物理治疗师、营养师和义工组成。

临终关怀从 20 世纪 80 年代进入我国，仅仅 30 多年时间，无论人们的思想观念、认知态度还是医疗实践，与现实生活、社会需要相比，还处于初级阶段。许多人甚至是医务人员，还不能正确理解临终关怀事业及其真正实践意义。由于传统死亡文化的旧观念束缚，人们的生死观，尤其是死亡观还存在着很多的误区，实践中还存在着临终关怀医院少，缺乏专门的专业技术人员，缺乏临床医疗关怀护理规范，社区卫生服务远不能满足社会需要等问题，临终关怀事业还需要全社会尤其是卫生管理工作者和医务人员大力宣传普及推广，使之在实践中得到更好的发展。

三、临终关怀出现的背景

（一）社会老龄化与临终关怀

随着社会生产力的发展，科学技术特别是医学科学技术的进步，医学科学越来越发达，人类的寿命变得越来越长，寿命越来越长就意味着老年人越来越多。人口老龄化成为人类社会发展的一个重要特征。人口老龄化成为当代人类社会面临的最大的问题之一。世界各国都在研究对策，以利于人类社会的健康发展。

人口老龄化是指总人口中因年轻人口数量减少、年长人口数量增加而导致的老年人口比例相应增长的动态。两层含义：一是指老年人口相对增多，在总人口中所占比例不断上升的过程；二是指社会人口结构呈现老年状态，进入老龄化社会。国际上对于老龄化社会是有一定的标准的，一般来说国际上通常的标准是：一个国家或地区60岁以上的老年人口占总人口的比重达到10%以上，或者65岁以上的老年人口占总人口的比重达到7%以上，那就意味着这个国家或地区的人口处于老龄化社会。

2000—2016年，我国65岁及以上人口从0.88亿人增加到1.50亿人，占总人口的比重从6.96%上升到10.80%，且无论是规模还是占比都呈现出加速上升的态势①。可以说，从2000年起，我国已经进入人口老龄化社会了。随着时间的推移，我国老龄化的程度不断加重，我国老龄化的速度是快于世界平均水平的。根据联合国预测，1990年至2020年世界老年人口的平均年增长速度为2.5%，而同时期，我国老年人口的年平均增长速度为3.3%。

---

① 杨昕，左学金，王美凤. 前瞻年龄视角下的人口老龄化及其对我国医疗费用的影响［R］. Vol. 42, No. 2, March 2018：85.

目前世界上老龄化最为严重的三个国家分别是德国、意大利和日本，根据2014年数据来看，上述三个国家60岁以上老年人的比重分别是，德国20.6%，意大利25%，日本26.7%。我国目前老年人口占全国人口的比重是17.9%，看起来和上述三个老龄化严重的国家还有一定的差距，但是随着我国人口出生率的下降，人口老龄化程度还会加剧。图12-1是到2050年中国人口老龄化的趋势，到2050年即21世纪中叶，我国60岁以上的人口数量占总人口数的比例将达34.1%，可见老龄化日益严重。

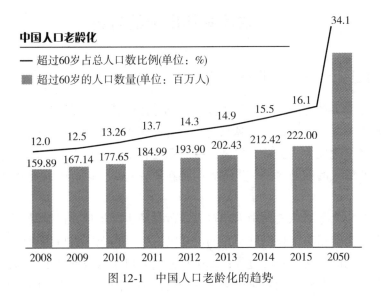

图 12-1　中国人口老龄化的趋势

老龄化社会的到来，使老年人对社会的需求和依赖性增强，使医疗、保健任务加重。一个社会老年人越多，年龄越大的老年患者也越来越多，老年病患者自然也越来越多，弥留之际的老年人患者也越来越多，医疗和护理实践也就越来越需要临终关怀。

(二) 癌症患者的增加与临终关怀

癌症特别是恶性肿瘤，是导致我国国内居民首位死亡原因。晚期恶性肿瘤患者医疗费用昂贵，生命质量差，医疗资源效用无法最大化，使得临终关怀成为一种迫切需要。晚期癌症患者已成为临终关怀的主要服务对象。据美国统计资料显示，在接受临终关怀服务的病人中，有60%是恶性肿瘤患者。随着肿瘤发病率和死亡率的不断上升，以及中国传统文化的影响，选择在综合医院内住院的病人越来越多，对临终关怀服务的需求不断增加①。

2012年，上海一名教师发在博客上的公开信引起了社会广泛的关注。他在信中讲述了进入癌症晚期的父亲在生命最后一个月辗转多家医院求医，却因没有太大的治疗意义而屡屡被拒的遭遇。他痛苦地发出感慨：终末期癌症患者是挤在医院治疗还是在家里等着？这个问题也同时困扰着所有晚期癌症患者及其家人②。肿瘤病人增多和床位紧张的矛盾在许多肿瘤医院(中心)都非常普遍，这些病人中，晚期癌症患者居多，临床专家多建议居家宁养。

晚期肿瘤患者及亲属无论在精神上还是肉体上都要承受着许多痛苦，不少患者最后一程都"走"得很无奈，而家人也往往手足无措、备受煎熬。因此，对于终末期癌症患者而言，最需要的不是先进的抗癌医疗手段，而是温馨的临终关怀。晚期癌症患者精神上的痛苦要远远大于肉体上的痛苦，最突出的表现是恐惧，对生命消失的恐惧、失落的恐惧、与亲人分离的恐惧以及对死亡前肉体痛苦的恐惧。对于临终期的人来说，最重要的是引导病人从恐惧、遗憾、愤怒、焦虑、牵挂等困境中摆脱出来，让其客观对待生命消失。作为医生既不要轻言放弃，也不要追求猛烈的、可能给病人增添痛苦、或无意义的所谓先进的治疗，而是以熟练的业务和良好的服务控制病人的症状，提高患者的生命质量，通过消除或减轻病痛与其他生理症状，排解心理问题和精神烦恐，令病人内心宁静地面对死亡。

作为晚期癌症患者的亲属，最需要理智与关怀。当一个原本活生生的人就要离开人世时，亲属都难以接受，常会有许多不理智、不现实和不接受的表现。在临床上，经常碰到有的家人为了"尽孝心"，对医生提出许多不切实际的要求，企盼能有灵丹妙药起死回生，要求医生不惜一切代价做一些毫无意义的治疗，结果人财两空，甚至引起激烈的医患冲突，不仅对病人无助，反而更增加了患者临终期的痛苦和烦恼。

终末期癌症患者究竟是在医院还是在家走完人生的最后一程？要根据实际情况合理而恰当选择，如果条件允许可选择"家居宁养"。对于一些肿瘤晚期病人的治疗选择，应以患者为中心而不是以疾病为中心，支持、理解、体贴、控制症状、全面照护。不以延长生存时间为主，而以提高临终阶段的生命质量为宗旨，使患者至死保持人的尊严。

---

① 王敬茹，杨洪菊，张艳英．综合性医院肿瘤病房开展临终关怀的思考[J]．中国护理管理，Vol. 10，No. 8 August，2012：62．

② 贾晓宏，张献怀[N]．北京晚报，2012-05-26．

在国外，不少患者到了癌症终末期会"家居宁养"。他们在熟悉的居家环境中享受亲人的陪伴，并由社区医生、社工等帮助做生理和心理上的舒缓治疗、照顾和安抚，以便更好地缓解身心痛楚，较大限度地实现舒适安宁走完人生最后一程的愿望。在国内选择"家居宁养"，需要满足如下条件：患者和家属有信心和发自内心接受在家度过这段特殊的时光；有相关的症状出现时能有相关的医护人员做专业指导。如果不能满足"家居宁养"的条件，可选择合适的医院进行临终关怀。

在国外，许多大医院尤其是肿瘤中心都专门设有临终关怀科室，一旦病人不能进行对因治疗，生命时间不超过 2 个月，都会转入临终关怀科进行治疗。目前，我国对终末期癌症患者的临终关怀还远远不够，绝大多数医院没有专门的临终关怀科。随着肿瘤发病率的不断攀升，癌症病人的增加速度远远超过医院床位增加的速度，尤其是城市里大医院床位更加紧张。在这种情况下，医院从多方面因素考虑，就可能不会有更多的床位留给终末期癌症患者。因此，终末期癌症患者和家属在选择医院时，不要盯着大城市，不要单纯追求哪个医院治疗肿瘤有名气，而是应首选那些离家近，方便照顾，又最充满爱心，最好能进行临终关怀的医院，目的是减少病人的疼痛，改善生活质量，让病人无痛苦、有尊严地走完人生最后一程。

(三) 脑死亡患者的增加与临终关怀

19 世纪 40 年代以来，由于医学工程技术的广泛应用，特别是人工心肺医疗复苏技术不断提高，停止了心跳和呼吸的人，仍然可以得到复苏。而脑细胞已广泛坏死的病人，由于人工呼吸机的应用，仍可维持心跳和呼吸一个相当长的时期；但当呼吸机一旦撤去，呼吸、心跳也就立即停止。以上表明，心肺功能的停止不一定意味着死亡。这就是脑死亡标准提出的直接医学技术方面的原因。正是在此种医学技术背景下，脑死亡患者在临床上数量不断增加，而脑死亡患者又是大脑功能永久丧失者也可以说是生命不可逆者，药物、手术、机械治疗已经失去了临床意义，此时最适宜的方法就是临终关怀。除了脑死亡患者，临床上还有植物人、重危急症患者等病人，也最适宜临终关怀医疗与护理。

(四) 卫生资源利用与临终关怀

整个世界来看，医疗卫生资源是越来越紧张和稀缺的，医疗卫生保健费用每年增长的速度都显著地高于国家的经济增长水平。医疗费用越来越成为老百姓家庭开支的沉重经济负担。例如，在美国，2010 年的医疗支出接近 2.6 万亿美元，是 1980 年度 2560 亿美元的十倍多。与 20 世纪 90 年代末和 21 世纪初相比，近年来的增长速度有所放缓，但未来几年的增长速度预计仍将高于国民收入。药物费用和医院费用的增加消耗了大量的开支。

在美国，自 2008 年起，雇主资助的健康保险费增加了 97%，增加了雇主和工人的成本负担。医疗保险覆盖老年人和残疾人，医疗补助计划为经济困难的个人和家庭提供保险。保险登记的人数随着婴儿潮一代的老龄化而增加，呈现出持续的经济挑战。20% 的医疗保险受益人有 5 种或更多的慢性疾病，消耗医疗保险支出的 60%。这对美国政府的开支产生了相当大的影响，使联邦和州的预算紧张。2010 年的国家卫生支出占国内生产总值（GDP）的 17.9%。2013 年的一项研究发现，25% 的老年人因为医疗费用宣布破产。约 8400 万美国人没有保险或保险不足，2010 年健康法签署时超过 300 万，2003 年时超过 2000 万。截至 2011 年 1 月，美国有超过 800 万没有保险的儿童。医疗成本的不断上升降低了与之相关的健康保险的覆盖。

美国的卫生经济专家指出，我们在生命的末期，在医疗上花费了太多的钱，生命质量往往也很差，也不是大多数人想要的。在所有的医疗费用中，约有 1/4 的费用是在生命最后一年中用掉的，而其中的 40% 又是在生命的最后的一个月花掉的——至少占所有医疗费用的 8%。特诺（Teno）和他的同事研究表明，在重症监护病房（ICU）实际增加的医疗费用，是用在有医疗保险的最后 30 天死亡的人之中。凯丽（Kelley）等人报告表明，即使有医疗保险，老年人在生命结束时也会面临巨额的医疗费用。在我国，老年病患者、癌症晚期患者、生命末期患者、植物人患者的医疗费用支出，与美国的情形也十分相似。

老年病患者、癌症晚期患者、生命末期患者、植物人患者等的医疗费用开支过大，而且，从经济学的"成本—效益"角度来衡量、分析，这些医疗多是不必要的、没有实际治疗意义的过度医疗，是国家、个人卫生费用的巨大浪费。因此，提倡不以大支出、大耗费为特征的临终关怀医疗护理，也是卫生经济学的实际需要。

四、临终关怀的现状

临终关怀的对象既包括临终患者也包括患者家属。关怀内容既包括医疗护理、心理、伦理和社会等方面，也包括对临终患者及其家属提供姑息性、支持性的医护措施。临终关怀是尊重死亡的自然过程，但其发展受到我国传统观念及医疗现状的影响，使临终关怀的发展受到一定的影响与制约。

（一）传统孝道观对临终关怀的影响

"孝"是中国人道德的最高准则之一。自汉代以来，"孝"被提到与"天"等同的高度。"百善孝为先"，"夫孝，始於事亲，中於事君，终於立身"。中国传统的伦理道德中，孝道观念在中华民族文化中一直有着极其重要的地位。临终患者的家属为了尽孝，有的不惜一切代价要求医生、护士为患者进行治疗和护理，如长期住院使用呼吸机，家属不愿意放弃治疗，有的甚至违背患者意愿接受无效的临床处置。有的担心别人、无关人员说闲话，不愿意把已是植物人、癌症晚期昏迷的亲人送到临终关怀病房，这些无疑造成了患者的身心痛苦，而且造成家属经济负担加重、医疗资源的巨大浪费等。医疗实践中，许多老年临终患者的子女认为，尽孝就是不惜一切代价挽救父母的生命，延迟死亡的来临，而不管这种挽救是否恰当、是否有临床意义。实际上，临终关怀的原则是不以延长生命为唯一目的，而以减轻临终患者的身心痛苦和提高生命质量，维护患者生命价值和尊严为宗旨。不同的患者作为独立的个体，必然有各自的需求，从这个意义上说，尊重、满足临终患者的个体需求才是真正的孝道。但这种方式在传统孝道伦理的影响下，往往被大众忽视。

（二）传统死亡观对临终关怀的影响

中国传统文化是以儒家文化为核心的，儒家文化是一种倡导立足现实、注重现世进取的文化，非常看重"生存"的价值，而比较轻视"死亡"的价值，甚至把死亡看作是"恶"的事情。在这种文化理念的熏陶下，中国人的死亡观尽管也有朴素唯物主义和辩证法的观点，但传统文化观整体上体现了"乐生恶死""重生轻死"的特点，忌讳谈论死亡，不愿意去考虑死亡的内涵。所以，临终病人（患者）、家属在某种程度上会对死亡产生恐惧，不愿接受现实、难以坦然面对临终事实。在实践中，这种传统死亡观，对临终关怀会产生怀疑、否定甚至敌对抵触的思想和情绪，是临终关怀的不利因素。

（三）传统生命伦理观念对临终关怀的影响

传统生命伦理观念认为，救死扶伤、延长寿命是医护人员的责任和义务，对于临终患者，医护人员应竭尽全力积极救治，放弃某些治疗是对病人（患者）不负责任，从而过分期望和过度给予根治性治疗，却忽略了患者生存质量、生命价值和生命尊严。传统生命伦理观念认为，生命是神圣的（传统生命神圣论的核心思想），医生的天职就是尽一切可能维护、挽救患者生命直到生命最后一刻，所有停止医疗、抢救的行为都是违背医生职业道德的，因此，临终关怀是与生命神圣论不相符合的医疗护理行为。对医生、护士来说，怀着一颗热爱生命的心来救死扶伤是一种职业操守，但这并不完全等同于挽救生命、治愈生命。完整的生命过程应包括死亡过程，这是不容置疑的客观事实。因此，完整意义上的尊重生命应该包括尊重死亡。

（四）隐瞒病情对临终关怀的影响

当患者病情严重、存活时间不长时，是隐瞒病情还是告知病情，这是医务人员难以抉择的一个生命伦理难题，事实上，没有明确的临床标准作为依据。一般来说，对于心理承受力较差，告知实情可能会引发悲观、绝望心理的患者，此时应实行保护性医疗措施。但自主原则强调，患者对病情有知情权。面对不同的情况要权衡各种伦理原则，并分析行动结果可能带来的危险和利益，正确处理好这方面的伦理问题非常不易。许多医护人员也认为，如实告知患者病情会加重其心理负担，加速病情恶化，因此选择将实情告知患者家属，而用善意的谎言来面对患者。即使患者了解自己的病情，想找人倾诉，周围的人也刻意回避，以至于患者心中的郁闷不快得不到排解。实践证明，隐瞒病情真相不利于对患者进行正确死亡观的教育，不利于提升患者临终阶段的生存质量。

（五）临终关怀知识缺乏对临终关怀的影响

临终关怀重点强调护理而非治疗，护理的重点也从生理上转移到心理、精神、社会等方面，对护士的理论水平提出了很高的要求，需要护理人员加深对社会学、心理学、伦理学等方面知识的学习和掌握，并能独立有效地运用于临终患者的身心护理。目前，在我国的护理教育中，无论是医学院校的医学教育，还是医院医务人员的继续教育，普遍存在着临终关怀教育没有设置专门的课程、无专门的师资、知识容量和课时不够等问题，使得医护人员对开展临终关怀的认识不足，往往偏重治疗和抢救，忽视临终患者的心理需求、精神需求等。

（六）临终关怀过程中对患者家属关怀的缺失

医护人员在护理临终患者的过程中，只注重患者的护理，往往忽视患者家属的心理反应。作为临终患者的家属，他们在亲人患病期间，消耗了大量的体力和精力，精神上遭受着种种不良因素的刺激，表现出悲伤、恐惧、忧虑、易怒等各种消极的心理反应。这种悲痛心理过程大致分为震惊、否认、愤怒、悲伤、理智恢复这五个阶段。这五个阶段存在个体差异，有可能会交错变化，因而程度也不同。当护士面对悲痛欲绝的患者家属时，仅仅有同情心是不够的，还应运用具体的知识、技能来对患者家属施以关怀。

五、临终关怀的伦理学意义

随着我国经济的发展及改革开放的进行，我国对临终关怀愈来愈关注与重视。临终关怀并非是一种治愈疗法，而是一种专注于患者在将要逝世前的几个星期或几个月的时间内，减轻其疾病的症状、延缓疾病发展的医疗护理措施。临终关怀是现代医学发展的一个新领域，是社会的需求和人类文明进步的标志。就世界范围而言，现代临终关怀的出现也只有 50 多年的时间。临终关怀是对临终患者全方位地实行人道主义的一种服务措施。它使临终患者在人生的最后历程中同样得到热情的照顾和关怀，感受到人间的温暖，体现生存的尊严、生命的价值和生活的意义。从临终关怀产生和发展的历史进程来看，无一不显示了人道主义(尽管有时带有宗教色彩)和伦理道德的光辉。临终关怀的伦理意义主要表现在以下几个方面。

(一) 引起死亡观念的积极变化

"死亡"是每种有生命之物的最终结局，是人类无法抗拒与回避的问题。千百年来，人们一思及此、一念及此，便会恐惧不安，甚至会万念俱灰，从而在人生活动中做出一些异常或反常的行为来。现代人在人生的状态上要远远高于传统人，但由于特别关注"生"，无暇对"死"作深度思考，在死亡问题上产生了极大的困惑与恐惧，这就使现代人的生活品质(质量)难以真正的提高。所以，我们不仅需要建构一种合理的人生观，还必须拥有正确的死亡观，以获得关于生死的大智慧，既提升生命的质量，获得幸福顺畅快乐的人生，同时也能够消解对死亡的心理恐惧，平抑死亡引发的悲痛与创伤，并使人生充满永不枯竭的动力，最终超越死亡。临终关怀的出现和发展，一方面可以使人们直面死亡，而不是一味回避，在心理上不畏惧死，从而享有"生"的欢欣和"死"的尊严；另一方面也使人们可以正常地思考有关死亡的各类问题，为面对他人(如病患者和自己的亲人)，尤其是自我生命的终点做好心理与生理上的准备，从而既幸福地"生"，亦坦然地"死"，最后则能超越死亡，获得生命的永生与不朽。这种死亡观念的变化也体现了生命神圣、质量和价值的统一。总之，临终关怀可以帮助临终患者及其家属了解死亡，坦然面对和接纳死亡，也使全社会对于死亡有一个正确的、积极的观念(理念)，从而，在行为上正确地对待死亡。

(二)体现人道主义的深化和升华

随着人们对物质文明和精神文明需要的日益提高，人们对临终问题益发关注。每个人都希望生得顺利、活得幸福、死得安详。当一个患者处于治疗无效或无望的疾病末期或其他状况下的濒死阶段时，临终前这一阶段特别需要人间的温暖、社会的尊重、精神的照护、亲人的依恋及其他人的关怀。临终关怀从思想到实践上，改变了原来对其无法救治的病人被拒之医院大门之外或在医院只是延长痛苦的生命而得不到真正的关心和照顾，以及病人家属的痛苦被医务人员忽视的现象，从而使临终病人感到自己生命的尊严，感到自己生命的价值，体验到人道主义的温暖，在关爱、舒适的环境中有尊严地、无忧无虑地离开人间，也使病人的家属得到了心灵上的慰藉，特别是整个社会中爱心力量的参与等，以上都体现了人道主义的深化和升华。

(三)体现社会文明进步，符合社会道德要求

临终关怀所倡导的关爱思想，正在吸引着社会上愈来愈多的个人和团体的关注并参与这项事业，并且付出自己的钱物、时间以及感情，给临终病人及家属以全面的关怀，也使临终病人的家庭成员、亲朋好友给予病人更多的照顾和爱心，从而让愈来愈多的临终病人享受到人间的温暖。同时，从事临终关怀的医务人员通过长期围绕临终病人而工作，在环境影响和较高的道德要求下，他们的道德水平也得以提高，并可能影响到整个医疗卫生行业人员的道德水平。因此，临终关怀促进了社会文明进步，或者说是人类文明进步的表现。

(四)节约了卫生资源，符合公益公正论

医学现代高新技术的发展和运用，使医务人员维持临终病人的濒死状态、延缓死亡成为可能，但这种延长生命的结果一方面增加了临终病人的痛苦，降低了临终患者的生命尊严、生命质量和生命价值，另一方面也加重了患者所在单位、患者家属的经济负担，增加了患者家属心理负担，并且浪费了大量的卫生资源。而临终关怀不侧重于对病人无意义的抢救和单纯的药物治疗，而且提供缓解性、支持性的安宁照顾，即不刻意提前或推后病人的死亡时间，而尽可能地让病人减少痛苦，坦然、愉快地走向人生终点，这无疑有助于节约卫生资

源，符合现代生命伦理学提倡的公益公正论。

【本章推荐阅读书目】

[1]孙福川，王明旭．医学伦理学(第4版)[M]．北京：人民卫生出版社，
2013.

[2]翟晓梅，邱仁宗．生命伦理学导论[M]．北京：清华大学出版社，2005.

[3]高崇明，张爱琴．生物伦理学十五讲[M]．北京：北京大学出版社，2004.

[4]王晓慧．论安乐死[M]．长春：吉林人民出版社，2004.

[5]郑文清，周宏菊．现代医学伦理学概论[M]．武汉：武汉大学出版
社，2017.

[6]范瑞平，张颖．建构中国生命伦理学：新的探索[M]．北京：中国人民大
学出版社，2017.

[7][美]J.C.科尔夫．临终关怀[M]．北京：中信出版社，2001.

【本章思考与练习】

1. 怎样理解临终关怀的概念？
2. 临终关怀的历史与发展是怎样的？
3. 临终关怀产生的背景是怎样的？
4. 临终关怀的现状如何？
5. 临终关怀的伦理学意义是什么？

【本章延伸阅读】

安宁病房里的生死课

陈某某仰面躺在靠窗的病床上，眉头微皱，闭着眼一动不动。这副神
情从他被抬上担架送入医院以来，始终没有变过。2020年末的阳光照进
来，透着一种稀薄的明亮，缺少热力，正如同一病室里三张病床上弥留状
态的人。

陈某某88岁，三年前突发脑梗，一年半前罹患胃癌。考虑到他的年
纪，家人对他隐瞒了胃癌病情，没有让他接受手术或化疗。

当患者陈某某开始无法进食，女儿决定让父亲住进西安市国际医学中
心医院老年病科下设的安宁疗护中心。

安宁疗护是近几年针对疾病终末期或老年患者兴起的医疗方式，目的不是对抗疾病，而在舒缓痛苦，帮助患者舒适、安详、有尊严地离世。陈某某是我在安宁疗护病房做志愿者的第一天接入院的病人。此后半个月，在国际医院和西安冶金医院的安宁病房，我与患者共同体会了一段特殊的"生死课"。

陈某某41岁时，妻子去世；前些年，3个儿子相继病逝。儿子们临终前，对妹妹的嘱托都是"照顾好父亲"。

"不能在他面前提儿子们去世的事"，女儿指指似乎是无知无觉地躺在床上的父亲，把声音压得再低些。

每隔半小时左右，女儿会凑到父亲耳边问几句简单的话，得到点头或摇头的答复，以确保他没有陷入昏迷。

入院10天后，在消炎药和葡萄糖的作用下，陈某某的情况有所好转，从"病危"转为"病重"，但仍不能进食。一次，他对女儿说想吃肉包子，女儿买了来，他吃了一口，立即又吐了出来。

12月24日下午，陈某某的情况急转直下。他陷入昏迷，体温升高，同时，监视仪上的血压数字开始下降。医生持续泵入多巴胺维持血压。晚上十点多，患者体征开始稳定下来。

25日凌晨，情况突变。陈某某出现了叹气样呼吸，这是重病患者病危濒死的一种典型表现。心律也慢了下来。医生和患者女儿商量，是否要再次抢救。

所有人都安静下来，注目床上的老人。这具身体还能称之为"生命"的时间，开始以分钟来计算。

女儿想帮父亲走得更安稳些。她想起以前看到过的一种说法，说听觉是人最后消失的感官。她俯下身，贴着父亲的耳朵，轻声说："你现在要去天堂了，那里天很蓝，花很好，没有病痛，你可以想吃什么就吃什么了。"

凌晨1点左右，陈某某的呼吸停止，测不出血压，生理反射消失。监视仪上的心电图变成直线。在安宁疗护的看顾下，女儿觉得父亲走得"很平静，没受罪"。

处理完父亲的后事，女儿对国际医院心存感激，她是多方打听后才知道这里提供安宁疗护服务。此前，面对父亲的状况，一家人束手无策。

这不只是陈某一家的困境。2017年，国家卫计委发布了《安宁疗护实践指南(试行)》等文件，次年陕西省开始推行安宁疗护试点，但发展不尽如人意，据冶金医院护理院院长了解，目前西安真正在开展安宁疗护的机构不超过 10 家；全市每年约有 300 多人能享受安宁疗护服务。而公开数据显示，西安市 2017—2019 年的死亡人数分别是 5.17 万、5.38 万和5.59 万。

（来源：安宁病房里的生死课，凤凰网 https：//news. ifeng. com/c/85SaIyoaLsq）

第十三章　脑(神经)科学的伦理

【本章学习目标】

通过学习本章内容，了解脑(神经)科学发展的基本趋势，了解神经伦理学出现的背景，熟悉脑(神经)科学带来的伦理问题，掌握人脑医学干预的生命伦理问题及其应对方法，为树立良好的医学职业素养和伦理精神奠定坚实的基础。

【本章学习要点】

◆　脑(神经)科学发展的基本趋势

◆　神经伦理学的出现

◆　脑(神经)科学带来的伦理问题

◆　人脑医学干预的生命伦理问题

脑(神经)科学问题是人类社会面临的基础科学问题之一，是人类理解自然和人类本身的"终极疆域"。有专家预测性地指出，21世纪将是脑(神经)科学的时代。脑(神经)科学的发展已达到令人瞩目的地步。围绕脑(神经)科学的大国间博弈日趋激烈，同时，脑(神经)科学的发展也带来了许多生命伦理困惑(问题)。

人类大脑(神经)是人行为的指挥、控制系统，脑(神经)科学越发展、越发达，说明人类对自己的指挥、控制系统了解得越来越多、越来越深入。那也意味着人类今后对人类自己的行为控制或干预也会越来越多、越来越大、越来越复杂和深入。因此，人文学者和科学家也开始关注神经科学的社会影响，尤其是该技术在高速发展过程中所引起的伦理问题。21世纪初，为探讨神经科学研究及应用中的"好"与"坏"、平等与不平等、公正与不公正，建立神经科学研究、发展与应用的伦理准则和管理政策，当代生命伦理学产生了一个崭新的分支学科——神经伦理学。

一、脑(神经)科学发展的基本趋势

大脑是人类最重要的器官，理解大脑的结构与功能是 21 世纪最具挑战性的前沿科学问题。脑科学研究既对有效诊断和治疗脑疾病有重要的临床意义，还可推动新一代人工智能技术和新型信息产业的发展。近年来，美国、欧盟、日本等国家(地区)纷纷宣布启动脑科学研究，即"脑计划"；经过多年的筹划，中国脑计划也于"十三五"期间正式启动。

脑(神经)科学是在当代多学科交叉汇聚背景下，传统经典学科重新崛起的重大研究领域的典型代表。与遗传学、化学、物理学、材料学、工程学、计算科学、数学、心理科学、社会学以及其他基础学科的高度跨学科交叉，高通量工具和新型成像技术，NBIC(纳米科技、生物技术、信息技术、认知科学)汇聚技术、生物大数据概念的提出等，为记忆、思维、意识和语言发生等重大神经问题提供了全新的研究思路和有效方法。

美国科学家约翰·欧基夫(John O'Keefe，1939—　)，挪威科学家梅-布里特·莫瑟(May-Britt Moser，1963—　)，以及挪威科学家爱德华·I·莫泽(Edvard I Moser，1962—　)，因发现了人类大脑中形成的定位系统——内部 GPS 细胞，可以指导我们的空间定位，为更高级的认知功能提供了细胞基础，而被授予了 2014 诺贝尔生理学或医学奖。毋庸置疑，现代神经科学已经取得了革命性进展，未来它仍将是科学发展的大势。20 世纪，脑(神经)科学取得了许多研究成果，自 1901 年首次颁发诺贝尔生理学或医学奖以来，100 年来共授予 98 个奖项，其中近 20 项与脑(神经)科学相关。

近年来，脑(神经)科学和类脑人工智能上升为有关国家的科技战略重点或力推的重大核心科技发展领域。世界各国普遍重视脑科学研究，相关科技规划不断集中推出。西雅图艾伦脑科学研究所(Allen Institute for Brain Science)、谷歌公司等一大批研究机构和企业，纷纷加入这一快速兴起的领域。总体来看，围绕脑科学的国际竞争博弈日趋激烈。

美国全面布局，重视疾病应用导向及重大技术的攻关。美国推进脑科学领域全面布局，重视应用导向和重大技术攻关。"神经科学研究蓝图"主要由美国国立卫生研究院(NIH)资助，其在脑科学研究中的投入稳步增长。"神经科学研究蓝图"框架整合 NIH 主任办公室及其下属 15 个研究所(中心)的力量，针对单个机构无法完成的重大科学问题，共同开展研究，推动研究的交叉。

2013 年 4 月，时任美国总统奥巴马宣布启动了 BRAIN 计划，并计划首年投入1亿美元资助该计划推进。美国国防高级研究计划局（DARPA）、美国国立卫生研究院（NIH）、美国国家科学基金会（NSF）分别承担技术工具开发、脑机产品发明、基础设施建设的工作；此外美国食品药品监督管理局（FDA）、美国情报高级研究计划局（IARPA）和美国能源部（DOE）陆续加入。

欧盟和欧洲国家重视神经疾病研究，大力开展大脑模拟研究及应用。人类脑计划（HBP）是欧盟未来及新兴技术旗舰计划（FET-Flagship）项目之一，开展大脑模拟研究及应用，重视神经疾病研究。HBP的目标是建立用于模拟和理解人类大脑所需信息技术、建模技术和超级计算技术。主要预期成果包括提高脑部疾病研究、诊断和治疗新技术，发展具有类脑功能装置等一系列新技术，辅助人类决策。

法国将神经科学研究作为生命科学领域的十大主题之一，年度预算超过2.2亿欧元。根据法国国家生命科学与健康联盟（Aviesan）"神经科学、认知科学、神经学和精神病学主题研究所（ITMOs）"2010年3月发布的战略报告，该所神经科学研究围绕三大重要主题包括：（1）大脑系统、感觉、认知与行为；（2）神经发育、表观遗传学、神经塑性与神经系统修复；（3）转化研究与治疗研究。两大跨学科研究主题是：（1）理论与计算神经科学；（2）神经流行病学与医学-经济学研究。

英国最大、全球第二大的生物医学研究基金会维康信托在2010年发布的《绝佳的机遇：英国维康信托基金会2010—2020年战略计划》报告中，将"理解大脑"作为最具挑战性五大问题之一，提出进一步探索大脑如何行使功能、研究治疗大脑和精神疾病的更佳治疗方法，这需要对神经细胞是如何行使功能、如何在某个特定的认知和行为功能中相互作用开展研究，还需要一套完整方法将基础和临床研究有效联系和结合。

日本和韩国注重长期重大科技计划和整体布局。日本长期大力推动脑（神经）科学布局，目前已从"认识大脑""保护大脑""创造大脑"转型升级到技术"融合脑""脑疾病"。日本曾于1996年推出"脑科学时代"计划纲要，提出在未来20年内，以每年1000亿日元的支持强度，大力推进脑（神经）科学研究，使日本的脑（神经）科学达到甚至领先于国际水平。该计划实际投资额为每年80亿~90亿日元（约1100万美元）。2008年，日本进一步提出"脑科学研究战略研究项目（SRPBS）"，并确定四大领域：（1）脑科学与教育、社会（"社会脑"）；（2）脑科学与身心健康（"健康脑"）；（3）脑与信息产业（"信息脑"）；（4）基础技术开发。随后，2014年出台为期10年的"Brain/MINDS计划"，则聚焦于以猕猴大脑为模型研究脑功能和脑疾病的机制。

国际神经信息学协调委员会重视神经信息技术发展。国际神经信息学协调委员会(INCF)成立于 2005 年 8 月，截至目前共有比利时、捷克、芬兰、法国、德国、印度、意大利、日本、荷兰、挪威、波兰、瑞典、瑞士、英国、美国 15 个成员国。INCF 旨在建立一个有关神经系统所有数据的全球知识管理系统和网络协同研究环境，组织全世界最顶尖的研究机构和科学家，开展全球性脑科学科研大协作。任务是协调全球神经信息学工作、制定神经信息学的发展计划、工作指南、数据标准和共享规范。

中国脑(神经)科学的战略部署深谋远虑。中国已经将"脑科学与类脑研究"上升为国家战略。中国在《国家中长期科学和技术发展规划纲要(2006—2020 年)》中，把"脑科学与认知"列入基础研究八个科学前沿问题之一。《中华人民共和国国民经济和社会发展第十三个五年(2016—2020 年)规划纲要》中新提出"科技创新 2030—重大项目"，涉及 15 个重大项目、重大工程，其中就包含"脑科学与类脑研究""智能制造和机器人"和"健康保障"。

中国脑(神经)科学研究，以脑认知原理(认识脑)为主体，阐述脑功能神经环路的构筑和运行原理，绘制人脑宏观神经网络、模式动物介观神经网络的结构性和功能性全景式图谱；发展类脑计算理论，研发类脑智能系统(模仿脑)。基于对脑认知功能的网络结构和工作原理的理解，研究具有更高智能的机器和信息处理技术；促进智力发展、防治脑疾病和创伤(保护脑)，围绕高发病率重大脑疾病的机理研究，揭示相关的遗传基础、信号途径和治疗新靶点，实现脑重大疾病的早期诊断和干预。

为加快我国脑科学研究，2014 年 3 月召开的香山科学会议以"我国脑科学研究发展战略研究"为主题，探讨了中国脑科学研究计划的目标、任务和可行性。经多次论证，各领域科学家提出了"中国脑计划"一体两翼的布局建议，即以研究脑认知原理为"主体"，以研发脑重大疾病诊治新手段和脑机智能新技术为"两翼"。"一体"在脑认知原理方面，主要解决 3 个层面的问题：一是大脑对外界环境的感官认知；二是对人类及非人灵长类自我意识的认知；三是对语言的认知，用以研究人工智能技术。"两翼"中，在探索和治疗大脑疾病方面，攻克孤独症、抑郁症、老年痴呆症、帕金森病等疾病是首要目标。各种脑疾病增加了社会和家庭的负担，且绝大多数脑疾病尚无有效治疗方法，亟须在诊断和治疗上有所突破。

另一翼则是如何利用脑科学研究来推动新一代人工智能技术的发展，即类脑科学。当前类脑科学依赖两个关键领域，分别是仿脑计算和脑—机接口。"目前仿脑计算的国际前沿技术研究主要包括类脑芯片、类脑计算体系结构等；

脑—机接口的前沿技术研究主要是高通量脑信息传感技术、脑—机编解码关键技术等。

2016 年，中国神经科学学会承担了中国科学技术协会"神经科学方向预测及技术路线图研究"项目，目标是在总结学科发展规律和特点、分析比较学科的国内外发展现状基础上，以神经科学与中国未来经济社会发展前景关系的系统性刻画和描绘为重点，预测学科和相关技术的未来发展趋势，分析中国神经学科的重点发展方向和研究领域以及推动学科发展的有效机制，提出学科及相关领域发展路线图，为谋划学科布局、抢占科技发展制高点以及促进相关产业发展和民生建设提出战略决策咨询建议。

脑科学的进步不仅有助于人类理解自然和认识自我，而且对有效增进精神卫生和预防神经疾病、护航健康社会，发展脑式信息处理和人工智能系统、抢占未来智能社会发展先机，都十分重要。

根据《"十四五"规划纲要和 2035 年远景目标纲要》，"十四五"期间，我国脑科学与类脑研究将围绕脑认知原理解析、脑介观神经连接图谱绘制、脑重大疾病机理与干预研究等重点工作开展研究。"十四五"规划纲要对于脑疾病研究的目标非常明确，就是以老年痴呆症、抑郁症、孤独症这三大疾病为抓手，推进临床资源的整合和基础研究的发展。"十四五"期间，我国类脑科学研究将在核心技术研发上取得突破，并实现原始创新的理论和方法的突破。同时国家还将加强类脑智能相关技术的应用和产业化，使其符合不断发展的社会需求。

二、神经伦理学的出现

脑(神经)科学的发展，必然带来研究的伦理、道德、法律、社会和未来的影响。脑(神经)科学相关技术本身同时存在"两用性"风险，在医疗卫生、军事、教育等方面的应用可能会引起一系列安全、伦理和法律问题。美国生物伦理总统咨询委员会(PCSBI)2014 年 5 月发布的《大脑重要性：综合神经科学、伦理学和社会的方法》报告指出，由于对人脑的研究涉及了自我身份认同这一核心问题，神经科学研究项目的伦理风险已经达到最高，伦理学家和科学家应该在研究计划的最初阶段共同探讨这个问题，进行双方对话，并提出将伦理道德概念系统化地融入神经科学研究中以降低风险的系统建议。

英国纳菲尔德生命伦理学理事会(Nuffield Council on Bioethics)是一个享有国际声誉的独立的伦理咨询委员会，每年针对各种新兴生命技术展开伦理学研究并发布报告。该理事会在《新的神经技术面临的伦理问题》中指出，有五种与新的神经技术相关且值得特别注意的伦理问题：(1)安全保障，出于干预风险；(2)隐私保护，存在无意识的影响；(3)自主性促进，支持患者的医疗决策和患者对于自己是谁的身份认同；(4)平等性促进，获取创新产品方面也有很重要的公共利益，阻止社会耻辱感和歧视；(5)保护和促进公众对新颖神经技术的理解和信任。该委员会已针对神经伦理学(Neuroethics)所应遵循的原则框架做了一些探索性的思考。

神经伦理学(Neuroethics)的出现是现代神经科学的快速发展的必然结果。为了推动神经科学研究的社会影响，美国神经科学学会早在1972年就成立了一个关注其社会问题的分会，为的是向会员和公众宣传神经科学研究的社会影响。Neuroethics(神经伦理学)这一词汇，最早是由威廉·索菲尔于2002年在《纽约时报》上首次正式提出的。威廉·索菲尔认为，神经伦理学(Neuroethics)就是一门"研究人脑治疗和增强以及对人脑的干预的对与错，好与坏的交叉学科"。

就在神经伦理学提出不到5年时间内，专业研究机构和相关出版物就先后出现。2006年"神经伦理学学会"(Neuroethics Society)成立；2008年《神经伦理学》(Neuroethics)专业杂志创刊。

神经科学的研究对象中包括了人体最复杂、最特殊的器官——大脑。脑与人类的思维、意识、行为息息相关，它关乎自我。这也意味着，干预大脑有着极大的不确定性和风险性，需要特别慎重。在神经科学研究中，对动物大脑的研究成果无法直接移植到人的大脑上，从动物实验到临床试验中间有着极大的跨度，很难自然过渡。因此，整个研究过程需要更为严格的外部监督。

在神经伦理学中，有些问题是属于传统生命伦理学研究范畴的。例如，在选择受试时需要遵循的原则；如何确保受试者的知情同意权；如何保护受试者的个人隐私权；如何评价受试的风险-收益等。但有些问题则是神经伦理学研究所特有的伦理问题，这也是传统生命伦理学正在面临的挑战。

以针对神经退行性疾病和精神疾病患者的临床研究为例，生命伦理学的重要原则之一就是知情同意，但是这些疾病患者本身的自主决策能力往往受到一定程度的限制，在临床试验中获得其自愿的同意是困难的。在伦理规范中，代理同意是普遍存在的，对于缺乏自主决策能力的受试，可以由法定代理人行使代理同意权，例如儿童受试。但是，神经退行性疾病和精神疾病的病情是逐渐加重的过程，开始时患者也许并没有完全丧失自主决策能力，对于这样的受试是否应该赋予其知情权、如何评估；一旦后期病情加重，如何决定受试是否需要继续参与。这些新的知情同意问题需要深入研究。

假如由法定代理人行使代理同意权，如何保证代理人的决策是完全为了受试者本人的利益考虑的。他坦言，像老年痴呆症患者，难免有些家人对于其寿命期待已经不高，出于种种现实的考虑，对于研究、试验的风险认知可能出现偏差，在代理同意过程中或许不一定代表患者本人的最佳利益，由此会对受试者造成身心伤害。可见，如何对代理人决策进行评估，也是那些涉及人的神经科学临床试验中无法回避的棘手的伦理难题之一。

三、脑（神经）科学带来的伦理问题

人类大脑分左右两半球，每一半球上分别有运动区、体觉区、视觉区、听觉区、联合区等神经中枢。由此观之，大脑两半球是对称的。在功能划分上，大体上是左半球管制右半身，右半球管制左半身。每一半球之纵面，在功能上也有层次之分，原则上是上层管制下肢，中层管制躯干，下层管制头部。如此形成上下倒置左右交叉的微妙构造。在每一半球上，又各自区分为数个神经中枢，每一中枢各有其固定的区域，分区专司形成大脑分化而又统合的复杂功能。

在科学研究中，恐怕没有哪项领域的深入探索会像对脑（神经）奥秘的揭示那样，带来众多令人困惑的复杂问题了，比如心脑关系的哲学问题、意识的自我缠结问题、思维是如何自涌的问题等。尽管在近些年来，我们对脑（神经）的研究有了突飞猛进的发展，获得了大量可靠的脑（神经）活动机理和知识，但对于这些令人困惑的复杂问题，依然难以建立起哪怕是十分简单的解释理论。我们对于微观的脑细胞活动机制是如何组织为宏观的心理行为依然知之不多。但是，脑与行为的关系问题确实是一个越来越引起科学家重视的基本问题。实际上，如果把外围神经组织都算在内，行为就可以看作是神经系统活动的整体性外在表现。而导致这种表现的，归根结底是外部刺激与内在自激相互作用的结果。正是由于人脑（神经）的复杂性，才导致人类对自身脑（神经）科学研究及其应用的敏感和关注。

2017 年 5 月，由神经科学家、临床医师、伦理学家和机器智能工程师等组成的 Morningside Group 在纽约哥伦比亚大学美国国家科学基金会主办的研讨会上，围绕着神经科技和机器智能的伦理展开了讨论。与会者认为，现有的道德准则对于这个领域是不够的。其中包括 1964 年的赫尔辛基宣言，这是首份涉及人体对象医学研究的道德原则的声明，1979 年由美国国家保护生物医药和行为研究受试者委员会制定的"贝尔蒙特报告"（Belmont Report），以及2017年年初由企业领导人和AI（Artificial Intelligence）研究人员签署发表的23条阿西洛马人工智能原则（Asilomar AI Principles）。

在AI（Artificial Intelligence）发展浪潮中，以脑机接口为代表的神经科学、AI以及与人类的结合才是真正激动人心的部分，无论是为了治疗先天的或者后天的心理、身体疾病，还是为了增强人类身心能力，抑或是为了通过对智能机器的控制来实现人机共存。Facebook、Google、马斯克等企业和企业家都将脑机接口视为最重要的发展方向之一，足见脑机接口在未来神经科学和AI研究部署中的重要地位。

但另一方面，直接作用在人身体上的神经科学和AI可能带来比AI在其他领域的应用更深远的伦理影响。现实的案例已经表明，智能机器和脑机接口设备的运作可能使一个人开始怀疑自己的身份，怀疑自己的行为是自己的意识控制还是其他什么设备控制，产生身份认同危机。

鉴于脑机接口、神经科学和AI在人类身体上的应用已经很多（比如半机械人、人类身体修复和增强等），未来可能会有更加变革性的应用，提前探讨、研究其中的伦理和法律问题是必要的。通过操纵脑机接口设备来干预人的神经活动，进而影响人的感知和行为，并非天方夜谭。在军事领域，通过神经科学和AI来大幅度提供士兵和军事分析师的身心能力和数据分析能力，也正成为军事研究部署的议题。电影《阿凡达》中受伤的退役军人杰克靠意念远程控制其替身在潘多拉星球作战的场景，也并非空中楼阁。

目前的脑机接口（brain-computer interface，简称BCI）技术主要集中在治疗结果上，例如帮助脊髓损伤的人。它已经使用户能够执行相对简单的电动任务，例如移动计算机光标或控制电动轮椅。此外，研究人员基本上已经可以从功能性磁共振成像扫描中解释一个人的神经活动，比如他是在想一个人，而非一辆车。

距离BCI和其他神经技术成为我们日常生活的一部分，可能还需要几年甚至几十年的时间。但是技术的发展意味着我们正走向一个新的世界：能够解码人们的心理活动并直接控制意向、情感和决策之下的大脑机制。在那种情况下，个体可以仅仅通过思想与他人交流，强大的计算机系统将直接与人的大脑连接以帮助其与世界交流，从而大大提高人类的身心能力。

这种进步可能会对很多疾病治疗的条件产生变革性的影响，从脑损伤和瘫痪到癫痫和精神分裂症，并优化人类的治疗体验。但是这项技术也可能加剧社会不平等，为企业、黑客、政府或其他任何人提供新的利用和操纵人的方式。

它可以深刻地改变一些人的核心特征：私人的精神生活，个人能动性，以及将个体理解为被身体束缚的实体。现在就对可能产生的后果加以考虑是至关重要的。

（一）隐私和知情同意（privacy and consent）

现有技术已经可以从人们的数据踪迹中获得大量个人信息。例如，剑桥麻省理工学院的研究人员在 2015 年发现，通过对个人设备上键盘打字模式的详细分析，可以对人类的运动行为进行精细分析，从而使帕金森病的早期诊断成为可能。2017 年的一项研究表明，对移动模式的测量，例如从正常日常活动中携带智能手机的人身上获得的测量，可以用来诊断阿尔茨海默病导致的认知功能障碍的早期迹象。用于定位广告，计算保险费或匹配潜在合作伙伴的算法如果利用神经信息（例如，来自与某些关注状态相关的神经元的活动模式），将会更加强大。连接到互联网的神经装置打开了个人或组织（黑客、公司或政府机构）跟踪甚至操纵个人心理体验的可能性。

因此，为了保护个人隐私，应严格管理神经数据的销售、商业转让和使用。这样的规定也会限制人们放弃神经数据或为了获得经济奖励而将神经活动直接写入大脑的可能性，这就类似于例如 1984 年美国国家器官移植法案之类的禁止出售人体器官的立法。另一个保障是限制神经数据的集中处理。可以通过部署计算技术，如差别隐私或"联合学习"，来保护用户隐私。使用其他专门设计来保护人们数据的技术也会有所帮助。例如，基于区块链的技术允许对数据进行跟踪和审计，"智能合同"可以透明地控制数据的使用方式，而不需要集中授权。最后，开放数据格式和开源代码将使私有信息和传输信息的透明度更高。

当技术公司使用机器学习来改进他们的软件时，他们通常会在服务器上收集用户信息，以分析特定服务的使用情况，然后在汇总的数据上训练开发新的算法。Google 的研究人员正在尝试一种称为联合学习的人工智能训练方法。在这种方法下，训练过程本地化地发生在每个用户的设备上，而不用集中数据：从数据中汇总的知识（例如，"每周"可以用作形容词和副词的知识）被发送回 Google 服务器，但实际的电子邮件、文本等则保留在用户自己的电话上。其他小组正在探索类似的想法。因此，配有改进版设计的信息系统可以用来增强用户对其个人数据的所有权和隐私性，同时满足对这些数据执行有价值的计算的需求。

（二）能动性和身份（agency and identify）

有些人通过植入脑部的电极来接受深脑刺激，他们感受到了能动性和身份发生了改变的感觉。在 2016 年的一项研究中，一个使用大脑刺激器治疗长达 7 年的抑郁症的患者(男性)在一个焦点小组中报告说，他开始怀疑他与他人互动的方式，例如，在印象中，他觉得不恰当的东西是出于设备的影响，他的抑郁或是否反映了他自己的更深层的东西。他说："这使我不确定的一些点变得模糊……坦率地说，我是谁。"神经科技显然会打乱人们的身份感和能动性，并且动摇了关于自我和个人责任(法律或道德)之本质的核心假设。

如果机器学习和大脑接口设备能够在意图和行动之间实现更快的转换，那么人们最终不再会以他们自己所声称的方式行事，而可能通过使用"自动完成"或"自动纠正"功能。如果人们能够在更远的距离范围内通过意识来控制设备，或者如果有几个大脑被连接起来协同工作，那么我们对于我们是谁以及我们在哪里行事的理解就会被打乱。

随着神经技术的发展，企业、政府和其他人开始努力赋予人们新的能力，个人本体(我们的身心健全)和个人能动性(我们选择自身行动的能力)必须作为基本人权加以保护。因此，建议在 1948 年"世界人权宣言"等国际条约中增加保护这些权利的条款，如增加"神经权利(neurorights)"。然而，这可能还不够，因为国际宣言和法律只是国家之间的协议，甚至"世界性宣言"是没有法律约束力的。因此，主张制定一项国际公约，以界定与神经技术和机器智力有关的被禁止的行动，类似于 2010 年"保护所有人不遭受强迫失踪国际公约"所列的禁止行为。一个相关联合国工作组可以审查签字国的遵守情况，并在需要时提出制裁建议。这些声明还必须保护人们对神经科技可能产生的认知和情感影响接受相关教育的权利。目前，医疗同意书通常只关注手术的身体风险，而不关注设备对情绪、性格或自我意识的可能产生的影响或潜在的风险。

(三) 人类增强 (human augmentation)

采取加强神经技术的压力，如允许从根本上扩大人的耐力或感官或智力能力，可能会改变社会规则，引起公平渠道问题，并产生新的歧视形式。

此外，我们很容易设想到一场增强性的军备竞赛。近几年来，美国国防部高级研究计划(DARPA)的工作人员和美国情报高级研究项目活动(US Intelligence Advanced Research Projects Activity)讨论了为士兵和分析师提供更高智力的计划——"超级智能局(super-intelligent agents)"。这些将用于战斗设置，并更好地解码数据流。

由于很难预测哪种技术会对人类生活造成负面影响，所以任何画线都不可避免地会模糊不清。但是，强烈建议国际和国家两级均制定准则，对可以实施的增强神经技术设定限度，并确定可以使用的背景，类似于人类对基因编辑所采取的措施。

隐私和个性在一些文化中比其他文化更受重视。因此，监管决策必须在具体文化背景下进行，同时尊重普遍权利和全球指导方针。而且，彻底禁止某些技术可能会把它们推到地下，所以制定具体的法律法规的诸多努力中，必须包括有组织的论坛，以便进行深入而公开的讨论。

这种努力应该借鉴国际上建立国际共识和将公众舆论吸收纳入科学决策的先例。例如，第一次世界大战之后，1925 年的一次会议导致了制定和批准禁止使用化学和生物武器的"日内瓦议定书"。同样，第二次世界大战之后，联合国原子能委员会的成立，是为了和平利用原子能，并控制核武器的扩散。

特别是，建议对神经科技用于军事目的进行严格管制。显而易见，任何禁令都应该是全球性的，并且由联合国领导的委员会发起。虽然这样的委员会和类似的努力可能不能解决所有的增强问题，但是它们是公开承认克制的必要性的最佳模式，并且是为技术的开发和实施提供了广泛的投入的最佳模式。

(四)偏见(bias)

当科学或技术决策建立在一系列系统性、结构性或社会性的概念和规范的基础之上时，由此产生的技术可以使某些群体享有特权，并损害其他群体利益。2015 年的一项研究发现，Google 的广告算法向女性用户展示的工作帖子比向男性展示的要少。同样的，ProPublica 调查显示，去年美国执法机构使用的算法在两份相似的犯罪记录的基础上，错误地预测黑人被告比白人被告更有可能重新犯罪。这样的偏见可能会嵌入到神经装置中。事实上，研究这类案件的研究人员已经表示，以数学方式严谨地界定公平性是非常困难的。

工业界和学术界已经就应对技术内部偏见的实践展开了讨论。对为了给有问题的偏见做出更普适、更标准的定义而言，这种正在进行的公众讨论和辩论是有必要的。防止产生偏见的措施应当成为机器学习的规范准则，建议可能的用户群体(尤其是那些已经被边缘化的用户群体)对算法和设备的设计提供投入，以便确保从技术开发的第一阶段开始，偏见问题就被解决了①。

---

① http：//www. nature. com/news/four-ethical-priorities-for-neurotechnologies-and-ai-1. 22960[EB/OL].

四、人脑医学干预的生命伦理问题

(一)人的自主性问题

人的自主性问题,也可以称为人的自由意志问题。大脑(神经)是人的指挥系统,是人的行为的控制系统,脑(神经)科学涉及人的行为控制问题。在关于人类行为控制的讨论中,主要的伦理议题是有关人的自主性问题。什么是具有自主性的人呢?具有自主性的人是一个可以独立行动的人,他必须能深思熟虑自己的决定、愿望,他或她的动机、秉性以及爱好等是必须自己自主的,而不盲目服从别人的意愿。

人作为个体,应该是独立的,具有自我意识、自我判断、自我选择等主体性、自主性,哲学上也可以称为自由意志。自主性的概念是允许一个人自由地发展自我,改进自己的技能,过自己的生活,选择自己的行动方针等。基于这样的概念,行为控制的方法明显地破坏了行为者运用这些潜在的才能,违背了他们的自主性。

美国著名法理学家、哲学家罗纳尔多·德沃金(Ronald M. Dworkin, 1931—)认为,控制行为的技术具有潜在的摈弃个人自主性的可能性,是与道德原则相悖的。他提出了下述指导方针,以维持伦理道德原则:(1)支持自尊、自重的方法应该得到鼓励;(2)破坏人的理性反应能力的方法不应使用;(3)企图引起多个个体具有相同行为的方法不应采用;(4)依靠欺骗的方法应该避免;(5)体力上非强迫的影响方法应优先采用;(6)优先采用可使行为者主动参与到能认识、能表达自己感情的各种结构形式中去的方法,而不要使他们对事物的期望和信念破灭,成为被动改变行为的人。

在这里,德沃金把所有行为控制技术都包括在内,他强调了人的意志和自由权利在可能的环境内应该得到保护。随着对行为控制技术的研究进展,人们愈发感到忧虑,因为这些技术的接受者将变得更加不自由。于是人们发出了这样的呼吁:在更精巧的控制行为的方法被研究出来之前,难道我们不应该摈弃这个研究领域吗?人们担心社会会利用这种技术去压制它认为是异常的行为者。有人认为控制就意味着权力,行为控制就意味着权力至高无上。本来是生物学、医学上行为控制伦理道德的讨论,现在却有人把它变成讨论如何正当使用这个权力的问题,这是个令人烦恼又特别敏感的问题,但它不是生物伦理学应该讨论的问题。

即使我们接受如下事实，即至今对人脑的研究还没有导致受试者生活能力明显下降，但是我们能保证在对人脑的功能有了透彻了解之后，这方面的新技术都能用于为人类谋利益吗？目前，人脑研究的主要好处似乎只是对脑的功能有了进一步的了解。人们期望着在不久的将来，研究人脑新技术的出现，将有助于满足精神病患者和残疾人的需求，同时帮助我们更好地了解自己。

用物理方法干预脑的功能，使受试者行为发生改变，这种做法在伦理学、社会学和法学上都引起了很大的争议。总括起来大概有两种不同的观点：一种观点认为，大脑是人类最主要的宝库，是心理状态、情感以及个性的源泉，大脑是神圣不可侵犯的，并且至今对大脑结构和功能皆有很多不清楚之处，因此，对大脑功能的干预是不道德的，人类应该永远终止这种活动。有些国家的法律已扩展到对大脑产生的意志的保护上，这就等于必须保护个人所产生的各种见解的权利。另一种观点则认为，大脑跟心脏、肺等其他脏器一样，没有什么更神圣的，既然对其他器官可以动手术，可以干预，那么对大脑也可以这样做。

(二)自愿赞同的问题

这也是在每一个医学程序中都必须要首先考虑的问题。对人体的器官动手术，是否同意这样处置，按理说应该由被治疗者做出决定，但是接受脑手术患者往往不能自己做出决定，那么表示赞同的决定可以由患者的监护人、亲属、朋友做出吗？这样做合理、合法吗？假如由法定代理人行使代理同意权，如何保证代理人的决策是完全为了受试者本人的利益考虑的。他坦言，像老年痴呆症患者，难免有些家人对于其寿命期待已经不高，出于种种现实的考虑，对于研究、试验的风险认知可能出现偏差，在代理同意过程中或许不一定代表患者本人的最佳利益，由此会对受试者造成身心伤害。可见，如何对代理人决策进行评估，也是那些涉及人的神经科学临床试验中无法回避的棘手的伦理难题之一。

(三)试验与治疗之间的区别问题

行为神经病学的发展仍然处于初级阶段，往往同样的大脑手术却可以产生完全不同的效果，上述的脑手术可以说都是试验性质的。那么，尊重病人的自主性，能否与为人类获取知识取得一致呢？病人了解手术的困难和危险吗？对手术合理的同意，这"合理"二字的含义又是什么？难道就不能找到比上述的脑手术更好的处理方法吗？从伦理学角度看，即使是一个正确的手术方案，当它的实施损害了健康的组织，也应当认为是不正当的。例如，在心脏手术中，如果手术导致心脏功能全面下降，那么就应该说这种手术是不正当的。而这种情况恰恰可能在神经外科手术中经常出现。

(四)器官手术和非器官手术问题

一般我们所说的正确的外科手术都是针对可识别的、异常的情况而言，比如说摘除病变的组织、器官，固定断骨等。而器官移植也是为了替换已完全失去功能的脏器，全面改善机体的健康状况。可是对于旨在改变行为的脑外科手术来说，患者并没有可清楚论证的病灶。也就是说在大多数情况下，行为异常者并没有病理学的病灶(颞叶癫痫是一例外)，而且确实存在患者在手术后大脑受到的损伤比以前更大的情况。行为本身远不是由单一成分组成的，到目前为止许多行为成分仍然是不可捉摸的，或者是没有明确的结论。在这种医学背景下，难道就可以运用器官手术的方法来改变一个非器官性的问题吗？脑的外科手术能解决由环境重压或压抑所造成的行为问题吗？恐怕脑外科手术面对着这复杂而又困难的局面，是一种过于简单的解决办法吧！

(五)治疗和社会控制问题

控制行为知识的积累及其相关技术的攻克，为以前无法医治的疾病提供了新的治疗机会，从而减轻了病人的痛苦，提高了生命的质量，控制了病人对抗社会的行为。与此同时，也存在着滥用的可能，其危险性似乎不言而喻，特别是当它应用于社会控制方面，包括控制难以管理的犯人时，更是如此。于是有人问，能允许用埋入电极或脑切除术等办法作为直接进行社会控制的手段吗？其治疗价值要比被某些人当作武器的潜力更为重要吗？在生理功能方面，什么是正常的，什么是不正常的，从医学角度做出判断并不困难。然而在精神健康方面，正常行为与不正常行为的界限就不那么容易划定了。要是认定某人的行为是不正常的，那么我们就有可能使他在某些方面受到法律的强制性对待，如法律上可以宣布病人无自控能力，对病人施行人身限制等。同时，人们担忧如若这种情况被人利用于政治目的，那将会造成十分严重的后果[①]。

【本章推荐阅读】
[1]高崇明，张爱琴. 生物伦理学十五讲[M]. 北京：北京大学出版社，2004.

---

① 高崇明，张爱琴著. 生物伦理学十五讲[M]. 北京：北京大学出版社，2004.

[2][美]格雷戈里 E·彭斯. 医学伦理学经典案例(第4版)[M]. 聂精保, 胡林英, 译. 长沙: 湖南科学技术出版社, 2010.

[3]雅克·蒂洛, 基思·克拉斯曼. 伦理学与生活(第9版)[M]. 程立显, 刘建, 等译. 北京: 世界图书出版公司, 2008.

[4]陈寿灿. 当代中国伦理学若干前沿问题研究[M]. 北京: 金城出版社, 2011.

[5]郑文清, 周宏菊. 现代医学伦理学概论[M]. 武汉: 武汉大学出版社, 2017.

[6][德]阿明·格伦瓦尔德. 技术伦理学手册[M]. 吴宁, 译. 北京: 社会科学文献出版社, 2017.

[7]Henry Marsh. Do No Harm: Stories of Life, Death and Brain Surgery[M]. Orion Publishing Co, United Kingdom, 2014.

【本章思考与练习】

1. 国际上脑科学发展的基本趋势是怎样的?
2. 中国是怎样看待脑科学的发展趋势的?
3. 如何看待神经伦理学?
4. 人脑医学干预的伦理问题有哪些?

【本章延伸阅读】

神经科技挑战: 伦理担忧与监管难题并存

2018年9月6日至7日, 以"推动负责任创新　增进全球健康福祉"为主题的国际神经科技创新研讨会在上海举行。此次研讨会的重点是探讨神经科学独特的伦理、法律和政策挑战, 为神经科学创新者提供一个交流平台。此外, 部分国家分享了脑科学计划的进展情况。

这次研讨会由中国生物技术发展中心与经济合作与发展组织(OECD)共同发起, 来自美国、英国、法国、德国、加拿大等13个OECD成员国的外方专家和中方专家共百余人参加了会议。

在研讨会中, 中国科学院专家分享了接下来15年中国脑计划的三个重点领域。第一是认知障碍疾病的研究, 例如抑郁症和自闭症等, 第二是脑的开发, 可以在入学儿童方面做重点计划, 第三是类脑科技, 比如人工智能等。在负责任创新层面，中国会参与国际性科技伦理标准的讨论，并为残疾人士提供更多的服务。

会上，中国科学院专家提出了中国非人灵长类动物研究的四个目标：用非人灵长类动物作为模型来研究高层次的大脑认知功能，生成动物模型以供人类疾病和基础神经生物学研究，为可持续的灵长类生物学研究建立培训和教育项目，在人类灵长类研究中建立起严格的伦理惯例并向社会大规模传播非人类灵长类动物的重要研究成果。

韩国的脑计划在大脑行为和活动的测量领域取得了一些进展。癌症和艾滋海默症等疾病的研究也是其关注重点。但由于市场规模较小，韩国在神经科学成果市场化的过程中遇到了一些阻碍。

日本于 2015 年开始脑计划，对发现早期的艾滋海默症有了一定的研究积累，但还没有转化成药物。目前，日本正在尝试与企业和机构开展合作，为帕金森症病人提出改进型的干预和恢复措施。为了应对神经科技所带来的道德问题，相关的法律正在考虑中。

隐私权、技术滥用和身份认知一直是与神经科技密切相关的几大伦理问题，也是此次国际神经科技创新研讨会的主要议题。

参加本次研讨会的密歇根州立大学神经伦理学副教授 Laura Y. Cabrera 在接受澎湃新闻(www. thepaper. cn)记者专访时谈到了神经科学所涉及的隐私问题。她发现人们会担心自己的大脑数据被他人获取。她还提到，目前有些媒体错误地报道了脑成像技术，把该技术描述成能够读取人类意识的"读心术"。事实上，神经科学还远没有发展到那一步。

技术的滥用是人们对神经科技的另一个重要关切。亚利桑那州立大学法律、科技与创新中心主任 Gary Marchant 对澎湃新闻记者表示，大脑数据的隐私性以及侵入性设备带来的潜在心理危害是神经科学的伦理问题之一。但他最担忧神经科技对人们心理和福祉的影响。他认为，神经科学技术会发展到可以被用来控制人们的行为。其他与会人员也谈到，人们担心的不是技术，而是技术的滥用，需要有个行之有效的体制来告诉我们该如何开发和使用技术。

与基因科学类似，神经科学也引发了关于身份认同的讨论。身份认同问题在其他科学领域已经被广泛地讨论过。但在神经科学中，这一问题涉及不同的方面。大脑影响我们的爱好，行为和举动，也在某种程度上决定了我们是谁。"一些以大脑为对象的侵入性神经科技对人的身份认同提出了新的挑战"，Cabrera 说。

神经科学伦理问题的跨文化讨论也是研讨会的重点之一。Cabrera 认为，神经科学的伦理问题与文化有很大的关联。她向澎湃新闻记者分享了一个关于神经科学增强技术的跨文化研究。研究显示，在欧洲，人们比较担忧神经科技的安全性，而在拉丁美洲，尽管也存在对于安全性的忧虑，人们更多考虑到人的尊严和宗教相关的问题。她还提到，由于数据收集难度大的原因，目前尚未出现关于神经科学伦理问题的中西对比研究。

由文化背景而产生的伦理差异对给出全球适用的神经科学伦理指南产生了限制。但这类问题几乎在所有科学技术的应用中都会存在。与会人员提到，有一些基本的价值观是不会因为文化、宗教和国别的不同而改变的，这些价值观可以用作各国伦理框架的原则。例如，本次论坛的主题"责任"就是一个大多数文化都认同的价值观。

把公众带到同一个讨论的场域是政府监管的另一大难题。与会嘉宾指出，"目前还有很多人没有听过说神经科技或者可能并不理解这些技术的真正影响，这种情况下很难去询问大众的意见"。

Gary Marchant 认为，神经科技提出了一些更广泛的关于自主权和道德方面的问题，超出了其他生物科学技术关于环境、安全和健康的讨论。"这类更抽象的问题往往会超出监管机构的管辖范围，给监管带来挑战"。他认为，公司和其他第三方必须建立起自己的道德框架，以促进这项有前途的技术负责任地发展。

在论坛上，Gary Marchant 提供了一个"工具箱"，列出企业或企业组织可以采取的促进负责任创新的行动。他指出，对于政府监管而言，最大的问题是监管系统主要针对神经技术在临床研究中的应用。但是，神经技术已经越来越多地应用于临床之外的领域，而目前没有适当的监管结构来处理这些情况。另一个问题是，技术的发展比监管完善的速度要快得多。OECD 科学与技术政策部负责人 Dominique Guellec 表示，本次研讨会是一个远大旅程的起点，其中的讨论将推动 OECD 未来政策的制定。

（https：//news. bioon. com/article/6727387. html）

第十四章　行为控制的伦理

【本章学习目标】

通过学习本章内容，了解药物滥用的严峻形势，了解我国的禁毒措施；熟悉吸毒对个人与社会的危害，熟悉服用兴奋剂的危害；掌握医学美容应遵循的伦理原则，为树立良好的医学职业素养和伦理精神奠定坚实基础。

【本章学习要点】

◆　药物滥用的严峻形势
◆　吸毒对个人与社会的危害
◆　吸毒原因分析
◆　我国的禁毒措施
◆　兴奋剂的概念
◆　兴奋剂的类型
◆　服用兴奋剂的危害
◆　医学美容应遵循的伦理原则
◆　肥胖成为世界性问题
◆　药物减肥弊大于利

一、药物滥用问题与伦理

(一) 麻醉药品、精神药品及其滥用

麻醉药品(narcotic drug)是指连续使用后易产生药物依赖性、能成瘾的药品，它包括阿片类药品、大麻类药品和可卡因。精神药品(psychotropic drug)是指直接作用于中枢神经系统，使之兴奋或抑制，连续使用能产生依赖性的药

品。精神药品包括镇定催眠药、抗焦虑药、中枢兴奋药、致幻药等。①

精神药品是一种特殊的药品。麻醉药品、精神药品的特殊性在于它们具有两重性：一方面它们与其他的一般药品一样具有医疗和科学价值，可以治疗疾病、解除病痛，还可以提高患者生活质量。麻醉药品、精神药品的使用对医学的发展起着重要的推动作用。另一方面，麻醉药品和精神药品特殊的药理、生理作用使之成为容易成瘾、容易产生药物依赖，从而出现滥用的"毒品"，即合理用于医疗就是药品，滥用就是毒品。药物滥用是指长期使用过量具有依赖性潜力的药物，这种用药与医疗的需要无关，并且导致了成瘾性以及出现精神错乱和其他异常行为。

"药物滥用"是国际上对吸毒行为采用的通用词汇，"吸毒"是中国对吸食毒品行为的称谓。二者所指都是非医疗需要而长期超量采用各种方式应用具有成瘾潜力的药品。我国《刑法》第 357 条规定：毒品，是指鸦片、海洛因、甲苯丙胺(冰毒)、吗啡、大麻、可卡因以及国家规定管制的其他能够使人形成瘾癖的麻醉药品和精神药品。

麻醉药品、精神药品与毒品之间存在着不可分割的联系，但不能把它们等同起来。要清楚认识到具有成瘾性的麻醉药品和精神药品只有在非法使用时才成为"毒品"，合法使用时仍是药品，不能忽略了其药用价值。毒品危害人类的同时，也为人类医学做出了贡献，比如吗啡类药物，具有镇静作用，所以在外科手术、骨折、烧伤、癌症治疗上被广泛使用。其他类"毒品"在医疗中也都有其特定的作用。由于毒品的两重性，决定了世界各国和国际社会在控制使用毒品的同时，不能彻底根绝毒品。联合国 1961 年的《麻醉品单一公约》和1971 年的《精神药物公约》都肯定了麻醉药品和精神药物的医疗和科学价值，所以"毒品"在医学中的作用应该受到尊重。然而由于毒品在医疗和科研中的应用，合法毒品被用于非法用途就不可避免。据有关人员调查，除海洛因外，吸毒者滥用的药物多为被管制的麻醉药品和精神药品。麻醉药品、精神药品使用不当，并非为了满足医疗、教学、科研上的正当需要，只是为了嗜好供吸毒使用，就会发生危害，威胁和损害人类健康，造成社会动荡。

(二) 药物滥用的严峻形势

目前，吸毒成为一种严重的世界性社会病，正极大危害着人类的健康、文明的进步。毒品犯罪和吸毒遍及全球，成为世界一大公害。联合国毒品监督机

---

① 张新平，陈连剑主编．药事法学[M]．北京：科学出版社，2004.

构的一份年度报告指出，目前全球经常性和偶尔性的毒品使用者已达两亿之多；其中 1.63 亿人吸食大麻，3400 万人服用安非他明，1400 万人服用可卡因，1500 万人服用鸦片制剂，800 万人服用摇头丸。全球毒品每年销售总额 8000 亿至 1 万亿美元，占全球贸易总额的 10%，这一数字高于石油和天然气工业的收入，与全球军火贸易额相差无几。禁毒运动在世界各国不间断地进行，甚至各国联手打击贩毒活动，但效果并不明显。

从 20 世纪 90 年代初开始，毒品问题在我国死灰复燃。源于"金三角"的海洛因途经云南流向内地，在全国呈现蔓延之势，至今形势依然严峻。特别是 2000 年以来，合成毒品(新型毒品)滥用问题也主要以同样的途径和方式在全国蔓延。由于合成毒品的制作与滥用人群特点均有别于阿片类，故对其的诊治也更具挑战性。与此相应的是，20 余年来我国在禁毒戒毒的法律层面和治疗模式方面也与时俱进，不断实践，取得了巨大成就。然而，我国的禁毒戒毒形势依然任重而道远①。我国已由毒品过境国转变为毒品过境与毒品消费并存的毒品受害国。目前我国禁毒形势十分严峻，表现为国内制贩冰毒、摇头丸活动呈上升趋势；非法种植毒品原植物尚未禁绝；走私、贩卖易制毒化学品问题仍很严重等。

(三) 吸毒对个人和社会的危害

1. 毒品危害人体的机理

毒品作为一种特殊药品，作用于人的中枢神经系统和其他器官，破坏人体正常的生理功能。我国目前流行最广、危害最严重的毒品是海洛因。海洛因属于阿片类药物。在正常人的脑内和体内一些器官，存在着内源性阿片肽和阿片受体。在正常情况下，内源性阿片肽作用于阿片受体，调节着人的情绪和行为。人在吸食海洛因后，抑制了内源性阿片肽的生成，使人体内产生适应性改变，逐渐形成在海洛因作用下的平衡状态，一旦停掉药物，生理功能就会发生紊乱，出现一系列严重反应，称为戒断反应，使人感到非常痛苦，会出现不安、焦虑、忽冷忽热、起鸡皮疙瘩、流泪、流涕、出汗、恶心、呕吐、腹痛、腹泻等症状。这种戒断反应的痛苦，反过来又促使吸毒者为避免这种痛苦而千方百计地维持吸毒状态，用药者就必须定时用药，并且不断加大剂量，使吸毒

---

① 张锐敏. 我国药物滥用防治工作现状分析及未来策略思考[J]. 中国药物滥用防治杂志，2013，19(2)：68.

者终日离不开毒品。毒品进入人体后作用于人的神经系统，使吸毒者出现一种渴求用药的强烈欲望，驱使吸毒者不顾一切地寻求和使用毒品。毒品还会出现精神依赖，一旦出现精神依赖后，即使经过脱毒治疗，在急性期戒断反应基本控制后，要完全康复原有生理机能往往需要数月甚至数年的时间。冰毒和摇头丸在药理作用上属中枢兴奋药，毁坏人体的中枢神经。

2. 吸毒对个人身心的毒害

毒品的用药剂量过大或用药时间过长会引起对身体有害的毒性，通常伴有机体的功能失调和组织病理变化。戒断反应是长期吸毒造成的一种严重和具有潜在致命危险的身心损害，通常在突然终止用药或减少用药剂量后发生。许多吸毒者在没有经济来源购毒、吸毒的情况下，或死于严重的身体戒断反应引起的各种并发症，或由于痛苦难忍而自杀身亡。戒断反应也是吸毒者戒断难的重要原因。静脉注射毒品给吸毒者带来感染性并发症，最常见的有化脓性感染和乙型肝炎及令人担忧的艾滋病问题。此外，还损害神经系统、免疫系统，易感染各种疾病。

吸毒不仅有生理危害，还会产生精神障碍与变态。毒品对神经系统造成损害，产生异常的兴奋、抑制，出现失眠、烦躁、惊厥、麻痹、记忆力下降、主动性降低、性格孤僻、意志消沉、周围神经炎等一系列神经与精神症状。吸毒所致最突出的精神障碍是幻觉和思维障碍。吸毒者的行为特点是围绕毒品转，甚至为吸毒而丧失人性。吸毒者一旦吸毒成瘾后，为达到获得毒品的目的会不择手段，从而失去了正常人应有的自尊和道德观，整日沉溺于毒品的幻想之中，造成了精神空虚、人格低下，往往逐步走上违法犯罪的道路。

海洛因被认为是毒品之王，可以产生异常的欣快感，让吸毒者如入梦境般难以名状，吸毒者常常用"销魂极乐"之类的感觉来形容，但海洛因的成瘾速度快，耐药性强，超剂量服用将引起惊厥、昏迷甚至死亡。可卡因 20 世纪 80 年代在美国被滥用，它是一种兴奋剂，吸食可卡因能够刺激大脑皮层，使人的情绪兴奋并产生异常欣快感。同时，可卡因有耐药性，吸毒者只有不断递增使用才能达到他们预想的剧烈兴奋程度，超剂量使用会出现中毒症状，它使吸毒者狂躁不安、脉搏跳动加快、痉挛、产生幻觉甚至死亡。大麻是一种软性毒品，它是所有非法毒品中被人使用最多的。大麻类毒品能够产生异常欣快感，增强食欲，放松中枢神经，使人感到安逸、舒适并提高对事物的敏感性。大麻有耐药性，大剂量使用虽然不会造成死亡，但会使人疲劳、妄想、精神极度不安和活动迟缓。

3. 吸毒毁灭家庭

家庭中一旦出现了吸毒者，家便不成其为家了。吸毒者在自我毁灭的同时，也殃及自己的家庭，使家庭陷入经济破产、亲属离散甚至家破人亡的境地。一个人一旦染上毒瘾后，便一发不可收，家徒四壁是吸毒者家庭的共同特征。吸毒成瘾者心理和精神都会发生变态，他们变得自私、不关心家庭、不关心父母子女、不听劝阻，许多吸毒者最终会走上犯罪道路，搞得妻离子散是常见的结局，因此往往是一个人吸毒就会导致整个家庭毁灭或瓦解。

如果妊娠期间的妇女吸毒，会直接影响腹中胎儿的正常发育成长，导致胎儿畸形或死亡。据美国联邦政府统计，全美每年因母亲吸毒而受害的新生儿达10余万人，仅纽约市每年新生儿中就有11%~20%毒品化验为阳性。美国全国初生婴儿生下来就被毒品伤害的，占美国每年初生婴儿总数的11%。

4. 吸毒危害社会安全

吸毒首先导致身体疾病，其次是造成社会财富的巨大损失和浪费，同时毒品活动还造成环境恶化，缩小了人类的生存空间。毒品活动加剧诱发了各种违法犯罪活动，扰乱了社会治安，给社会安定带来巨大威胁。

第一，浪费社会财富。吸毒需要花费巨资，据一位吸毒者称，他一天得花费600元人民币购买毒品。据美国政府1991年6月发表的一份名为《美国吸毒者在非法毒品上的花费知多少》的报告讲：1990年美国人为可卡因花掉180亿美元，为海洛因花掉120亿美元，为大麻花掉90亿美元，另有20亿美元花费用于致幻剂、安非他明等毒品。报告称，上述各项花费在1988年共为516亿美元，1989年共为498亿美元。国会众议院有关部门负责人认为，美国人每年用于非法毒品的总开销实际上约为1000亿美元。另据美国《新闻周刊》报道，吸毒的职工时常迟到、早退和旷工，在工作中经常发生事故，由此造成的经济损失每年达260亿美元。我国自20世纪80年代以来，因吸毒导致死亡的已有3.4万人。目前，全国已有2102个县、市、区发现吸毒人员，约占县、市、区总数的73.5%。全国现有吸毒人员79.1万人，每年因吸食海洛因耗费至少270亿元人民币，政府每年直接投入至少30多亿元用于强制戒毒和劳教戒毒。①

第二，诱发犯罪，扰乱社会秩序。吸毒者需要大量的资金满足他们对毒品

---

① 孙慕义主编. 医学伦理学［M］. 北京：高等教育出版社，2004.

的渴求，他们往往不择手段、不计后果地去盗窃、抢劫、杀人，女吸毒者以卖淫养毒的比比皆是。一方面是吸毒者成瘾后，摆脱不了毒瘾的煎熬，为了满足毒瘾，铤而走险，进行偷、扒、抢、贪污、卖淫，甚至杀人；另一方面贩毒分子疯狂进行报复、恐吓和暗杀活动，严重威胁人民的生命财产安全，扰乱社会秩序。吸毒者一般在吸食毒品后会出现幻觉、极度兴奋，也会导致行为失控而造成暴力犯罪。据我国公安部门估计，在毒品犯罪严重的地区，约80%的男性吸毒者有过其他违法犯罪行为，而80%以上的女性吸毒者因卖淫而导致艾滋病等多种疾病扩散流行。国家禁毒委员会副主任、公安部副部长张新枫强调说"毒品问题不仅诱发大量的违法犯罪活动和艾滋病问题，严重影响社会治安稳定，而且往往与国际恐怖势力、民族分裂势力、黑社会组织、腐败问题、洗钱犯罪等联系在一起，严重危害国家安全和社会政治稳定"。

(四) 吸毒的原因分析

毒品作用于人体神经系统，产生药物依赖，也就是人们常说的"毒瘾"，是指人们由于经常使用毒品而形成的周期性极度兴奋状态。这种兴奋状态只能靠补充新的毒品，否则将使吸毒者遭受一系列难以承受的生理和心理反应。毒品的这种特性使人们一旦沾染上，便欲罢不能，对它形成强烈的生理依赖和心理依赖。但吸毒者自身的主观条件仍是造成吸毒的主要原因。

1. 社会环境因素

新的技术革命和社会形态的变化并非给人们带来的全是正面效应，很多负面效应也随之产生。传统的大家庭逐渐解体，单亲家庭和私生子的数量不断增多。家庭的解体对人们精神的影响是巨大的，儿童正是家庭解体的最大受害者。家庭破裂也被看做青少年吸毒的重要原因。第二次世界大战后，科学技术突飞猛进，人类社会进入信息时代，经济发展的速度是以前的几倍甚至几十倍。这种经济加速发展带来的一个后果是人们生产和生活节奏的加快。有学者指出："正是这个变化的速度……结果是造成一个高度利害相关，高度刺激性的商业环境。在不断升级的压力下，人们很容易了解，为什么那么多的商人、银行家和公司董事们惶惶不安，不知他们确切地干什么和为什么要这样干。"

随着人们生产、生活节奏的加快，人们的心理紧张程度也随之增加。为了使紧张的心理得到宣泄和缓解，吸毒便成为一种选择，这是因为毒品具有兴奋神经、缓解心理紧张的作用。经济的发展给人们提供了丰富多彩的生活，人们有如此多的选择余地，他们反而不能有效地做出自己的抉择，成百万人对各种各样的选择，感到迷惘不解，不知所措。他们不但没有感到自己的解放，相反由于可供自己选择的方式太多，情况发展变化太快，而陷入痛苦与孤独之中。在这种多样化的趋势中更促进了个人追求个性的发展，人们不再注重传统价值规范。随着传统的价值体系的崩溃和瓦解，人们的行为方式不再有固定的标准，从而引起社会道德规范的混乱，人们的心灵没有寄托，行为方式混乱，这对于青春期心理不稳定的青少年来说影响最坏，它是造成青少年吸毒的主要原因。

2. 个人的主观原因

(1)出于好奇或是寻求解脱。在众多的吸毒者中，有相当一部分人尤其是青少年的吸毒起因是出于好奇心，追求刺激。好奇或者追求刺激的心理一般都源于对自己业已成型的生活方式的不满。周而复始、枯燥单调的生活方式会逐渐使人产生一种空虚、乏味和麻木的感觉，但对大多数人来说，他们都会有改变现状、寻求解脱的本能追求，渴望接触新生事物，渴望体验新的生活方式和生活内容。一旦社会上出现了新的风尚、新的生活内容时，他们就极易去效仿和体验，而这种效仿和体验往往是盲目的。

吸毒者对毒品的最初了解，可能来自反差极强的两种评价：一方面，政府大张旗鼓地宣传毒品的种种危害，严禁吸毒；另一方面，吸毒者则在吹嘘毒雾中飘飘欲仙的种种快感，于是，那些苦于生活枯燥乏味的人便极易受好奇心理的支配和引诱，以身试毒，沦为瘾君子。对于另一部分人来说，追求解脱心理是促使他们吸毒的又一个主观原因。这种追求解脱的心理往往起始于一种对社会与周围环境或对自己的生活和工作所产生的不满足感、不幸福感和失落感。无论是居于哪个阶层的人们，总有部分人或多或少地产生对自身生活不满足、不幸福或失落的感觉，如物质生活极其富裕的富翁也许会有精神上的空虚。这些人都会尽力去寻找一种改变现实生活的解脱办法。大多数人会奋发上进，通过各种积极的努力来完善自己的生活，而另一类人则会采用种种消极、不健康的手段和背离社会公德的方式去寻求自我解脱，比如去赌博、嫖娼、酗酒等。一旦条件具备，他们自然也会采用吸毒的方式去麻醉自己，寻求解脱。

在上述两种人中，出于好奇心、追求刺激而去吸毒的人多是青少年，而为寻求解脱去吸毒的人则多是成年人。他们是基于完全不同的心理动因而陷入吸毒泥潭的。心理学家的研究指出，吸毒是一种偏离和违反社会规范的行为，吸毒者在吸食毒品前都经历了一个心理危机的过程，大部分的吸毒者存在着自我不足的人格。对具有自我不足人格的人来说，毒品被用来逃避他们面临的也许对别人来说并不构成潜在损害的精神创伤，通过使用毒品，他们似乎逃避了现实，但这只是暂时的，当化学反应消退时，现实世界又重新回到眼前，他们不得不再次从毒品中获得安慰，从而形成对毒品的依赖。

（2）享乐主义助长了吸毒之风。在各国经济处于发展初期的时候，人们注重的是生产而非消费，这是与当时的生产力水平相适应的，一些西方发达国家在20世纪初期强调的是"处世审慎、勤勉、偿还债务和贷款不可马虎，时间就是金钱，因此不可以闲散，花费要节俭"，"拒绝奢侈和眼前的消费，推迟现实的满足并避免一切本能的生活享受，以便实行严格的禁欲"的精神。而在生产力的发展达到一定水平后，人们的注意力从生产转向了消费，从积蓄转向了消费，从劳动转向了空闲。与这种资本主义生产方式相适应的资本主义精神也发生了根本的改变。美国后工业社会理论代言人马尔库塞曾经说，当代文明压抑了个人意志和自由，追求快乐和自由是人类的本能，绝对自由就是要充分满足这种本能。美国消费型经济的发展具有典型意义，美国作者西格尔在《多难的旅程》中指出：美国人口只占世界人口的6%，消费量却占世界的40%。消费经济的发展具有两重性，它一方面促进了经济的发展，另一方面也带来了一些负效应。它的负效应产生的直接后果是资本主义新教伦理的丧失和享乐主义之风的泛滥。由于毒品能够提高服用者对声音、颜色和运动的感受力，使他们经历一次美妙的幻游，无论是20世纪50年代"垮掉的一代"，或是20世纪六七十年代的"嬉皮士"，还是80年代造就的一代新人"雅皮士"，在追求极端个人主义欲望的满足时，都把毒品作为打开"幻觉之门"的钥匙。他们鼓吹吸毒，赞美吸毒给人带来的美妙感受。

正是有了这些人类客观和主观的因素，整个世界来说，毒品问题相当严重，即使是我国，情况也不乐观。据统计，每年毒资的直接消耗2000多亿元之巨，相当于百年不遇特大洪水的经济损失。据2016年12月14日召开的全国青少年毒品预防教育"627"工程推进会披露，全国登记在册吸毒人员达到390万名，其中现有吸毒人员256.7万人。全国累计登记35岁以下青少年吸毒人员214.5万人，占全部吸毒人员的55.2%。其中，18周岁以下未成年吸毒人员2.33万人，绝大多数是"90后"，"00后"少年。2017全国吸毒人员统计数量仍在上涨，当前，我国毒品滥用低龄化趋势仍较明显，青少年吸毒问题仍然突出。做好青少年毒品预防教育，使他们从小认清毒品危害，从小树立"珍爱生命远离毒品"的意识，在人生成长过程中自觉抵制毒品诱惑，是一项重大政治责任、历史责任和社会责任。

(五) 我国的禁毒措施

我国政府对吸毒问题向来立场鲜明，打击贩毒、吸毒绝不手软。中华人民共和国成立之初，中央人民政府即采取坚决措施，在全国范围内开展了禁毒运动，收缴毒品，禁种罂粟，8万多毒品犯罪分子被判刑，2000万名吸毒者被戒除了毒瘾，并结合农村土地改革根除了罂粟种植。短短三年时间，就基本禁绝了危害中国百余年的鸦片毒害，创造了举世公认的奇迹。20世纪80年代以来，在国际毒潮的侵袭下，由于中国毗邻"金三角"毒源地的特定地理位置，境外毒品不断向中国境内渗透，导致已经禁绝的毒品祸害又卷土重来。因毒品过境引发的毒品违法犯罪活动逐步蔓延。

中国政府一贯重视打击毒品违法犯罪活动。1990年11月，国务院决定成立国家禁毒委员会，负责研究制定禁毒方面的重要政策和措施，协调有关重大问题，统一领导全国的禁毒工作。各省、自治区、直辖市也都成立了禁毒领导机构和办事机构。政府的方针是"禁吸、禁贩、禁种、禁制""四禁并举、堵源截流、有毒必肃、贩毒必惩、吸毒必戒、种毒必究"。

建立法制社会，禁毒工作也必须依法开展。为了协调加强禁毒工作，1986年经国务院批准，由卫生部、公安部、外交部、海关总署的负责人组成我国麻醉药品管理与禁毒协调会议。禁毒法律法规也在不断制定与完善之中。1990年12月28日，全国人民代表大会常务委员会制定并通过了《关于禁毒的决定》。1995年1月12日，国务院总理李鹏签署发布了《强制戒毒办法》。1997年3月14日，全国人民代表大会通过了《中华人民共和国刑法》修正案，修正后的《刑法》对走私、贩卖、运输、制造毒品的犯罪的处罚更加完善。

为加强麻醉药品和精神药品的管理，保证麻醉药品和精神药品的合法、安全、合理使用，防止其流入非法渠道，根据药品管理法和其他有关法律的规定，自2005年11月1日起施行《麻醉药品和精神药品管理条例》，对麻醉药品和精神药品的种植、实验研究、生产、经营、使用、储存、运输、法律责任等方面做了严格的规定。

为了从根本上消除毒品对人民群众的侵害，挽救吸毒者的生命，遏制毒品违法犯罪活动，最终消除国内毒品消费问题，中国政府采取了一系列严格的禁吸戒毒措施。对吸毒成瘾人员，由公安机关依据国务院《强制戒毒办法》，通过行政措施在一定时期内对其强制进行药物治疗、心理治疗、法制教育、道德教育，使其戒除毒瘾。对经强制戒毒后的出所人员，由家庭、单位、常住地公安派出所及基层群众组织，共同负责开展对强制戒毒出所人员的后续帮助教育工作，防止其复吸。对发现的复吸者，由司法部门对其继续帮助其戒毒。面对国际国内严峻复杂的毒品形势，要有效解决我国的毒品问题，减少毒品危害，仅靠一个地区、一个部门、一种手段是远远不够的，必须全党动员、全民发动，真正打一场广泛、深入、持久的禁毒人民战争。

加强禁毒宣传工作。重点宣传国家禁毒法律，宣传政府禁毒措施，揭露吸毒危害，以提高全民的禁毒意识。加强科研与技术指导。国务院批准卫生部于1984年建立了中国药物依赖性研究中心（1988年改为研究所）。1988年建立中国药物依赖治疗中心，1990年建立国家麻醉品实验室以加强科研和技术指导。在全国20多个省、市建立了治疗、监测中心。国际合作。我国与联合国禁毒基金、联合国禁毒署、国际麻醉品管制局、世界卫生组织、亚太经社理事会等单位以及有关国家开展了禁毒合作，取得了成效。如今，禁毒人民战争已在全国打响，禁毒预防、禁吸戒毒、堵源截流、禁毒严打、易制毒化学品和麻醉药品与精神药物整顿五大战役正在全面展开。各级禁毒执法部门坚持严打方针不动摇，毫不手软地打击各类毒品犯罪活动。

二、兴奋剂与伦理

（一）兴奋剂的概念

兴奋剂在英语中称"dope"，原意为"供赛马使用的一种鸦片麻醉混合剂"。由于运动员为提高成绩而最早服用的药物大多属于兴奋剂药物——刺激剂类，所以尽管后来被禁用的其他类型药物并不都具有兴奋性（如利尿剂），甚至有的还具有抑制性，国际上对禁用药物仍习惯沿用兴奋剂的称谓。如今通常所说的兴奋剂不再是单指那些起兴奋作用的药物，而是对国际体育界违禁药物的统称。国际奥委会规定：竞赛运动员应用任何形式的药物或以非正常量或通过不正常途径摄入生理物质，企图以人为和不正当的方式提高他们的竞赛能力即为使用兴奋剂。上述"使用兴奋剂"的表述中既包括使用，也包括参与使用非法药物和方法。此外，国际奥委会在解释什么是"使用兴奋剂"时还明文规定："当需要进行医务治疗时，使用任何可因其性质、剂量或用法而人为地不正当提高运动员竞赛中的运动成绩的物质，也被看做使用兴奋剂。"

体育运动中禁止使用的各种物质和方法，由国际奥委会统一列出一份名单，定期修改并公布在《奥林匹克宪章》第48条医务条例中。该条例规定：禁止运动员使用的物质有五大类，包括刺激剂、麻醉剂、蛋白同化制剂、利尿剂、肽和糖蛋白激素及类似物；禁用方法有两类，一类是血液兴奋剂，即"把血液、血红细胞和有关的血液制品注入运动员体内"，另一类是在兴奋剂检查中，使用药物的、化学的和物理的方法，企图合理地改变尿样的完整性和确实性。此外，用"导尿、替换尿样或使用内磺舒及其相关化合物抑制肾脏的分泌，以及使用表睾或布罗曼坦来改变睾酮和表睾的测量值等篡改尿样的方法"都包括在其中。

（二）兴奋剂的类型

在体育运动中所禁用的药物有五大类，有人工化学合成的，也有天然提取的，甚至还有利用基因工程方法生产的。现在，这五大类国际上禁用的兴奋剂品种已达一百多种，并且新的违禁药物还在不断出现。运动员使用兴奋剂，希望能够增加体能，突破生理极限，在竞技体育中取得好成绩，但使用兴奋剂会对人的身心健康产生许多直接的危害，一般说来，会出现严重的性格变化，产生药物依赖性，导致细胞和器官功能异常，产生过敏反应，损害免疫力，引起各种感染（如肝炎和艾滋病）。

（1）刺激剂（stimulants）。刺激剂是最常用的一类兴奋剂，常用的有安非他明，其次还有咖啡因、可卡因、麻黄素等，计有四十多种。这类药物能通过对中枢神经系统的作用，活跃情绪，减轻疲劳，增强人的精神与体力，让运动员产生自我陶醉感。它的副作用则是掩盖疲劳会导致过度的兴奋与焦虑，影响运动员的判断能力，常易造成受伤，并导致心率及血压的急速上升，此外还可能造成脱水，诱发脑溢血和心脏疾病。

（2）麻醉止痛剂（narcotics and analgesics），即麻醉镇痛剂，包括吗啡及其衍生物与同类合成制剂。使用后能使人产生快感及心理亢奋，给运动员造成能超越体能的幻觉，并降低痛感使运动员感觉不到受伤的真实情况，仍继续参加比赛从而造成更为严重的伤害。在拳击选手中，就因为盛行服用这类药物，而出现了许多牺牲者。在1960年奥林匹克运动会上，400米障碍跑的一位奖牌得主就因服用这类药物而丧生。这类药物很容易使人上瘾，停药后会出现严重的戒断综合征。它不仅使运动员运动能力大幅度下降，而且超剂量服用麻醉剂还可造成生命危险。滥用麻醉剂者容易卷入暴力行动和犯罪活动，造成复杂的社会问题与法律问题。

（3）合成类固醇（Anabolic steroids），亦叫同化激素。最常用的有：大力补、康力龙、苯丙酸诺龙、癸酸诺龙等。这些药物作为兴奋剂使用可以说是使用频率最高、范围最广的一类。据国外报道称，用过的及想用的几乎占了参赛者的80%~90%。1988年汉城奥林匹克运动会上，短跑名将约翰逊就使用了雄性激素。有不少健美、拳击、田径运动员也都曾使用过这类药物。滥用雄性激素会影响到运动员体内的激素平衡，它不仅可导致性功能紊乱，发生第二性征改变，如女人男性化、声音改变等，男性服用后会变得性格暴躁、充满敌意、秃顶和易产生性侵犯行为等，而且还会造成思维紊乱、情绪波动，甚至还有诱发癌症的危险。

(4)利尿剂(Diuretic)。顾名思义，此类药物有稀释尿液的功能。利尿剂现有15种。使用利尿剂有两个重要的目的：一是迅速排出体内水分，减轻身体重量，以适应有体重限制的竞赛项目；二是迅速排出所服用的违禁药物，以对付尿检。大剂量和长期使用利尿剂可使尿中的盐和电解质过度流失，破坏体内的电解质平衡；因体液流失而导致大幅度减轻体重，会引起腹部和小腿肌肉痉挛；更为严重的是，还有可能因导致心律不齐或心脏衰竭而危及生命。据国外报道，国际健美比赛中已有一些运动员因大剂量使用利尿剂而死亡。

(5)肽和糖蛋白激素及类似物。这些激素是人体内正常的分泌物，而这些激素类药物则有用基因工程办法生产的，有用生物化学方法提取的，因此，用现有的尿检技术很难判断出受检者是额外注射了激素，还是自己体内的激素分泌量过高。这类违禁的药品有绒毛膜促性腺激素(HCG)、促肾上腺皮质激素(ACTH)、人体生长激素(GH)、红细胞生成素(EPO)等。肽激素几年前才由人和动物(猴、牛)的生物物质(尿、垂体)制成，具有传染疾病的危险。使用人体生长激素将会带来感染致命疾病(如艾滋病)的高度风险，迄今已有因使用生长激素而感染脑病毒致死的记载。令人遗憾的是，今天科学家创造的生物高科技产品又被人们引进了体育界，出现了新一代的生物工程兴奋剂。红细胞生成素是人体肾脏中可自然产生的一种激素，具有促进红细胞增生及维持血液中红细胞数稳定的作用。经研究发现，人体中的红细胞只要增加1%~10%，就可以使运动员竞技能力得到大幅度提高，甚至造成运动员超水平的发挥，但它会严重损害心脏功能。现在运动员使用EPO已经泛滥成灾。有人怀疑，1990年荷兰某一自行车运动员就因使用了额外的红细胞生成素，造成了心脏麻痹停搏，最终导致死亡。

(6)血液回输(blood doping)，亦称为血液兴奋剂或自血回输。即从运动员本人体内抽出一定数量的血液，经处理后储备待用，赛前1~7天再将血细胞随生理盐水输回原抽血者体内，目的是增加循环系统中的红细胞数，借此提高血液的携氧能力。研究表明，运动员经自血回输后，最大吸氧量和持续运动到极限的时间均会增加。

(三)服用兴奋剂的危害

科学研究证明，使用不同种类和不同剂量的禁用药物，对人体的损害程度也不相同。特别令人担心的是，许多毒副作用只是在数年之后才表现出来，而且即使是医生也分辨不出哪些运动员正处于危险期，哪些暂时还不会出问题。由于在体育界中广泛地使用了各种违禁药物，因此长期以来造成了不少运动员受伤或身亡。早在1886年波尔多至巴黎600公里自行车赛中，英国选手由于使用了过量的三甲基化合物而导致死亡。这也是第一例关于使用兴奋剂而导致运动员死亡的报告。1945—1960年，在欧洲自行车和足球比赛中，运动员因服用兴奋剂而连续不断地出现事故，其中有5名运动员死亡。1963年，发生因使用海洛因而导致拳击选手死亡的事故，于是在墨西哥城就出现了禁止服用违禁药物的运动员出场比赛的情况。1967—1968年，在欧洲锦标赛上，相继发生了美国、德国、法国等国家自行车选手和拳击选手因过量使用安非他明和血管扩张药而死亡的事故。

1. 违背了体育的目的

使用兴奋剂是不道德的，运动员使用兴奋剂是一种欺骗行为。因为，使用非法药物与方法虽然能让使用者在比赛中获得优势，但是这种行为不符合诚实和公平竞争的体育道德。现代体育运动最强调公平竞争的原则，公平竞争意味着"干净的比赛"、正当的方法和光明磊落的行为。使用兴奋剂既违反体育法规，又有悖于基本的体育道德。使用兴奋剂使体育比赛变得不公平，运动员们不再处于平等的同一起点，也损害了运动员本身的身体健康，因而也失去了体育竞赛的精神。

体育总的目的应该是增强人民体质，振奋民族精神，提高全民道德素养。体育竞赛是为了展示人类在自然生理状态下最大能力发挥的较量，是对人类体能极限的挑战。而运动员服用兴奋剂在体育比赛中取得好成绩，使运动员产生了不求进取、弄虚作假、欺世盗名的坏思想，也助长了运动员不良的生活行为，毒害了公众的心灵，扭曲了国家形象，让使用者的国家蒙羞。体育要求每一个运动员在同一起跑线上公平竞争，而服用违禁药品违背了这一体育的基本准则，与体育运动重视光明正大的精神是背道而驰的。

2. 伤害了运动员的身体健康

上面我们详细地分析了五大类兴奋剂对人体的副作用，最可怕的是连医生都不知道这些副作用会在什么时候影响服药运动员的健康，这些药物不仅影响运动员个人的身体健康，还会在家庭和社会中造成十分有害的后果。曾获世界业余健美比赛和美国小姐比赛冠军的蒂娜·普莱金嘉是美国加利福尼亚州的地产经纪人，过去由于长期服用类固醇，她简直成了一个男人，药物也改变了她的性格，暴躁易怒，经常为一些小事殴打她的丈夫和邻居。1986年，伦敦出版的《经济报》透露了一个轰动世界体坛的内幕消息：苏联在过去的25年里，已经有59人死于服用兴奋剂，其中多数人年龄在20岁多一点。

3. 动摇了体育道德基础

竞技体育是人类极限力量、技巧的竞争，运动员只有通过科学训练，潜能挖掘，技术创新，才能获得高超的竞技能力。但是，兴奋剂的使用，将使运动员失去精神的自律力量，丧失行为规范，荣辱颠倒，助长了其投机取巧的心理。同时，体育界也失去了人们的信任。约翰逊事件的调查使人们感到：整个体育界都充满了药物和欺骗行为，人们觉得服用兴奋剂不只是个别的现象，对于取得优异成绩的运动员都充满了怀疑。

4. 毒化了社会环境

运动员所使用的违禁药物多是一些镇静药或刺激剂，使用多了容易产生药瘾。这样不仅在运动场上，而且在家庭生活或社会生活中，都会造成十分有害的、破坏性的影响，可以导致不同程度的暴力行为和犯罪，这也是从社会学角度来看应该禁止使用违禁药物的依据。国际奥委会前主席萨马兰奇说："使用兴奋剂不仅仅是欺骗行为，也是走向死亡。首先是生理上的死亡，即通过使用不正当的操作手法，严重（有时是不可逆地）改变人体正常的生理作用。其次是肉体上的死亡，正如近年来一些悲剧性事件所表明的那样。此外，还有精神上和理智上的死亡，即同意进行欺骗和隐瞒自身的能力，承认在正视自我和超越自身极限方面的无能和不求进取。最后是道德上的死亡，也就是拒绝接受整个人类社会所公认的行为准则。"

(四) 与兴奋剂作斗争

1. 运动员服用兴奋剂的原因

运动员使用兴奋剂都是希望靠兴奋剂来提高成绩，夺取比赛的胜利。一旦体育比赛的胜利受到某种神秘力量的控制，被畸形地拔高到意味着国家荣誉和巨额金钱时，就产生了令运动员难以抗拒的道义压力和物质诱惑力。从 20 世纪 50 年代起，一些国家就把使用兴奋剂作为一种"战略武器"，用于奥运会等国际体育赛场上的"和平竞争"，以证明其所谓的政治制度的优越性。冷战结束后，大众传播媒体的热心关注和庞大跨国公司的巨额投资赞助也加速了高水平竞技体育的商业化。在奥运会等大型国际比赛中获胜，就可以一举成名并带来滚滚财源，这些难以抗拒的荣誉和物质的双重诱惑，也会使一些运动员不惜以牺牲健康为代价，冒险使用兴奋剂。在某种意义上说，现代竞技运动本身具有一种强大的"诱发服药犯罪"的力量，或者可以说它就是一个易于导致滥用兴奋剂的温床、环境。

体育运动是一个可以测量和比赛人类所能达到的能力的舞台。现代竞技体育应该建立在进取、拓展和成就的理想之上。奥林匹克格言把人类在体育运动中崇尚进取的愿望集中表述为"更快、更高、更强"。然而，在科学技术高速发展、训练水平和运动成绩突飞猛进的今天，要夺取体育比赛的胜利已经越来越难。国际体坛有案可查的一则"经典问答"，向世人揭露出了高水平竞技体育残酷的一面：1984 年洛杉矶奥运会前，加拿大反对滥用药物组织主席、类固醇专家鲍勃·戈德曼曾经向 198 名世界优秀运动员提出这样的问题："如果我有一种神奇的药物，它能使你们五年之内在包括奥运会在内的所有比赛中战无不胜，但你们吃了这种药，五年之后就会死去，你们愿意吃吗？"结果出人意料，竟有 103 名运动员（52%）回答说愿意吃。不难看出，在奥运会等重大比赛中获胜的吸引力如此之大，竟然压倒了人们对死亡的恐惧。于是有人说：只要竞技体育存在一天，消灭禁药就是一句空话。本·约翰逊、卡尔·刘易斯、钱伯斯，或许还有乔伊娜……上天赋予他们过人的天赋，但是他们却想要得到更多。他们或许得到了更多荣誉，但是却牺牲了公平、健康甚至生命。

2. 国际社会加大反兴奋剂力度

长期以来，国际奥委会坚持不懈地在世界体坛进行反对服用兴奋剂的斗争。作为奥林匹克运动道德观的坚定护卫者，国际奥委会不仅在四年一次的奥运会上，而且在世界各种体育比赛中都站在这一斗争的最前列。运动员服用药物并非什么新闻，1960 年，丹麦自行车运动员克纳德·延森在进行公路自行车比赛时突然死亡，是因为服用兴奋剂而衰竭致死。这件事使国际奥委会痛下决心，与兴奋剂做坚决的斗争。在 1968 年的格勒诺布尔冬季奥运会和墨西哥城夏季奥运会上，国际奥委会的医学委员会第一次在所有比赛项目中实施了全面的药物检测。此后不仅在奥运会上对获奖运动员进行药检，而且对某些运动项目还要进行不定期抽检。

国际反兴奋剂的斗争形势日益严峻，国际社会在反兴奋剂问题上达成共识，开展全球合作，已成为近年来奥林匹克反兴奋剂斗争的发展趋势。1999年2月，国际奥委会在瑞士洛桑召开了世界反兴奋剂大会，来自世界各地的600多名代表参加了大会并通过了《洛桑宣言》。被看做向兴奋剂全面宣战的这次大会通过了《奥林匹克运动反兴奋剂法规》和其他加强世界范围内反兴奋剂斗争的决议。2000年11月，世界反兴奋剂机构理事会在挪威奥斯陆召开会议，决议协同制定相关的法律、实施药检，以及对违规者进行处罚等。2003年3月3日，来自世界各国政府、公共当局、国际体育组织和各国体育组织等的1000多名官员和代表参加了哥本哈根世界反兴奋剂大会。大会以支持一项决议的方式通过了最新的《世界反兴奋剂条例》，该条例是21世纪奥林匹克反兴奋剂斗争的基本纲领，也是国际体育组织和各国体育组织必须遵守的反兴奋剂法典。新条例规定，今后将对所有国家、所有体育组织和所有项目的运动员执行统一的违禁处罚标准。以前，没有一个得到各国认可的统一监管全球反兴奋剂工作的权威机构，没有统一的反兴奋剂规章法则，没有统一的禁药名单和处罚标准，这些问题一直困扰着奥林匹克反兴奋剂斗争。1999年11月10日，世界反兴奋剂机构（WADA）在瑞士洛桑成立。国际奥委会为该机构提供了2500万美元的启动资金。2000年11月，全世界30个国家的政府同意并做出承诺，从2002年起，将共同出资承担世界反兴奋剂机构50%的经费。这表明越来越多的国家愿意"统一"起来，共同在反兴奋剂斗争中承担自己的责任。

目前，运动员服用兴奋剂的技术手段越来越先进，以应对越来越严格的兴奋剂检查。因此，国际组织和世界各国有必要加大投入，合作开展药物检测高新技术研究。1998年，国际奥委会和欧盟合作出资300万美元，启动了一个关于红细胞生成素（EPO）和生长激素（GH）检测方法的研究计划。1999年，澳大利亚政府为澳大利亚兴奋剂检测实验室专门拨款300万澳元，用于高难度的兴奋剂检测研究，其中包括在悉尼奥运会上检测红细胞生成素（EPO）的计划。2000年8月，在历时几年的关于检测EPO新方法的研究获得成功的基础上，国际奥委会正式批准在悉尼奥运会上进行血检和尿检相结合的EPO检测。在2002年盐湖城冬奥会上，也依照悉尼奥运会模式，进行了血检结合尿检的EPO检测，并依靠经过改进和提高的检测技术，查获了违禁使用第二代EPO的3名滑雪运动员。目前，国际奥委会资助的其他药物检测研究项目也已取得了进展。国际奥林匹克运动已经走过了百年沧桑，在此期间，国际竞技体育飞速发展，竞技体育中政治和商业的介入助长了兴奋剂的泛滥，展望未来，世界范围内使用和禁用兴奋剂的斗争还将长期进行下去,国际奥委会主席罗格说:"我们将不遗余力地与兴奋剂这个魔鬼做斗争。"

3. 中国反兴奋剂工作取得进展

20世纪最后10年,国际社会反兴奋剂斗争取得很大进展,与此同时,中国也初步建立并不断完善了反兴奋剂体系,取得了显著成绩。1989年春天,中国体育界正式提出对兴奋剂问题要实行"严令禁止、严格检查、严肃处理"的方针,并颁发了《全国性体育竞赛检查禁用药物的暂行规定》。在1995年10月1日开始施行的《中华人民共和国体育法》中明确规定:"体育竞赛的组织者和运动员、教练员、裁判员应当遵守体育道德……严禁使用禁用的药物和方法。"还规定:"使用禁用的药物和方法的……按照章程规定给予处罚。"此后,体育主管部门先后制定了30项法规性文件,反兴奋剂法律体系日臻完善。中国兴奋剂检测中心自1989年以来,已连续11次通过国际奥委会的年度复试,被列为A级实验室。1990年共进行兴奋剂检查165例,1999年达3505例,检查涉及40个左右的运动项目,检查规模在世界上名列前茅。对使用兴奋剂行为的处罚力度不断加大,从1990—2000年,对在国内兴奋剂检查结果为阳性的122名运动员、有作弊或陷害他人行为的4名运动员及有关人员和单位给予了严肃处罚。中国国内兴奋剂检查的阳性率逐年降低,已从20世纪90年代初期的1.6%左右下降为目前的0.6%左右,明显低于同期的国际平均水平。这标志着中国的反兴奋剂工作取得了卓有成效的进展。

三、医学(疗)美容与伦理

(一)医学(疗)美容中的伦理问题

医学美容是指经国家医疗卫生部门认定的医学技术人员将医学或美容医学知识与美容修饰技巧相结合,以美化人体为目的,使用药物以及手术、物理和其他损伤性或侵入性手段进行的维护、修复和再造型美容。医疗美容以美化人体为目标,进而美化生活。

20世纪80年代末90年代初,随着人类社会的进步、经济的发展、文化观念的转变、科学技术水平的提高,医学美容成为一门新兴的学科。这些年来,美容医学快速发展,比起原来的整形外科、口腔整容、皮肤整容来说,有了很大进步。医学美容学当前正处于从多个传统学科的母胚中分化出来的幼稚阶段，包括整形美容、皮肤美容、口腔颌面美容等多个专业。这些美容医学学科拥有共同的学科对象——现实中健康的具有生命活力的人体美；具有一个共同的科学目标——力求在健康的基础上，达到人的健与美的高度和谐与统一，进而达到美的崇高境界。

医学美容发展如此迅速，主要有以下几个方面的原因：第一，是医学科学的进步，如材料科学的发展，就为美容医学提供了发展空间。第二，是医学科学自身力量的壮大和发展。过去医生忙于应付疾病的治疗和重危病人的抢救，很难有精力来考虑美容这样的课题。而现在的情况就不同了。第三，是当代社会某些职业竞争的需求也促进了美容学的发展。第四，是由于社会的进步和生活的改善，人们萌发了对美的向往和追求。这是美容医学发展最重要的现实基础。

1. 医学美容的伦理问题

目前的医学美容，分属两个不同层面：一是属于医学范围的问题，如烧伤整形、瘢痕治疗等，这无疑是医学美容的范围；二是非医学范围的事，如隆胸、隆鼻、割双眼皮，这些都不是治病的需要，不是基于医学产生的，而是由于人们对美的追求和其他需要产生的。这种需求是否满足，并不影响人们的生命和健康。这两个层面的性质不同，伦理学性质和要求当然也不同。

如今，随着生活水平的不断提高、观念的更新，人们对于美的追求越来越强烈。越来越多的人渴望通过医学的美容手段使自己的容貌、形体变得更美更漂亮，为第二层面的美容医学提供了广阔的发展空间。但是，这些不是基于生命、治病需要的治疗，更需要伦理的观念来规范它。美国医学史专家罗伊波特认为："医生和消费者一样成为技术至善论者，他们被锁定在渴望创造雄心勃勃的'能做必须做'的幻想中：每个人的体内都存在着问题，每个人都能被治疗。医学的成功可能正导致一个自己创造但又无法控制的怪物。"从这个方面看，美容医学的伦理问题的确值得重视。因为医学是治病的，现在想将它扩大到人类生活的很多方面，就有一个可不可以、允不允许的问题。因为技术上能够做到的，并不都是可以和应当的。美容也是如此①

美，是人们一种高层次的需求，满足这种需求，可使人们的生活更充实，更有意义。医学美容运用医学的手段来满足人们美的需要，而人们美的需要只有在生命处于正常情况下才有可能。生命不存在，美有何意义？这样就决定了

① 杜治政. 关于医学美学美容学中的伦理学问题[J]. 中国美容医学，2002(5).

医学美容不能给生命留下后患。这应当是医学美容学的基本伦理底线。在形体美与生命之间，生命无疑是第一的。出自非医学需要的美容，也应是这样。如果美容会给机体功能和生命带来任何不利影响，即使病人有这种需求，也应说服患者。当今一些女性为了减肥而不惜放弃维持生命需要的基本营养，这种减肥是有违医学伦理原则的。封建社会中残害女性的缠足、束胸，在本质上满足的是统治阶层畸形的审美需要，这些"美容"措施，是有违人伦道德的。显然，我们今天的美容工作者，不能支持、从事这种美容。无论如何，美与生命的从属关系，是不能颠倒的。

2. 医疗美容商业化的伦理思考

每个人都有美的追求，当今医学美容可以借助现代医学的种种高新技术与能力，帮助人们实现美的梦想，从而推动医学美容行业迅速发展。但是，人们掏钱美容不同于人们付费购物，并不能看做一个简单的商品买卖关系。

医疗美容以增强人体生命活力和提高生活质量为动机与目的，以人体形式美的理论为指导，采取各种相应的手术和非手术的医学手段，来直接维护、修复、再塑人体美，无疑是出于一个和善的动机。但当医学美容发展成为市场经济中的商业化操作，将使其显示出功利性。尽管医学美容并不是为了救命、治疗，但美容医务工作者更多的是应当遵守医学中的基本的伦理规范，以医学的和善和美学中的和美作为主要目的，而不应该仅仅为了赚钱，为了获得收益去进行医学美容。如果放任医学美容在市场经济中发展，那么获得经济收益将会成为美容医务工作者的主要追求目标，而淡化其他的价值观在这个活动中的影响。

医疗美容的商业化发展必然会导致一些不良的后果。一些机构在尚未达到开业标准和规定要求的情况下，超范围经营或不规范操作现象十分严重，甚至有部分生活美容机构违反国家有关法律、法规，未经卫生行政部门审批，擅自开展医疗美容服务项目，引发许多纠纷，造成不良的社会影响。美容医学确实能带来经济效益，从而出现片面追求经济效益的现象；从业人员整体素质不高，有的医务人员甚至无视美容需求者的实际情况，冒险做手术；有的手术已超越医务人员的水平和能力；有的为了获得更多的经济效益，使用不符合条件或达不到要求的医疗设备和手术材料，在广告上夸大甚至捏造效果；有的以次充好欺骗消费者，以致造成消费者不必要的痛苦和经济损失，严重的导致毁容甚至伤残。因此，不仅需要制定医疗美容的有关法规，而且需要加强医学伦理教育，使医护人员自觉遵守伦理规则。

（二）医疗美容应遵循的伦理原则

1. 患者的自主性原则

出自治疗提出的美容和单纯追求美感亦即生活美容，两者是不同的。首先，生活美容的需求者并非病人，所提出的医疗需求不危及需求者的生命和健康；其次，生活美容因为不是受疾病折磨而求助于医生，因而不具有时间上的紧迫性和无选择性。需求者可以今天做，也可以以后做，其自主性与病人不大相同。再次，生活美容基本上是一种市场行为，其费用需全部由个人负担，供求双方处于较医患之间更为平等的地位。基于这些特点，医疗美容当事人的自主决定在整个治疗过程中相当重要，当事人决定是否开始医疗美容的过程，并且可以思考和选择美容方案并且能够根据这些考虑做出决定。

2. 知情同意原则

知情同意被认为是现代医学伦理学的一条十分重要的原则。它是基于人权这个深刻的观念出发的。诊断、治疗、医学实验，都要事先向患者说明情况，并在得到患者的同意后方可进行。在医疗美容中坚持知情同意是为了保护美容者的权益，避免欺骗和强迫行为，鼓励医务人员自律，促进决策的合理性。坚持这条原则，首先体现了对患者的尊重，同时又可得到患者的配合，密切医患关系，化解医患双方的纠纷。在医学美容中，也应或者说更应坚持知情同意原则。所谓知情，包括：讲清美容手术的实际效果，绝不能夸大，不能言过其实，更不能为了赚钱而哄骗他人；术后可能出现的问题，应实事求是地告知，这是美容道德的重要表现；此外还应事先说明所需费用，不能事后告知。这三项是必须向接受手术者讲清的，诚实信用是医学美容工作者的重要道德品格。这一点，在市场经济的客观环境下更为重要。

知情同意必须包括四个必要条件，即信息的告知、信息的范围、自由的同意、同意的能力。患者有理解信息和自愿采取行动的能力，这是知情同意的前提。信息的告知是指医务人员提供给美容者有关的信息。医生有义务向患者说明病情、诊断、治疗、预后等有关情况，这不仅仅是为了争取患者的合作，接受医生的治疗，更重要的是尊重患者的自主权利。有效的知情权，既需要提供足够的信息又需要美容者对信息的适当理解。没有适当的理解，一个人不能利用信息做出决定。自由的同意是指一个人做出决定时不受其他人不正当的影响或强迫。在医疗美容中，由于赋予人们做出影响自己生命和健康的决定的权利而保护了他们的自主性和利益。①

3. 无伤害原则

医学伦理学的一条重要原则，是无伤害。美容医疗伤害是一种职业性伤害，已经成为一个社会关注的问题。其主要形式有以下一些种类：第一，技术性伤害：是指由于医疗技术使用不当对病人造成的肉体或健康的伤害。现代美容外科技术本身均具有不同程度的伤害性，排除医疗手段无法避免地对人体的损伤外，一切可以避免但却发生的损害都是道德性的技术方面的医疗伤害。譬如由于医务人员的责任心不强造成的各种医疗事故等。技术性伤害包括药物、手术、器械等原因造成的伤害。第二，行为性伤害：是指由于医务人员语言、态度等行为对病人造成的精神性伤害。例如，无故泄露求美者的隐私；说话不注意场合、对象等，均会对病人造成心理的、人格的伤害。有许多医务人员似乎并没有意识到，对病人的精神或人格的伤害，并不亚于对病人肉体的伤害。第三，经济性伤害：是指由于医务人员处于个人或集团的利益导致的"过度医疗消费"，而使病人蒙受经济利益的损失。

现代美容外科技术本身均具有不同程度的伤害性，排除医疗手段无法避免地对人体的损伤外，其他的一切医疗伤害都应该尽量避免。对病人的任何处置、检查、治疗，不能伤害病人。当然，这种不伤害，是相对的，因为医疗过程不可避免地会产生这样或那样的伤害，但这种伤害是为了治疗需要，是为了避免更大的伤害，因而被认为是合理的。违背无伤害原则的伤害，常指没有任何诊断和治疗意义的伤害；利小于害的伤害；可能给患者生命和机体功能带来不良影响的伤害。凡涉及以上几种情况的伤害，都应被认为是不允许的、不道德的。

美容医学和其他医学一样，发生某些并发症和后遗症是难以避免的。据有关文献报道：8%～11%的隆鼻手术、10%～40%的重睑手术、5%～18%的隆乳手术、1%～10%的去脂手术有并发症。美容医学和一般治疗医学不一样。在一般治疗医学中，病人有病求治于医生，在治疗中可能发生这样或那样的并发症，但由于威胁生命的病症得到解除或缓解，对于此种并发症，在事先得到说明的情况下，病人往往是能接受的；而美容则不同，对于美容手术而言，应尽可能杜绝并发症。这应当成为美容医学的一条重要道德原则。

但是，医学美容的无伤害原则，在如今的美容实践中常常被破坏。一些求

---

① 孙慕义. 医学伦理学[M]. 北京：高等教育出版社，2004.

美者，特别是一些妙龄女郎，为了求美而不惜损害身体。对于此种情况，美容服务提供者应予说服。有些方面的美容技术还不过关，不够成熟。一切不成熟的美容技术都不能付诸实践，因为这种不成熟的技术的应用，很可能导致与美容者的追求相反的后果。实施不成熟的美容技术是不道德的，甚至是违法的。

4. 有利原则

遵循有利原则是指对美容者的确有益，这是医务人员的职责。虽然医学美容不可避免地会出现伤害，但在美的收益与破坏相互比较时，必须反复权衡，以不损害身体为原则。有美的收益，破坏在不长时间内可以恢复，不会导致不良后果的发展，且不对人体正常功能产生影响，方是可取的，否则是不符合伦理的。医务人员有义务有利于美容者并不伤害他们，而且有义务权衡可能带来的好处和可能的害处，以便使好处达到最大，害处减到最小。

(三) 医疗美容的伦理规范

医疗美容行业的高利润吸引了许多投资商加入这个行业，医疗美容商业化的趋势也非常明显，美容行业的纠纷也越来越多。为了规范医疗美容，维护美容者的合法权益，2002 年 2 月 22 日卫生部颁布了《医疗美容服务管理办法》，对医疗美容容易产生纠纷的方面进行了规范。《医疗美容服务管理办法》规定，医疗美容项目必须在相应的美容医疗机构或开设医疗美容科室的医疗机构中进行，医疗机构应严格在自己的经营范围内营业，所用材料必须经有关部门批准。卫生部(含国家中医药管理局)主管全国医疗美容服务管理工作，县级以上地方人民政府卫生行政部门负责本地区内医疗美容服务监督管理工作。申办或设置医疗美容机构必须具备一定的标准，办理审批和登记注册手续并备案，方可营业。

《医疗美容服务管理办法》严格规定了医疗美容行业执业人员的资格。负责实施医疗美容业务的主诊医师必须具有执业医师资格并进行过注册，同时要具有从事相关临床学科工作经验。负责实施美容外科项目的医师应具有 6 年以上从事美容外科或整形外科等相关专业临床工作经历；实施美容牙科的医师应该具有 5 年以上从事美容牙科或口腔科专业临床工作经历；实施美容中医科和美容皮肤科的医师应该具有 3 年以上从事中医专业和皮肤专业临床工作经历；医师还要经过医疗美容专业培训或进修并合格，或已从事医疗美容临床工作 1 年以上。未取得主诊医师资格的执业医师，只能在主诊医师的指导下从事医疗美容临床技术服务工作。

此外，从事医疗美容的护理人员，须具有护士资格且已注册，并且要有2年以上护士工作经历，经过医疗美容护理专业培训或进修并合格，或已经从事医疗临床美容护理工作6个月以上。执业人员必须严格执行有关法律、法规和规章，遵守美容技术操作规程，实施主诊医师负责制。这就在法律上保障了美容市场的规范，减少了医疗美容中的危险，保证了患者利益①

《医疗美容服务管理办法》对于职业医师的义务进行了明确说明。医师在实施治疗前，必须向就医者本人或亲属告知治疗的适应症、禁忌症、医疗风险和注意事项，并取得就医者本人或监护人的签字同意；未经监护人同意，不得为无行为能力或者限制行为能力的人实施医疗美容项目。医疗美容从业人员要尊重就医者的隐私权，未经本人或监护人同意，不得向第三方披露就医者病情及病历资料，一旦发生纠纷或事故应按照相应法律法规办理，对违反规定者也要按《执业医师法》《医疗机构管理条例》和《中华人民共和国护士管理办法》的有关规定予以处罚。总之，通过严格的法规，加强培训机构管理，严格规范职业技能鉴定工作秩序，提高鉴定质量，严格把好就业准入关，并协同地方各级工商行政管理部门，规范医疗美容广告，从而使医疗美容事业走上正规化发展的道路。

四、药物控制体重与伦理

（一）肥胖成为世界性问题

随着人们物质生活的丰富、生活方式的转变，肥胖病的发病率明显增加，尤其在一些经济发达国家，肥胖者急剧增多。首先要了解什么是肥胖。当今的医学标准一般认为人的标准体重为：男性，身高（厘米）-105，女性，身高（厘米）-100，超出10%以内为正常，超出10%以上为偏重，超出20%以上为肥胖，超出20%~30%为轻度肥胖，超出30%~50%为中度肥胖，50%以上为重度肥胖，只有中度和重度肥胖才需要减肥。

以科学的观点而言，肥胖的发生主要是因为个体摄取的热量高于身体消耗的热量。肥胖主要是由于进食的热量超过身体所消耗的，过多的热量变为脂肪储存体内，引起肥胖。联合国环境调查组织——世界观察协会公布的一项调查

---

① 孙慕义，徐道喜，绍永生主编．新生命伦理学［M］．南京：东南大学出版社，2003.

报告表明，肥胖正在成为世界范围的一个主要问题，与 20 世纪 80 年代相比，全世界超重人数大幅度上升，首次达到了 11 亿人。目前，在美国有 55% 的人超重，每四名成年人就有一人属于肥胖者。据统计，现在美国 2/3 的成年人体重超标，1/3 的成年人患有肥胖症，死于肥胖的人有 30 万，花费在治疗肥胖症以及由肥胖症引发的其他疾病上的费用每年高达 1170 亿美元，每年生产的减肥药、减肥器材的价值就达 330 亿美元。目前中国肥胖人数已逾 7000 万人，他们的体重超过正常标准 20% 以上；但最令人苦恼的是，肥胖者年龄更趋年轻化。中国有 10% 的儿童体重过重，肥胖儿童人数正以每年 80% 的速度增长。中国卫生专家警告说，如果不改变不健康的生活习惯，10 年后中国肥胖人口可能超过 2 亿。

肥胖症本身不是一种致命的疾病，但肥胖所引起的健康问题相当严重。研究发现有多种致死疾病的发生与肥胖有密切关系，主要有心脏病、Ⅱ型糖尿病、脑血管病、骨关节炎、胆结石、高血压和癌症。根据力学原理，过胖会影响肺功能的运作，持续性的严重肥胖会造成血氧过少，继而引起高血压和右心房衰竭。超重者比正常体重者罹患高血脂症的几率高出 1.5 倍。而且肥胖可以缩短人的寿命，这是不争的事实。WHO（世界卫生组织）的研究报告称："在北美及欧洲地区，每年有超过 50 万人因过度肥胖所引起的疾病造成死亡。"2002 年底，WHO 将肥胖列为"人类健康十大危机"之一。美国"特号"的大胖子只活到 30 来岁就死去。自 20 世纪 80 年代以来，医学科学家已把肥胖看做一种慢性非传染性疾病，把肥胖与高血压、冠心病、心脑血管疾病等联系在一起。医院里也开始开设肥胖症专科门诊。

科学家一直在追寻肥胖的原因。基因遗传是导致肥胖的重要因素之一，虽然目前还不清楚是哪一组基因决定了人类的体重，但是根据一项研究显示，如果父母两人都肥胖，他们的孩子有 80% 的可能性会肥胖；如果父母一方肥胖，子女肥胖的几率是 40%；如果父母的体重都正常的话，孩子肥胖的几率是 10%。近几年不断有报道发现了与肥胖有直接关系的基因，比如美国马利亚德遗传公司宣布发现了"人类肥胖 I 号"基因，这样人们就可以有针对性地开发出控制肥胖的药物。肥胖似乎是多基因遗传病，它既跟基因有关，也与环境因素有关。人会变胖通常都是吃得太多、又动得太少，或者是少数因疾病而导致的肥胖。快节奏的生活和快餐店林立使现代人外出应酬增加，静态活动取代了动态活动，生活习惯改变等，都是造成现代人肥胖的原因。而食量的增加、日常活动量急剧减少成为导致现代人肥胖的主因。

(二) 药物减肥弊大于利

审美标准因时代、地区、文化的不同而有差异。在现代社会，苗条细腰的曲线成为一种女性美的标准。尤其是女性模特那细长窈窕的身材被作为女性美的时尚标准，诱使无数年轻女性去追求，从某种意义上来说，身材瘦削、高挑的美学标准受到了大多数人的认同，从而给药物减肥制造了一个巨大的市场。

在以瘦为美风潮的影响下，减肥成了一个热门的话题，善于捕捉商机的企业蜂拥而至，开发和引进各种减肥药。事实上，减肥应该是通过饮食控制、建立良好的生活习惯来实现的，如同营养学家告诫人们的要"多吃蔬菜、水果、鱼类和各种纯谷物制成的面食并辅以锻炼"。药物减肥应该仅仅是辅助作用，因为任何减肥药都有一定的副作用。但是，世界各地的肥胖者都希望能够快速地、轻松地达到减肥的目的而更多地借助减肥药的作用，反而将生活习惯的改善放在次要的地位。众多商家利用肥胖者的心态，推出了种种令人心动的广告推销他们的减肥药，标榜他们生产的减肥药是如何快速、如何安全、如何轻松，甚至说"吃了我的减肥药，照吃大鱼大肉仍可以减肥"，完全隐瞒减肥药对减肥者身体的伤害和一些药物的副作用，这是明显的欺瞒行为，严重地损害了减肥者的权益。

医药厂商推出的减肥药物五花八门，纵观这些减肥秘方，不难发现这些药物多是通过抑制减肥者食欲，同时激起他们神经高度兴奋，增强代谢促进消耗，通过抑制脂肪消化、吸收，或腹泻的办法来达到减肥的目的。这样的药物是否"对症"、是否安全值得商榷。苯丙胺及其类似物是最常见的食物抑制药，包括甲苯丙胺（methamphetamine）、苄甲苯丙胺（Benzphetamine，Didrex）、安非拉酮（Amfepramone）、右苯丙胺（Dexamphetamine）和苯丁胺（Phentermine）等，可以使人胃口下降，减少食物摄入，从而使体重减轻。其中苯丙胺为最早使用的食欲抑制药，这类药物使体重减轻的效果确切，服用 3~6 个月后大多数患者体重可下降 4~8kg，其不良反应主要是导致过度兴奋，表现为易激动、失眠、头晕、头痛，心率及血压升高，胃肠道不良反应有恶心、呕吐、腹泻、出汗增加，还可产生欣快感，并具有成瘾性。

到 20 世纪 70 年代末 80 年代初，全美国有 225 万人定期服用由医生开出的苯丙胺药物，这当中还不包括那些自己到药房买药使用的人。传统减肥药苯丙胺类兴奋剂的危害性已经逐步被消费者所了解，目前国外已禁止将苯丙胺作为食物抑制药使用。因此，药商们开始寻找新型减肥药来替代苯丙胺类药物，一种被称为芬—芬（Fen—Phen）的鸡尾酒式减肥药物登场。芬—芬是指将芬氟拉明(即 Fen)和芬太明(即 Phen)配制在一起组成的减肥药,药商们认为将二者结合在一起能达到更为有效的减肥效果。1992 年,诺切斯特大学的米切尔医生和几位同事发表了一篇论文,认为使用芬—芬可能在体重减轻方面比其他节食、运动减肥方法更为有效,而且与早期采用过度运动减肥方法相比,似乎没有明显的不良反应。1996 年美国就销售了 660 万片的芬—芬药片,随后人们发现,芬—芬的药效可以导致使用者彻夜难眠。到 1997 年夏季,玛亚诊所报道了 24 例心脏瓣膜病变的患者病例,这些患者均有使用芬—芬治疗肥胖的既往史。这表明在使用芬—芬与心脏瓣膜疾病之间存在关联。1997 年 8 月,美国 FDA 要求药物制造商主动撤回右旋芬氟拉明和芬氟拉明,要求使用该二者药物的患者停止继续使用。

随着芬氟拉明药物被严格控制,麻黄药草又成了减肥药物制造商新的目标。麻黄药草实际上是制造苯丙胺类兴奋剂包括冰毒的重要原料,其化学结构与苯丙胺、冰毒极其相似,因此,都具有中枢神经的食欲抑制作用。药商们将麻黄药草和其他减肥药组合成所谓的减肥药(Herbal Fen Phen),以自然、天然的形象来减弱减肥药的不良反应和法律管制的特点。这种药不仅具有成瘾性,还能加速服用者的心跳,这是该药最具危险性之处。科学家还发现这种来自天然草药的生物碱,如与咖啡因一起服用,服用者可出现心律不齐、中风,甚至猝死。在美国,即使这类药物已造成多位减肥者死亡,但是每年仍有数百万人服用它。在现代的减肥药中,已经出现混合性配方的趋势,但其副作用更让人担忧。

在我国,减肥药物市场的混乱已经达到令人必须高度重视的地步。减肥药物内含实际成分与包装盒和说明书名不相符,因误服误用导致死亡及意外事件的病例也陆续出现。减肥药所具有的致命危险性应该引起高度重视。

(三)维护减肥者的健康

在减肥人群中,相当一部分人并不肥胖,并不是真正需要减肥,而是出于一种心理作用,希望能达到模特一般瘦削的身材。这时候,减肥不仅是生理问题,更多的是要解决心理的问题。很多女性对"魔鬼身材"急切渴望,在这个"享瘦"蔚然成风的时代,铺天盖地的减肥广告和随处可见的骨瘦如柴的模特儿,似乎不容人们选择。然而成功减肥却绝非易事,尤其在减肥过程中,她们过分压抑正常的生理需要,服用对身体有副作用的减肥药物,结果导致饮食紊乱,甚至出现"厌食"、失眠、药物成瘾的症状,尤其以 15~30 岁的年轻女性罹患的比例最高。所以,作为减肥者,要有正确的审美观念,不能盲目以瘦为美；平时多加强自己的美学修养，树立正确的审美意识；决定减肥时，先要咨询医务人员，正确判断自己是否确实需要减肥，针对不同类型肥胖用不同的减肥方法，经过医生的指导，防止不当减肥所造成的不必要的身体伤害。

在减肥蔚然成风的今天，我们更需要规范减肥药物制造者的责任。2001年在美国服用减肥药的人多达900万以上，减肥药一年的利税高达11亿美元。从某种程度上说，这些减肥药制造商对以瘦为美的审美风潮起到了推波助澜的作用，他们促使社会形成这种公认的审美观念，并在一定程度上不断地强化这种审美观念，以期能实现更多的减肥药销量。减肥药为他们带来了相当可观的利润，他们应该更多地承担道义上的责任。应该弄清各种减肥药的药理作用，全面检测它的毒副作用，指导使用者正确用药，从而保护减肥者的权益。但是制药商却费尽心思翻新减肥药的花样，希望能够掩盖减肥药的副作用。目前不少的减肥药都声称是"纯天然提取物"，实则是多种化合物的混合物，各种不同体质的人，或本来就有某种疾病的人服用后，所产生的不良反应就各不相同了。在公众质疑声中，药厂雇用的研究人员出具的报告，往往与专门部门得出的结论，或实际已发生的伤亡后果背道而驰。当减肥药服用者的亲属控诉他们的亲人因服用麻黄素类减肥药而死亡时，药厂所出示的检测报告则称，到目前为止没有确凿的证据表明麻黄素能诱使潜在的心血管病发作。药厂所雇用的纽约和波士顿两个医疗小组也公布了研究结果，称在87名超重肥胖病人身上做了一个为期6个月的试验，未发现有任何副作用。在药物生产者和使用者的信息完全不对称的情况下，使用者想控告减肥药厂，恐怕比登天还难。因此，加深对减肥药的认识，提高自我保护意识，才是减肥者维护自己权益的正道。

告别肥胖具有无穷的诱惑力，爱美的女性、运动员、肥胖者都顾不得减肥药的诸多副作用，仍然不断尝试各种不同的减肥药。在使用一种减肥产品失败之后，有46.6%的被访者还会购买和使用其他的减肥产品。既然已经吃过一次亏，人们为什么还会一而再、再而三地勇敢尝试呢？"我太想减轻体重了"，这是一些被访者提出的最主要的理由，"我想也许另外一种减肥产品真的能像它宣传的那样有效果"，"我身边其他的人用过这些产品，我觉得我可能也会取得同样的减肥效果"的提及率为27.7%；"这些减肥产品广告中宣传的效果太诱人"的提及率为25.3%；"广告中说的减肥原理听起来让人觉得很有道理，让我觉得可以相信"的提及率为20.5%。在个人无法抵抗减肥药的诱惑力，企业更多地追逐减肥药经济利益的情况下，政府和社会更应该负起责任，维护减肥者的健康权。如果个人难以抵抗减肥药的诱惑，而政府明知减肥药会给身体带来副作用，就应该规范减肥药的市场。既然选择减肥是个人的权利，那么政府就要重视对减肥药市场的立法和规范。对于生产减肥药的企业应严格把关，禁止不具备生产条件的企业生产减肥药。对于夸大减肥药功效的广告要严厉查处，像宣传吸烟的危害一样，向大众宣传减肥药的副作用。

【本章推荐阅读】

[1]高崇明，张爱琴．生物伦理学十五讲[M]．北京：北京大学出版社，2004.

[2][美]格雷戈里·E.彭斯．医学伦理学经典案例(第4版)[M]．聂精保，胡林英，译．长沙：湖南科学技术出版社，2010.

[3]雅克·蒂洛，基思·克拉斯曼．伦理学与生活(第9版)[M]．程立显，刘建，等译．北京：世界图书出版公司，2008.

[4]贾忠伟．药物滥用防治宣传教育手册[M]．北京：北京大学医学出版社，2016.

[5]郑文清，周宏菊．现代医学伦理学概论[M]．武汉：武汉大学出版社，2017.

[6]袁林，张黎明．药物滥用与药物滥用监测[M]．北京：军事医学科学出版社，2012.

【本章思考与练习】

1. 我国药物滥用的形势是怎样的？

2. 吸毒对个人与社会的危害有哪些？

3. 吸毒的原因是什么？

4. 我国的禁毒措施有哪些？

5. 什么是兴奋剂？

6. 什么是药物滥用？

7. 服用兴奋剂的危害有哪些？

8. 医疗美容应遵循的伦理原则是什么？

9. 怎样理解肥胖是世界性问题？

10. 为什么说药物减肥弊大于利？

【本章延伸阅读】

国际禁毒日

1987年6月12日至26日，联合国在维也纳召开由138个国家的

3000 多名代表参加的麻醉品滥用和非法贩运问题部长级会议，会议提出了"爱生命，不吸毒"的口号，并与会代表一致同意将 6 月 26 日定为"国际禁毒日"，以引起世界各国对毒品问题的重视，同时号召全球人民共同来解决毒品问题。每年"6.26"国际禁毒日前后，各级政府都会通过报刊、广播、电视等新闻媒介及其他多种形式集中开展禁毒宣传活动。

从 1992 年起，国际禁毒日都确定有一个主题口号，以达到国际社会关注和共同参与的效果。

1992 年国际禁毒日的主题是："毒品，全球问题，需要全球解决"。

1993 年国际禁毒日的主题是："实施教育，抵制毒品"。

1994 年国际禁毒日的主题是："女性，吸毒，抵制毒品"。

1995 年国际禁毒日的主题是："国际合作禁毒，联合国 90 年代中禁毒回顾"。

1996 年国际禁毒日的主题是："滥用毒品与非法贩运带来的社会和经济后果"。

1997 年国际禁毒日的主题是："让大众远离毒品"。

1998 年国际禁毒日的主题是："无毒世界我们能做到"。

1999 年国际禁毒日的主题是："亲近音乐，远离毒品"。

2000 年国际禁毒日的主题是："面对现实，拒绝堕落和暴力"。

2001 年国际禁毒日的主题是："体育拒绝毒品"。

2002 年国际禁毒日的主题是："吸毒与艾滋病"。

2003 年国际禁毒日的主题是："让我们讨论毒品问题"

2004 年国际禁毒日的主题是："抵制毒品，参与禁毒"。

2005 年国际禁毒日的主题是："珍惜自我，健康选择"。

2006 年国际禁毒日的主题是："毒品不是儿戏"。

2007 年国际禁毒日的主题是："抵制毒品，参与禁毒"。

2008 年国际禁毒日的主题是："控制毒品"。

2009 年国际禁毒日的主题是："毒品控制了你的生活吗？你的生活，你的社区，拒绝毒品。"

2010 年国际禁毒日的主题是："健康是禁毒运动永恒的主题"。

2011 年国际禁毒日的主题是："青少年与合成毒品"。

2012 年国际禁毒日的主题是："全球行动共建无毒品安全社区"。

2013 年国际禁毒日的主题是："让健康而不是毒品成为你生命中'新的快感'"。

2014 年国际禁毒日的主题是："希望的信息：药物使用障碍是可以预防和治疗的"。

2015 年国际禁毒日的主题是："抵制毒品，参与禁毒。"

2016 年国际禁毒日的主题是："无毒青春，健康生活"。

2017 年国际禁毒日的主题是："无毒青春，健康生活"。

2018 年国际禁毒日的主题是："抵制毒品，参与禁毒"。

2019 年国际禁毒日的主题是："健康人生，绿色无毒"。

2020 年国际禁毒日的主题是："健康人生，绿色无毒"。

第十五章 护理伦理

【本章学习目标】

通过学习本章内容，了解护理的历史发展，了解国际护士协会护士伦理规范；熟悉护患关系的基本模式，熟悉护理伦理决策过程；掌握护理的基本道德规范，为树立良好的医学职业素养和伦理精神奠定坚实的基础。

【本章学习要点】

◆ 护理的历史发展
◆ 护理的基本道德规范
◆ 护患关系的基本模式
◆ 护理伦理决策过程
◆ 21世纪中国护士伦理准则
◆ 国际护士协会护士伦理规范

早期的护理学认为护士是医生的助手，现代护理学强调护理是一个特殊的专业，它和医生的职能一样，都有自己专门的任务，是一门独立的科学。医护关系不是指导与被指导的关系，也不是医护分离的互相替代的关系，是目标一致、相互协作、彼此平等的关系，医护关系协调与否，对整个医疗工作的质量和效率影响很大。

护士是医院技术中的重要力量，护理人员在医院技术人员中所占的比例最大，专业性强、涉及面广，工作量大，与病人接触的时间最长，一个病人从入院到出院所需的各项处理中约有90%是与护士执行和配合完成的，因此，医院护理人员技术水平的高低．特别是道德修养的好坏，直接反映着医院医疗水平和医疗作风。护理伦理(道德)作为一种相对独立的职业道德，是构成整个社会道德的组成部分，是护理人员在各种条件下尽其所能完成护理任务的保证，是推动护理学科不断发展的动力。

一、护理的历史发展

自有人类以来就有护理，护理是人们谋求生存的本能和需要。远古人在与自然的搏斗中，经受了猛兽的伤害和恶劣自然环境的摧残，自我保护成为第一需要。北京猿人在火的应用中，逐步认识到烧热的石块、砂土不仅可以给局部供热，还可以消除疼痛。原始人创造了"砭石"和"石针"，以之作为解除病痛的工具。当人类社会发展至母系氏族公社时代，氏族内部分工男子狩猎，妇女负责管理氏族内部事务，采集野生植物，照顾老、幼、病、残者，家庭的雏形由此产生。护理往往象征着母爱及妻子对丈夫的关爱。初始的家庭或自我护理意识成为抚育生命成长的摇篮，它伴随着人类的存在和人类对自然的认识而发展。

人类从原始社会的洞穴群居到形成血缘宗族、公社、部落的原始社会，直至发展到产生国家的阶级社会，家庭中的生儿育女、照顾病残，大多由妇女操持。这对保障人类的健康起到了一定的积极作用。但这时主要靠民间的医药活动和群众的自护，护患关系随着对医生的协助工作开始产生。

医护为一体是古代护理的主要特点。19世纪之前，世界各国都没有护理专业。我国传统医学专著中并无"护理"两字，但中医治病的一个重要原则是"三分治，七分养"。它包括改善病人的休养环境和心态，加强营养调理，注重动、静结合的体质锻炼等，这些都是中医辨证施护的精华。

我国最早的医学经典著作《黄帝内经》中记载着"不治已病，治未病"的保健思想，以及"闭户塞牖系之病者，数问其性，以从其意"，强调了解、关心病人疾苦，进行针对性疏导的整体医护观点。历代名医如华佗——他擅长外科，医术高明，且医护兼任。明代中药学巨著《本草纲目》的作者李时珍，他虽然是著名的药学家，也能医善护，为病人煎药、喂药，被传为医护佳话。唐代杰出医药学家孙思邈创造的葱叶去尖插入尿道，引出尿液的导尿术。明、清时代为防治瘟病而采用的燃烧艾叶、喷洒雄黄酒消毒空气和环境，用蒸汽消毒法处理传染病人的衣物等护理技术，至今仍不失其科学意义，也体现医护一体的医学实践。

被古希腊誉为"医学之父"的希波克拉底（Hippocrates）也很重视护理，他教患者漱洗口腔，指导精神病患者欣赏音乐，调节心脏病、肾脏病患者的饮食——从现代观点看，这些都是有益于病人康复的护理实践。

古代护理的另一个特点是受宗教影响至深。在东方佛教、西方基督教支配

255

下，救护病残者成为宗教的慈善事业。僧人、修女治疗、护理病人，主要以怜悯、施恩的人道主义精神照顾患者，应用科学技术是有限的。正由于历史的局限性，15世纪以前的护理只能是以一种劳务的方式存在，处于家庭护理、经验护理的阶段。

中世纪宗教神学统治着整个世界，人们将疾病看成神对人的惩罚，治病就得求神拜佛。对求神的病人，教堂的僧侣、修女给予简单的治疗和生活护理。这就是护患关系的前身，护患关系由此而披上了神秘的面纱，渗透在修善积德的范畴之中。

护理发展为一门独立的学科是从19世纪中叶开始的。近代护理是在中世纪之后生物医学发展的基础上起步的。细菌学、消毒法、麻醉术等一系列的近代医学科学发明和重大进步，为建立近代护理学奠定了理论基础，为科学护理实践的发展创造了条件。近代护理学与护士教育的创始人之一南丁格尔（Florence Nightingale，1820—1910年），为护理成为一门科学、一种专业，做出了重大贡献。南丁格尔在克里米亚战争中救护伤员的卓越成就和牺牲精神，被国际红十字会确认为是红十字会工作的开端。为表彰她的功绩，1883年英国皇室授予她勋章。1912年，国际红十字会决定设立南丁格尔奖章，作为奖励世界各国有突出贡献的优秀护士的最高荣誉。人们为了纪念她将她的生日5月12日定为国际护士节。南丁格尔以其为护理事业奋斗不息的献身精神，成为全世界护士的楷模，是近代护理学的奠基人。

我国近代护理学是随西医的传入而开始并发展的。1835年，在广东省建立的第一所西医医院，外国人为了利用中国的廉价劳动力，以短训班形式培训护理人员。1887年，美国护士在上海妇孺医院开办了护士训练班。1888年，在福州开办了我国第一所护士学校，首届只招收了3名女生。那时医院的护理领导和护校校长、教师等多由外国人担任，护士教材、护理技术操作规程、护士的培训方法等，都承袭了西方的观点和习惯，形成欧美式的中国护理专业。

1912年中华护士会成立护士教育委员会，并对全国护校注册。1914年6月在上海召开第一次全国护士代表大会。在这次会议上，钟茂芳是第一位被选为学会副理事长的中国护士。钟茂芳认为从事护理事业的人是有学识的人，应称之为"士"，故将"nurse"创译为"护士"，被沿用至今。那时的理事长由外国人担任，直至1924年才由我国护士伍哲英接任理事长。1922年，我国参加国际护士会。1925年，中华护士会第一次派代表出席在芬兰召开的国际护士会会员国代表大会。

1921 年，北京协和医院联合燕京、金陵、东吴、岭南大学创办高等护理教育，学制 4~5 年，并授予毕业学士学位。1932 年在南京创立我国第一所国立中央高级护士职业学校。1934 年，教育部成立护士教育委员会。然而，在半封建半殖民地的旧中国，经过 60 年(1888—1948 年)的漫长岁月，正式注册的护校只有 180 所，总计培养护士 3 万多人，远不能满足亿万人民对卫生保健事业的实际需要。

中国人民解放军的护理工作始于土地革命战争年代。早在 1928 年井冈山的红军医院，就附设有看护训练班。1931 年底创立的我军第一所医校——中国工农红军军医学校，在长征之前培训看护 300 人。抗日战争、解放战争期间，为保障部队的战斗力，护理教育趋向正规、普及，培养了大批优秀护理人才。1941 年、1942 年护士节，毛泽东同志亲笔题词"护士工作有很大的政治重要性"，"尊重护士，爱护护士"。党和革命领袖对护理工作的重视和关怀，极大地鼓舞了我军的广大护理工作者，她们浴血奋战，艰苦创业，默默奉献，谱写了永载史册的业绩，在我国近代护理史上留下了光辉的一页。

1952 年，原协和医院高等护理专业停办。与此同时，我国开始兴办中等护理教育并得到迅速发展，全国各地广泛开办护士学校，并不断壮大。例如在北京，"大跃进"时期，护校(含举办护士专业的卫校)数量进一步增至 20 余所，在校生规模达 3000 余人。"文革"时期，由于政局的动荡不安，我国刚刚稳定的中等护理教育体系惨遭破坏：全国各地护校的师资大量流失，教学设备严重损毁，护理教育甚至曾被一度中断。这造成国内护士的严重短缺，各医疗机构的护士纷纷断档，我国护理教学质量根本无法保证。"文革"后，人们看到"文革"时护理教育的破坏对国内医疗卫生事业的冲击，更加深刻认识到护理教育所发挥的举足轻重的作用。由此，我国开始致力于恢复中等护理教育，并大力调整和改革中等护理教育体系，我国的中等护理教育进入井然有序的发展阶段。

随着人们对护理工作更全面、更深刻的认识和理解，我国的护理建设面临着新要求。人们日益感到恢复高等护理教育的紧迫性。教育部、卫生部于 1984 年联合开会决定恢复护理大学本科教育。此后的近二十年，我国一直致力于发展高等护理教育，护理本科教育的规模和质量在逐年提高，其中高等护理教育学校的数量由 1985 年后 12 家扩大到了 2000 年的 80 多家①。

总体而言，高等护理教育在我国尚处于初级发展阶段，还远远落后于国际

---

① https：//baike.baidu.com/item/护理/5496075[EB/OL].

先进的护理水平。随着现代健康观念的日渐深入，护士职能的不断延伸，要求护理学和护理教育必须紧跟国际发展趋势和社会需求，必须与临床医疗的发展相匹配，进行改革和提高。我国从 20 世纪 90 年代已开始着手护理教育改革，并不断推进，积极探求"适合国情的护理教育模式"，大力发展高等护理教育，逐步减少中等护理教育。

二、护理的基本道德规范

(一) 支持维护

支持维护(Support maintenance)的意义可被界定为对一种重要事业的积极支持。作为一名护士，她支持维护什么？支持维护病人的利益和权利。病人的利益有客观利益和主观利益。我们当然既要支持维护病人的客观利益，又要支持维护病人的主观利益。问题是：当病人的客观利益与病人的主观利益发生冲突时怎么办？要妥善加以处理。一般情况下，要做病人及其家属的工作，强调应首先满足病人的客观利益。但在病人坚持将他的主观利益放在第一位，而又不违反法律和医院规则，也应加以维护。毕竟，病人和我们的价值观念并不相同。现代社会是一个市民社会，市民社会成员来自不同的道德共同体和不同的文化或亚文化，他们的价值观念虽然也有相同之处，但毕竟彼此不同。来自不同道德共同体和不同文化或亚文化的社会成员之间应该通过协商对话，求同存异，不可以把某一道德共同体的价值观念强加于其他共同体的成员。医患、护患之间也是如此。按照上述的病人权利，护士要做的是保护病人的生命、健康、幸福、知情选择、隐私、保密以及尊严。由于护士在卫生保健中所处的独特地位，她们对病人最为了解，她们也比其他任何人更能知道如何来维护病人的利益和权利。

支持维护说明护患关系的性质以及护士在卫生保健系统中的作用。也许我们可以用个比喻来理解支持维护这个概念：律师与委托人的关系。律师所起的作用就是支持维护委托人的利益和权利。委托人的行动可能会损害他自己的利益和权利，律师要做工作加以说服。不同的是律师可以解除与他委托人的合同或契约关系，而护士不能自由解除她与病人的关系。这种支持维护基于两条基本原则，即有利和尊重。我们所做的事应该有利于病人，同时也要尊重病人。有利与尊重的原则一般情况下是一致的，谈有时会发生冲突。有冲突时我们要以妥善方式加以解决。

(二)行动负责

行动负责(Responsibility for action)是指对一个人对自己所做的行动负有责任。护士的行动负责(Responsibility for action)是指护士对按照高标准提供护理服务负有责任,她们对在向病人提供关怀照顾中已经做的或没有做的负有责任。对于一个病人的护理,是护士们根据护理学原理和病人实际情况周密考虑过后的决策,除了那些无法估计的偶然因素外,这些决策和根据决策所采取的护理行动,与护理后病人的情况之间具有因果关系。病人情况的改善与否,除了治疗行动外,取决于我们的护理决策和护理行动如何。行动(action)与行为(behaviour)不同,行为不存在负责问题。例如生物学家研究动物的行为,动物的行为受生理、遗传的因素支配,理性能力没有或很差,难以让它们对自己的行为负责。而行动则不同。行动是理性的人根据他的推理和意志选择采取的,因而人对自己的行动负有责任。护士的护理工作是根据护理学原理和病人的实际情况采取的行动,她对自己所采取的护理措施负责。

行动负责的另一个意义是,在护理领域内,有关护理的决策由护士们做出,护士并不是履行他人做出的决策,而是履行自己做出的决策,因而她们对这种决策和根据决策采取的行动负责。护士们在病人的关怀照顾方面拥有独立做出临床决策,包括护理伦理决策的权威。

护士对自己行动所负的责任包括伦理责任和法律责任。法律责任是法律为医护人员规定的责任。伦理责任是在护理伦理学探讨的基础上由护理学会制订、体现在护士行动准则或规范中。例如,1999 年 11 月在北京举行的国际护理学大会上建议:护士尊重个人的生命、尊严和权利,改善生命质量;护士服务于所有人,不考虑种族、民族、信仰、肤色、年龄、性别、政治和社会地位的区别;护士的基本责任是促进健康、预防疾病、恢复健康、减轻痛苦;护士提供健康服务给个人、家庭和社会,与医学和社会团体的其他人协调她们的服务等。

(三)互助合作

互助合作(Mutual aid and cooperation)是指护士与其他人(医生、管理人员)共同参与为病人提供优质服务,一起设计护理保健,并进行各方沟通交流。对病人的治疗护理既不是一个人所能完成,也不是一个专业的人员所能完成,必须由所有专业的人员、全体医护人员、全体护理人员通力合作。尤其是护理工作,互助合作尤其重要。互助合作意味着要考虑我们与之一起工作的那些人的利益和价值观念。不考虑与我们一起合作的人，"我行我素"决不能实行有效的合作。当有的护理人员家庭有困难而不能值班时，我们可能就要代她顶班。由于信仰关系，有的护理人员不便处理某个病人，我们可能就要代替她来处理。这种考虑和帮助实际上也是一种关怀照顾，将对病人的关怀照顾扩展到对同事的关怀照顾。当然，对病人的关怀照顾应该放在优先的地位。互助合作鼓励护士为了共同目标与其他人一起工作，将共同关心的问题置于优先地位，并且为了维持这种互助关系有时甚至牺牲个人的利益。这也从另一方面说明护理专业的道德性和护士是道德行动者。

(四) 关怀照顾

关怀照顾(Care and protection)这一概念早就在护患关系中得到应有的评价。关怀照顾被认为是护士角色中基本的、不可缺少的要素，并影响到人类对健康和生命的经验。护士的关怀照顾指向保护病人的健康和幸福，也是对保护人类尊严和维护人类健康的承诺。简言之，关怀照顾是护理身份的来源：护理主要就是关怀照顾，护理是关怀照顾的实践。

关怀照顾有两个属性：其一，关怀照顾是自然的人类感情，是所有的人彼此联系以及与他们的世界联系的方式。这种自然感情起源于母亲对孩子的关怀照顾。但实际上凡是正常的人都有这种关怀照顾的自然情感。但仅限于这种自然情感是不够的。需要通过教育和努力，将这种自然的感情培养成一种自觉的道德的情感。护士对病人的关怀照顾应该是一种自觉的道德的情感。其二，关怀照顾与道德和社会理想联系在一起，例如人需要受到保护或需要得到关爱。在这个意义上，可以将关怀照顾解释为个人之间存在的一种特殊的关爱以及在特定情境下的伦理义务。

关怀照顾是保护和增强病人健康和尊严的护理伦理学的重要道德基础。关怀照顾是对卫生保健服务至关重要的道德艺术，是护患关系的道德基础，也是护理实践的道德美德。关怀照顾包括四个要素：谁提供关怀照顾，谁受到关怀照顾，关怀照顾什么，关怀照顾的方式。在护理服务中护士提供关怀照顾给病人，关怀照顾病人的健康、尊严和权利，在关怀照顾中需要提供信息、咨询、药品、技术和服务。

护理伦理学的上述基本概念形成了护士正当的、合乎伦理的决策的基础，表达了护理的身份，揭示了护士保护人类尊严、权利、健康和幸福的承诺和道德责任。这意味着护士有能力做出伦理决策，在关怀照顾病人中不仅仅是服从医生的助手或部下，同时这要求护士具有某些美德，如利他主义、同情、正直等等。

三、护患关系的基本模式

在一定时期,护士与患者之间的认知、行为及其相互关系会表现出相对稳定的特点,这可以概括为护患关系的基本模式(模型)。护患关系基本模式受到当时医学科学理念和医疗水平的影响和制约,也受到当时医患、护患关系特点的影响和制约,还受到当时的社会经济发展水平和人们的道德、伦理思想等多种因素的影响和制约。一般来说,护患关系模式可以概括为以下三种基本模型。

(一)主动—被动型护患模式

主动—被动型护患模式(Active-passive nurse-patient mode)亦称支配服从型模式,是最古老的护患关系模式。此模式的原型可以理解为"母亲与婴儿"的关系。在临床护理工作中,此模式主要适用于不能表达主观意愿、不能与护士进行沟通交流的患者,如神志不清、休克、痴呆以及某些精神病患者。在此模式中,护士常以"保护者"的形象出现,处于专业知识的优势地位和治疗护理的主动地位,而患者则处于服从护士处置和安排的被动地位。此模式过分强调护士的权威性,忽略了患者的主动性,因而不能取得患者的主动配合。这种传统的护患关系模式,受到传统的生物医学模式的影响。这种模式,把病人看做单纯的生物学上的人,把疾病看成是单纯的生物、理化因素所致,把治疗、护理全部寄托于药物和手术治疗上。忽略了病人的精神状态和心理活动对疾病的影响,病人在治疗过程中完全处于被动状态,听从护士的摆布,缺乏患者参与治疗和护理的积极性、主动性。这种模式不能发挥患者(病人)的积极性,更不能取得病人的默契合作,影响着护理效果。

(二)指导合作型护患模式

指导合作型护患模式(Guiding-cooperative nurse-patient mode)是现代社会在护理实践中发展出来的一种新型的护患关系模型。此模式的特点是"护士告诉患者应该做什么和怎么做",模式关系的原型可以理解为母亲与儿童的关系。在此模式中,护士常以"指导者"的形象出现,根据患者病情决定护理方案和措施,对患者进行健康教育和指导;患者处于"满足护士需要"的被动配合地位,根据自己对护士的信任程度有选择地接受护士的指导并与其合作。它把病人看做有意识、有思想、有感情、有心理活动的有机整体的人。在护理过程

261

中，护患双方都是主动的，护士主动关心病人、指导病人；病人主动配合护士执行医嘱。这种模式虽然有了进步，但是病人没有提出异议的权利，病人的一些合理的意见和要求得不到充分的陈述和重视，仍然会影响护理实践和护理质量。在临床护理工作中，此模式主要适用于急性患者和外科手术后恢复期的患者。

(三)共同参与型护患模式

共同参与型护患模式(Joint participation nurse-patient mode)是一种双向、平等、新型的护患关系模式，是一种未来的理想模式。此模式以护患间平等合作为基础，强调护患双方具有平等权利，共同参与决策和治疗护理过程。此模式的特点是"护士积极协助患者进行自我护理"，此模式可以理解为"成人与成人"的关系。在此模式中，护士常以"同盟者"的形象出现，为患者提供合理的建议和方案，患者主动配合治疗护理，积极参与护理活动，双方共同分担风险，共享护理成果。在临床护理工作中，此模式主要适用于具有一定文化知识的慢性疾病患者。在这种模式下，病人不仅主动配合医生与护士，而且还能参与自己的治疗护理讨论过程，向护士提供自己治疗护理的经验，帮助护士做出正确的判断。这种进步的模式，鼓励病人自我照顾，对改善病人的健康状况非常有帮助，使护患双方的积极性都得到了最大程度的发挥，这是值得普遍倡导的护患关系的未来理想的发展模式。

以上三种护患关系模式在临床护理实践中不是固定不变的，护士应根据患者的具体情况、患病的不同阶段，选择适宜的护患关系模式，以达到满足患者需要，提高护理水平，确保护理服务质量的目的。

四、护理伦理决策过程

(一)护理伦理决策的概念

护理实践的伦理特征表现为对患者的关怀与照顾，护理人员的伦理特性表现为对患者尊严、权利、健康和幸福等道德责任的承担。护理人员在道德上已经摆脱了传统医学模式中对医生的依附状况，获得了自身的伦理自主权。护理实践赋予护理主体伦理特性与护理主体自身内涵的道德自主性迫使护理人员在临床护理中做出符合伦理的决策。

护理伦理决策(nursing ethics decisions)是指护理主体依据一定的价值观

念,分析护理伦理难题所涉及的伦理原则和各方利益,制订可行方案,预设可行方案的结果,最终以最为有效的方案进行选择的道德实践行为。护理伦理决策是一个复杂的过程,它是建立在道德思考基础之上的。伦理决策受个体价值观、专业价值观和社会价值观的影响,决策者或参与决策者的道德观、知识程度以及对伦理理论和原则的应用等都会影响个体在具体情境中所作出的伦理决策的正确性。为了做出有效的专业伦理决策,护士必须遵循专业伦理守则、专业目标和护理实践标准,采取将风险减少到最低限度并提高护理质量的行动。在全面掌握护理知识、临床情境知识、法律知识等的基础上,作出符合服务对象利益的决策。

护理伦理决策(nursing ethics decisions)在临床应用中存在诸多困境。总的来说,护理伦理决策困境包括事实性困境、理论性困境以及护理伦理决策模式的缺陷。事实性困境指决策制定过程中碰到的具体困境,主要包括护医、护患之间的关系困境,职业伦理与角色道德的冲突和指导原则、利益主体的选择困境。理论性困境表现为准则功利主义与行为义务论之间的对立、非对抗性道德原则或规范之间的冲突以及道德原则或规范的缺位。现有护理伦理决策模式的缺陷表现为原则解读的偏向,临床应用中的可操作性不强以及具体推广过程中存在境遇排异性。

在护理专业的工作中,经常面临许多伦理的困境,护理人员必须采取行动,为病人做最有益的决定,避免有害的结果。但是当面对复杂的伦理问题及冲突时,在处于压力及矛盾的心情之下,不可能凭直觉或经验就得到适当的解决之道,必须经过深思熟虑、系统的思考,才能做出负责任的决定,因此,伦理决策就是"做伦理上的决定"。在做伦理决策的过程中,因为决策建立在道德思考的概念上,所以也受到社会文化及宗教信仰、法律规范、环境及个人当时情绪的影响。因此,对于伦理问题的处理并没有现成的答案,也没有绝对的对与错。身为护理人员,必须了解本身专业的规范、病人应有的权利及熟悉有关的伦理学理论及原则,才能在面对伦理问题时采取较理性公正的决定,才能在解决问题的同时,又兼顾病人最大的利益。

(二)护理伦理困境的产生

伦理是指个人良知及道德价值观的抉择。当面对一个问题出现混淆不清、模棱两可、没有令人满意的解决方案的情况时,便产生了伦理困境;在日常工作环境中,以下的情况最容易使护理人员产生伦理困境:

第一,专业职责与个人价值观的冲突。在执行护理工作时,有时并不符合护理人员个人的价值观。例如，当护理人员协助医生为病人堕胎，护理专业的职责要求为病人提供良好的照顾，但是，当护理人员其个人的信仰并不赞同堕胎时，就产生了伦理困境。

第二，所采取的护理措施各有利弊存在。在临床护理工作中，有时护理人员会面对做与不做都两难的问题。例如，为病人执行化学治疗会让病人产生严重的反应；但是不做，又可能影响病人疾病的治疗。

第三，专业伦理与专业角色有冲突。例如，医生为病人使用实验性药物，但未向病人说明，虽然在护理的专业角色上应配合医嘱的执行，但是在护理专业的伦理规范中，则有对病人告之的义务。

第四，病人要求接受某一医护措施，但无明确规定可依。病人的要求有时并不符合医疗规定，例如癌症病人要求安乐死，但是医疗政策及法律并无明文规定可以执行。

(三) 影响护理伦理决策的因素

第一，价值观与伦理决策。价值观代表一个人的人格、信念或理想，并指引个人行为的方向。价值观来源于个人的生活经验，所以每个人都有不同的价值观，而每个人对价值的认定也有不同的优先顺序。护理人员在进行伦理决策时常受到个人价值观、文化价值观、专业价值观和社会价值观的影响。

第二，伦理理论与伦理决策。有关伦理的学说和理论，虽然无法直接解决伦理的问题，但是正如指南针可以指引方向一样，伦理理论也可以帮助我们分析及澄清伦理的困境，指引我们做伦理决策的方向。当然不同理论的观点，可能影响解决问题时所采取的行动及结果。在健康照顾体系中最常提到的两项伦理理论就是道义论和功利论。道义论的观点认为人有义务依据符合道德的规范来处理事情，不论行为的价值及结果如何，行事均应遵守道德的原则。

第三，组织与伦理决策。组织或机构的理念及规定，有时会和护理人员个人的价值观或病人的需要相冲突，甚至影响伦理决策的过程，造成护理人员的压力及困扰。在医疗的工作环境中，许多伦理问题牵涉面很广，除了护理工作者本身外，也可能涉及医疗等其他专业。所以整个团队组织，在情况需要时，更有责任经由协调和讨论，以团队决策的方式、客观的立场提出问题解决的方法，以提升决策的品质及效果。在此情况下，护理人员应该在组织的要求与病人需要及个人理想之间寻求一个平衡点，来做伦理的决策。

第四，法律与伦理决策。护理人员应该了解，法律上认定有效的权利，并不一定符合根据伦理原则所制定的权利，甚至，法律上的权利可能和伦理上的权利相冲突。所以，合法的事可能符合伦理的原则，也可能不符合伦理原则；而合乎伦理的事，可能合法也可能不合法。总之，病人在法律上享有绝对的保障，他有接受和拒绝医疗服务的权利，而医疗机构在法律上也有责任为病人提供合乎标准的医疗服务，护理人员在处理与病人有关的伦理问题时，必须遵守法律的规定。

(四)护理伦理决策模式

护理人员在面对伦理争议的问题时，除了要具备伦理理论的基础及考虑价值观与组织及法律等可能影响决策的因素外，同时还需要根据理性的思考过程，才能做适当的判断及决定。护理伦理的决策有多种模式，但均包含着四个方面的步骤：收集及评估资料；分析伦理困境，确立伦理问题；选择并采取伦理行动；检查及评价行动的结果。

五、21世纪中国护士伦理准则

当今，我国临床护理实践和护理管理中出现的伦理认识和道德行为决策上的难题，比以往任何时候都要多，有的已成为社会关注的热点，而在应对道德难题时，护理管理者和护士往往只会从护理方法、技术中找问题，却缺乏伦理意识、伦理判断、伦理决策能力。在护理伦理学的原则、规范、范畴指导下形成的《护士伦理准则》，紧密结合临床护理实践，对护士的护理伦理行为规范全面地做出了指导性、系统性、可操作性的指引。本准则还借鉴、融合了《关怀伦理研究》《制度伦理研究》《技术伦理通论》《当代社会责任伦理》等最新的研究成果，提供了一个普遍适用的伦理原则，以指导护士的临床实践、伦理决策和护理行为的伦理评价。有利于护理人员充分识别道德困境，培养道德反思能力和道德责任感，找出摆脱困境的可能的方法，提高伦理决策能力①。

发达国家早在100多年前就已经颁布了相关的护士伦理守则。2000年，我国有学者开始了相关研究。2008年，中华护理学会发布了《护士守则》，对护士职业伦理的建设和发展发挥了重要作用。但社会形势和要求日益迅速发展，因此研究撰写一部与时俱进的《护士伦理准则》，规范护士在执业过程中应保持的职业领域所要求的职业理念、价值标准，建立护士的道德行为规范体

---

① 潘绍山，张金钟.《护士伦理准则》的起草、研究经过[J].中国医学伦理学，2014，27(4)：471-473.

系，并切实抓好实践，与《护士条例》等法规相衔接，实现以德育护、以德兴护的历史转变，切实推动我国护理事业的和谐健康持续发展，是非常必要的。借鉴世界先进国家护理道德建设的成功经验和先进文明成果，努力建设与我国社会主义市场经济相适应的社会主义护理伦理规范，全面推进建设有中国特色的社会主义的伟大护理事业，开创了以德育护与依法治护相结合的新局面，标志着面向 21 世纪的中国护士职业道德建设的新阶段。

(一) 通则

(1)人类对护理工作的需求是普遍的，护士工作服务于人生命的全过程。

(2)护士提供护理服务应建基于尊重人的生命、权利和尊严，提高生存质量。

(3)护士对服务对象实施护理应不受限于种族、国籍、信仰、年龄、性别、政治或社会地位，对之均一视同仁。

(4)护士的基本职责是促进健康，预防疾病，协助康复和减轻患病带来的痛苦。

(5)护士应按服务对象个人、家庭及社区的需要，与医务及社会人士共同合作，提供健康服务。

(二) 尊重生命，提高生存质量

(6)护士的主要任务是照顾需要护理的人，推广基层健康教育。

(7)执行护理工作时，护士应确保护理对象的安全。

(8)护士应提供符合护理对象及其亲友需要的护理、指导与咨询。

(9)护士应尊重濒临死亡者的意愿，帮助其安详及有尊严地离世。

(三) 尊重人的权利和尊严

(10)护士应尊重个人的信仰、价值观和风俗习惯。

(11)护士应保密和审慎地运用有关护理对象的一切资讯。

(12)护士应尊重护理对象及其亲友的意愿，鼓励和协助他们计划和实施护理。

(13)护士应采取适当行动，积极维护护理对象的权利和尊严。

(14)护士应诚信自重，推己及人。

（四）洞察社会需求，群策群力，共建健康社群

（15）护士应肩负普及卫生保健知识的责任，促进及改善社群健康。

（16）护士应与社会大众共负倡导和支持全民健康的责任，为实现"人人享有卫生保健"而努力。

（17）护士应与社会大众共策良谋，善用卫生资源，以达最佳的经济效益。

（五）精益求精，确保优质护理

（18）执行职务时，护士应以科研结果为证据，实事求是，为护理对象谋福利。

（19）护士应灵活地运用和积极地改善现有资源，以提供最佳的护理服务。

（20）护士应运用专业判断以接受任务和适当地将任务授予他人。

（21）护士应肩负促进护理科研发展的任务，积极开拓及提高护理知识和技能。

六、国际护士协会护士伦理规范

国际护士协会（the International Council of Nurses，ICN）在 1953 年 7 月召开的国际护士会议上通过了《国际护士伦理规范》。随后，于 1956 年 6 月，在德国法兰克福大会予以修订并被采纳。1973 年，2000 年，2005 年重新修订。

国际护士协会护士伦理规范提出：护士护理病人，担负着建立有助于健康的、物理的、社会的和精神的环境，并着重用教授示范的方法促进健康、预防疾病、恢复健康和减轻痛苦。他们为个人、家庭和居民提供保健服务，并与其他保健行业协作。为人类服务是护士的首要职能，也是护士职业存在的理由。护理服务的需要是全人类性的。职业性护理服务以人类的需要为基础，所以不受国籍、种族、信仰、肤色、政治和社会状况的限制。

本法典固有的基本概念是：护士相信人类的本质的自由和人类生命的保存。全体护士均应明了红十字原则及 1949 年日内瓦决议条款中的权利和义务。

（1）护士的基本职责有三个方面：保护生命，减轻痛苦，增进健康。

（2）护士必须始终坚持高标准的护理工作和职业作风。

（3）护士对工作不仅要有充分的准备，而且必须保持高水平的知识和技能。

（4）尊重病人的宗教信仰。

（5）护士应对信托给他们的个人情况保守秘密。

（6）护士不仅要认识到职责，而且要认识到他们的职业功能限制。若无医嘱，不予推荐或给予医疗处理，护士在紧急的情况下可给予医疗处理，但应将这些行动尽快地报告给医生。

（7）护士有理智地、忠实地执行医嘱的义务，并应拒绝参与非道德的行动。

（8）护士受到保健小组中的医生和其他成员的信任，对同事中的不适当的和不道德的行为应该向主管当局揭发。

（9）护士接受正当的薪金和津贴，例如契约中实际的或包含的供应补贴。

（10）护士不允许将他们的名字用于商品广告中或做其他形式的自我广告。

（11）护士与其他事业的成员和同行合作并维持和睦的关系。

（12）护士坚持个人道德标准，因为这反映了对职业的信誉。

（13）在个人行为方面，护士不应有意识地轻视在其所居住和工作的居民中所作的行为方式。

（14）护士应参与其他卫生行业所分担的责任，以促进满足公共卫生需要的努力，无论是地区的、州的、国家的和国际的。

【本章推荐阅读】

[1]姜小鹰，刘俊荣．护理伦理学（第 2 版）［M］．北京：人民卫生出版社，2017.

[2]李本富．护理伦理学［M］．北京：科学出版社，2001.

[3]杜慧群，刘齐．护理伦理学［M］．北京：北京医科大学出版社，中国协和医科大学联合出版社，1998.

[4]徐晓霞．护理伦理学［M］．济南：山东人民出版社，2010.

[5]杨秀木，陈雪霞．护理伦理学［M］．南京：南京大学出版社，2015.

[6]王卫红，杨敏．护理伦理学（第 2 版）［M］．北京：清华大学出版社，2014.

[7]楼建华．护理人员的伦理困惑与伦理决策［M］．上海：上海交通大学出版社，2011.

[8]张新庆．护理伦理学：理论构建与应用［M］．北京：学苑出版社，2014.

【本章思考与练习】

1. 简述护理的历史发展。

2. 护理的基本道德规范有哪些？

3. 护患关系基本模式有哪些？

4. 什么是护理伦理决策？

5. 试分析护理实践中伦理困境的产生及其影响决策的因素。

6. 熟悉 21 世纪护士伦理准则的主要内容。

7. 了解国际护理协会护士伦理规范的主要内容。

【本章延伸阅读】

南丁格尔奖

南丁格尔奖是红十字国际委员会为表彰在护理事业中做出卓越贡献人员的最高荣誉奖，于 1907 年由国际红十字组织在第八届国际红十字大会上设立。英国人弗洛伦斯·南丁格尔在 1854 年至 1856 年的克里米亚战争中首创了护理工作先河。她将个人的安危置之度外，以人道、博爱、奉献的精神为伤兵服务，成为精神。该奖每 2 年颁发一次，每次最多 50 名。南丁格尔奖章是镀银的。正面有弗罗伦斯·南丁格尔肖像及"纪念弗罗伦斯·南丁格尔，1820—1910 年"的字样。反面周圈刻有"永志人道慈悲之真谛"，中间刻有奖章持有者的姓名和颁奖日期，由红白相间的绶带将奖章与中央饰有红十字的荣誉牌连接在一起。同奖章一道颁发的还有一张羊皮纸印制的证书。

每年的 5 月 12 日是国际护士节，它是为了纪念护士职业的创始人、英国护理学先驱和现代护理教育奠基人弗洛伦斯·南丁格尔（Florence Nightingale）而设立的。弗洛伦斯·南丁格尔 1820 年 5 月 12 日生于意大利佛罗伦萨一个富裕家庭，后随父母迁居英国。1850 年，她不顾家人反对，前往德国学习护理。1854 年至 1856 年，英、法、土耳其联军与沙皇俄国在克里米亚交战，由于医疗条件恶劣，英军伤病员死亡率高达 50%。南丁格尔率领护理人员奔赴战地医院，通过健全医院管理制度，提高护理质量，在短短数月内把伤员死亡率降至 2.2%。当地士兵亲切地称她为"提灯女神"。

1860 年，南丁格尔在英国圣多医院建立了世界上第一所正规护士学校。她撰写的《医院笔记》《护理笔记》等主要著作成为医院管理、护士教育的基础教材。由于她的努力，护理学成为一门科学。她的办学思想由英国传到欧美及亚洲各国，南丁格尔因此被誉为近代护理专业的鼻祖。1901

年，南丁格尔因操劳过度，双目失明。1907 年，为表彰南丁格尔对医疗工作的卓越贡献，英国国王授予她功绩勋章，她也成为英国首位获此殊荣的妇女。1910 年，南丁格尔逝世。

为纪念南丁格尔对护理事业所作的贡献，国际护士理事会 1912 年将她的生日定为国际护士节，以激励护士继承和发扬护理事业的光荣传统，以"爱心、耐心、细心、责任心"对待每一位病人，做好护理工作。

从 1988 年开始，每年的国际护士节都有一个主题，国际或地区相关组织均围绕这个主题在世界各地开展纪念活动。国际护士理事会把 2009 年护士节的主题定为"优质护理，服务社区：护士引领护理创新"。2009 年，国际护士理事会在主题中提到护理创新，目的在于突出护士在护理创新中的引领作用，希望通过积极发挥护士的创新能力，更好地服务社区。

1991 年，红十字国际委员会布达佩斯代表大会通过的弗罗伦斯·南丁格尔奖章规则第二条规定，奖章可颁发给男女护士和男女志愿护理工作人员在平时或战时做出如下突出成绩者："具有非凡的勇气和献身精神，致力于救护伤病员、残疾人或战争灾害的受害者；如有望获得奖章的人在实际工作中牺牲，可以追授奖章。"

（来源：https://baike.sogou.com/）

第十六章　医院管理伦理

【本章学习目标】

通过学习本章内容，熟悉伦理思想在医院管理中的地位和作用，掌握医德医风是现代医院的无形资产的道理，掌握市场经济条件下的医院伦理原则，为树立良好的医学职业素养和伦理精神奠定基础。

【本章学习要点】

◆　伦理思想在医院管理中的地位和作用

◆　医德医风是现代医院的无形资产

◆　市场经济条件下的医院伦理原则

作为一个肩负特殊社会功能的经济实体，医院经历了一个不讲核算、不论成本、不谈经营的全福利机构转而成为接受市场经济游戏规则、必须参与市场竞争、进行独立核算的企业实体的转变过程。随着市场经济体制改革的深化，医疗市场的进一步扩大，医疗市场的多元化格局必将向纵深方向发展，医院管理受到了前所未有的挑战与关注。

医院管理不同于企业管理，不能单纯以追求经济效益为出发点和归宿。当医院管理决策对经济效益过分强调，并与医学作为仁术所内蕴的伦理精神发生冲突的时候，医院职工不可避免地会陷入道德困境之中。更为严重的后果是，医院经营中不道德因素的增加，导致各种光怪陆离的不道德现象产生，从而使医患关系日趋紧张。从某种意义上说，医院管理伦理担负着把医院管理导入人文情怀、人文精神的发展与改革重任。

一、伦理思想在医院管理中的地位和作用

构建社会主义和谐社会，既是对我国改革开放和现代化建设的科学总结，

也是贯彻落实科学发展观，推进我国经济社会发展的战略举措。卫生工作的好坏，对于构建和谐社会，实现社会公平，维护社会稳定，促进人民身心健康具有举足轻重的作用。

医院是社会服务系统的基础环节，党和政府历来十分重视我国医疗卫生体系建设。医院作为我国和谐社会建设的重要窗口，其管理的思路和方法，既体现党和政府发展人民卫生事业的要求，也关系到人民群众的身体健康和生命安全，是维持社会和谐稳定的大事。

管理，简而言之，就是管辖和治理。管辖指权限，治理指权限范围内的职能作用。所谓管理，就是指管理者为了一定的目的，在所管辖的范围内，对管辖的对象组织实施的一系列活动。换言之，就是有计划，有检查，出了问题要采取措施，照计划实行，就是管理。管理的对象一般是人、财、物。日本医学博士三藤宽在《医院管理》一书中指出："所谓医院管理，就是以医院道德为基础，为了保证科学的最高水平的医疗而实行的管理。"医院管理的基本内容有：人员的组织管理，医疗卫生技术工作的管理，各种物资设备的管理，其目标在于提高医疗诊疗质量，保证病人的生命安全和正当权益，促进广大人民的身心健康和有利于医学科技事业发展。

我国的医院本质上是以救死扶伤，防病治病，保障人民身心健康为宗旨的事业单位，但在医疗实践中，也会涉及一些利益关系，有时还会是一些尖锐的伦理问题，因此，医院管理工作蕴含着深刻的伦理意义。

(一) 现代医院管理伦理的基本问题

医学的历史，也是医学道德史，同时也是人道主义发展史。伦理思想伴随着医院的出现而出现，并始终贯穿在其管理实践中。现代医院管理就是遵照医院工作的客观情况，运用科学的管理理念和手段，对医院内的人、财、物进行科学调配，达到医院医疗工作宗旨的一系列有效的行动。

在经历了经验管理、科学管理后，21世纪的医院管理将进一步向文化管理、人性化管理迈进。人是医院管理的灵魂，医院管理的决策者是人。一般意义上的医院管理者是指医院的领导层、党政和后勤职能部门负责人、临床业务科室负责人。在当前，多种经济成分的医院中则主要指医院的董事会机构或是投资人等参与医院宏观发展计划和进行微观调控的人员。现代医院管理的宗旨要求医院管理者注重医院管理伦理与医院业务管理的结合，这也是时代的潮流。

伦理学作为一门科学，是研究人类所特有的协调人与人之间关系的行为规范及其确认这些准则的依据和道理，它也叫道德哲学。道德伴随着伦理的产生而产生，又维系和调节着伦理关系的发展，它在塑造个体的道德品质的同时，又指导着社会群体道德风尚的形成，因此，我们在研究现代医院管理，在以人为本，求得和谐之道时，必须对医院管理伦理的基本问题有一个清醒认识。

计划经济时期，医疗行业是由政府财政拨款来维持的，医院是向公众提供廉价保健服务的机构，是国民收入再分配的一种实物分配形式，无疑具有公益性、福利性的特点。随着我国市场经济体制的不断完善及我国加入 WTO，医疗行业也要与国际接轨，医疗市场竞争日益激烈，作为最基本的医疗单位，医院的管理必然面临着巨大挑战，这是医院管理者首先要面对，而且是不能回避的问题。伦理学的基本研究对象是道德，道德是反映和调整人们现实中的利益关系、价值观念和行为规范的总和。那么医院管理伦理学所要解决的问题一是经济利益和道德的关系，二是社会利益和个体利益的关系。医院又因其行业的特殊特点，所以医院管理伦理研究的首要问题是经济利益和道德谁是主要的问题。以上问题如果结合、解决得好，可以形成合力，产生巨大的经济效益和社会效益。

(二) 伦理思想在医院管理中的作用

医院管理行为，是在一定的伦理思想指导下进行的。医院管理的伦理思想体现了医院管理者(决策者)的价值准则，它决定着管理手段，指导着管理行为，体现着管理水平与效率，进而实现管理目标。医疗服务活动除了医学、卫生、心理等知识性服务以外，还包涵丰富的人文思想、伦理道德和服务哲学。在和谐医院建设中，发挥伦理因素的作用，既是和谐医院建设的根本所在，也是医学实践的内在要求和现代医院管理一贯的目标和手段。

1. 协调医患利益关系，有利于医院的和谐发展

我国医疗卫生体制改革的深入推进，使医疗卫生领域内的利益格局发生了深刻的变化，多元化的经济因素带来了多元化的价值观念，这种变化反映在医疗领域，就是患者的权利意识加强了，医疗卫生工作者的服务意识没有随之提升，或是受经济利益的驱动，社会主义医院的公益福利性被有意无意地弱化了。这显然不能让民众满意。在现代医院管理中体现伦理思想，有利于协调医患利益关系，化解医患利益矛盾，促进医院和卫生事业的和谐发展。

2. 建立和谐有序，相互信任的医疗人际关系

医疗人际关系包括围绕医疗发生的各种医际之间、医患之间的复杂关系。

医疗卫生是关乎国计民生的大事，牵扯着千家万户的利益。医疗关系的主体是医院中的医务人员，医学的发展使医学分工越来越细，医务人员的分工协作成为医疗服务的基本形式，各医疗岗位之间、不同工种、不同人员、不同职责之间的相互关系，直接影响医疗服务工作的质量。医务人员之间合作愉快，将更有利于医院各项工作的开展，因此，医务人员之间关系的协调，是医院管理的重要一环。医疗服务的对象是不同的人，他们有不同的个性、不同的经济背景、不同的文化层次，甚至不同的宗教信仰，为他们提供医疗服务是医院管理最直接、最主要的任务，而医院管理不能回避的就是医院、医务人员与患者及患者家属之间的伦理关系，这是医院管理伦理关系中最具体、最直接的关系，只有通过建立在正确的伦理原则基础上的一系列道德规范的调整，形成被人们广泛接受的伦理观念，才能从根本上解决医患关系间的矛盾，形成医患和谐信任的关系。

3. 建立医院伦理委员会，解决医院管理中生命伦理的冲突

随着医学科技的发展，医学领域出现了很多伦理难题，迫切需要医学伦理来研究并解决这些问题，但任何正确的、科学的医学伦理理论都只是一种抽象的、思想层面的东西，这些思想和理论都应在实践中验证和发展，这些思想和理论也只有在实践中才能真正发挥作用。医院伦理委员会是一个可以将医学伦理理论应用于实践，进而解决医疗领域的伦理难题的组织机构。国外一些国家从 20 世纪 70 年代就建立了医院伦理委员会，在医疗实践中发挥了重要作用，1971 年加拿大学者提出了建立医院伦理委员会的建议。1975 年美国《医学伦理学》杂志讨论了医院伦理委员会的组成和职能。到 20 世纪 80 年代末，美国已有 60%以上的医院建立了医院伦理委员会。

在我国，随着医学的发展和现实的需要，很多医院和医疗机构相继建立了医院伦理委员会。医院伦理委员会是实施医院道德化管理的重要组织形式。1988 年中国学者开始提出建立医院伦理委员会的设想。1994 年全国医学伦理委员会法规委员会发出了《关于建立"医院伦理委员会"的倡议书》，推动了我国医院伦理委员会的建立和发展。2000 年，原卫生部成立了医学伦理专家委员会，对推动我国生物医学研究伦理审查、传播伦理理念、开展重大医学伦理问题研究、组织伦理学培训交流等发挥了重要作用。2015 年 12 月 29 日，卫计委发布了成立国家卫生计生委医学伦理专家委员会的通知，该委员会的主要职责为：对涉及人的生物医学研究中重大伦理问题进行研究，指导和督促省级医学伦理专家委员会工作，并共同检查和评估机构伦理委员会工作，承担伦理

培训、咨询、指导等工作。2016 年 10 月，国家卫生和计划生育委员会发布了《涉及人的生物医学研究伦理审查办法》，对"伦理委员会"的管理责任、工作职责、组成人员以及工作程序都作了明确规定，有力地推动了医疗机构、医学科研机构、医院伦理委员会的发展。

二、医德医风是现代医院的无形资产

医院是社会主义和谐社会的组成部分，医院工作是推动、加速和谐社会的重要因素，医德则是提高医疗质量，发挥医院公益作用的重要条件。医德作为一种医疗卫生工作人员的职业道德，一方面和社会公德密切联系，另一方面又在长期医疗卫生实践中逐步形成比较稳定的职业心理和职业习惯，它调节着医务人员和患者之间、医务人员之间以及社会与医疗卫生行业内部的关系。古人云："医无德者，不堪为医。"可见，医务人员的职业道德品质和医疗作风不仅与广大病员的切身利益密切相关，同时，也体现我们社会的文明风尚，并在我国构建和谐社会的过程中，发挥着举足轻重的作用。

(一) 医德医风建设的意义

发展社会主义医疗卫生事业，不断满足人民群众对医疗服务的需求，既是社会主义经济建设的需要，又是提高人民群众健康水平的需要。医德医风体现社会主义医疗机构的服务方向，充分说明医德医风是我国精神文明建设的重要组成部分。医德医风的好坏是社会风气的直接反映，良好的医德医风是一所医院无形的、宝贵的财富，也是净化社会风气的清洁剂。可见，医德医风在医院管理中具有十分重要的意义。

1. 医德医风建设对医疗服务质量的提高有巨大的能动作用

医院的工作是为广大人民提供医疗和保健服务，而医疗服务质量的标准取决于医院医护人员的医术是否精湛、医疗器械是否精良、医德医风是否高尚等因素，在这些因素中，医术是一个长期积累的过程，不是一蹴而就的，器械则取决于财力物力，是冰冷的，只有医德医风是活跃的因素，是医护人员的一种内在气质和修养，在特定的条件下，可以化为无穷的力量。医护人员医德高尚，就会有很强的工作责任心，耐心真诚对待病患，就会认真钻研医术，精心诊治，对工作精益求精，视病人的健康和生命高于一切，热情为病人服务，主动为病人解忧。医护人员有良好的职业操守，即使医术不是一流，也会时时觉得工作责任重大，他们会主动、积极学习，虚心求教，努力提高自己的职业技能，积极想办法为病患更好地服务。反之，一个医护人员缺乏基本的医德医风，就会在工作中漫不经心，马马虎虎，得过且过，即使有一些好的医技，也不可能充分发挥。实践表明，有些医疗事故，往往不是由于诊断失误，或是医疗设备使用不当造成，而是由于医护人员的医德素质不高和工作责任心不强造成的。可见，医院的水平不只表现在医疗设备和医护人员的医护技术上，更表现在医护人员的医德医风水准上。一个医务工作者，没有精湛的诊疗技术不行，没有良好的医德医风更糟糕。

我国的公立医院占绝大多数，具有公益性的特征。医疗服务质量的好坏，反映一个社会的文明程度，也关系到人民的生命健康，体现着党群关系。在医疗行业开展医德医风建设，可以提高医务人员的职业道德水平，增加工作责任感，发挥他们的自身潜力和主观能动性，从而达到提高医务工作者的公信度的目的，使整个社会的道德水平得到净化。

2. 医德医风建设对社会主义精神文明建设具有促进作用

医德医风建设是社会主义精神文明建设的重要组成部分，是关系医疗卫生事业兴衰成败的大事。近年来，由于卫生体制改革的逐步推进，市场经济的观念对医疗卫生行业的冲击，医疗卫生从业人员的世界观、人生观、价值观发生了巨大变化。市场经济观念深入到社会生活的各个方面，医院也不例外。这柄双刃剑对医疗行业的负面影响表现在：一些医务工作者产生了重经济效益，轻社会效益的思想；对业务学习以外的政治学习不关心；服务意识不强，诊疗不认真；过度诊疗，过度检查，开大处方，看人办事；坐诊时漫不经心，护理时心不在焉，甚至出现发错药、打错针、开错刀的恶性事故。还有的医护人员接受吃请，收"红包"，并将这些视为潜规则。这虽然是少数人所为，但它已经影响到了整个医疗行业的声誉，在医患之间形成了一条鸿沟，背离了"人民医院为人民"的初衷，给党和政府造成了不良影响。

加强医德医风建设，就要把"患者至上，文明行医"作为医护人员的行为指南，并把医德医风建设作为医院立足于社会的资产进行培育，在医院进行全方位、多层次的医德教育活动，把医德医风作为医院谋求生存与发展的大事来抓。

精神文明建设包括教育科学文化建设和思想道德建设，思想道德建设重要的一条就是职业道德建设，医德是职业道德的重要组成部分。我国公民道德建设实施纲要明确要求要"爱岗敬业"，在医德医风上表现为真心、真情、真功夫、真投入，服务于病人，一切从病人的需要出发。医务工作者应充分认识医德医风建设的重要性和必要性，牢固树立全心全意为人民服务的思想，真正体现社会主义制度的优越性。

3. 医德医风建设推动医院的发展壮大

随着医疗卫生体制改革的不断深化，医院面临着越来越激烈的竞争，一所医院，要发展壮大，在竞争中谋求发展，如果医疗技术、医院设备是竞争力，那么，医德医风也同样是竞争力。医院的位置永远不变，但医德医风是在患者中流动的口碑，是活广告。没有良好的医德医风，就争取不到患者，医院也就无法生存。医院要在市场化越来越高的情况下求得发展，只有树立人性化的服务观念，培育一流的医德医风，才能有一流的服务质量，创造一流的经济效益，走上良性发展的轨道。实践证明，医院要发展，医风必先行，医风不行，寸步难行。必须始终坚持把群众满意度作为谋划医院建设、衡量医院发展、检查医院工作的标准。只有坚持不懈地抓好医德医风建设，不断完善、强化医院内部管理和监督约束机制，从根本上提高医务人员的职业素质，才能不断提高医院整体服务水平，增强医院的核心竞争力，为今后的长远发展奠定基础。

"卫生工作的一举一动，关系着病人的身体健康和生命安全，一言一行影响着卫生工作者的形象。"在医院开展医德医风建设，可以激发医护人员的主人翁精神，让他们关注医疗质量、服务态度、医院声誉，在实际工作中做到以人为本，关心人、尊重人、理解人和体贴人，营造一个良好的人际环境，倡导人与人之间的相互理解、支持、信任、合作；处处为病人着想，尽量满足患者需求，简化工作流程，提供优质的技术和心理服务，严格控制医疗成本，合理收费、合理用药、合理检查、合理特殊医疗，最大限度地减轻病人和社会的负担；始终如一地坚持做下去，必然使医院的门诊、住院人数上升，社会口碑良好，得到公众的信任和舆论称颂，这也正是医院生存壮大的理由。

(二) 医德医风建设的主要途径

医德医风建设，关系到人民群众的身体健康利益和医院的生存发展，关系到党和政府的形象与声誉。医德医风建设必须着眼于"健康中国"的发展战略目标，顺应国家医药卫生体制深化改革的大趋势，坚持依法治院、从严治院的大方向，统筹协调，综合治理，充分发挥领导执行力、教育说服力、制度约束力、监督制约力、惩治威慑力、环境感染力等多种力量，使医院的医德医风建设取得实质性成效，不断提高医院管理质量内涵建设水平。

实践证明，解决医德医风建设面临的矛盾和挑战，单靠行政命令和行政管理很难达到预期效果，必须从构建医德医风建设长效机制入手。医德医风建设长效机制，是把提升医疗服务质量作为着眼点，通过创新服务理念、服务模式、服务能力，既有效缓解就医难、看病贵问题，又从根本上遏制医德医风问题的发生。只有构建医德医风建设的长效机制，才能实现从治标到治本、从被动到主动的转变，最大限度地维护广大患者的健康权益，也使医院获得健康发展。

1. 构建坚强有力的组织领导机制

坚强有力的组织领导，是医德医风建设取得成效的组织保障。例如，大型医院，实施"三级书记"负责制，即医院党委书记、各部党委书记、科室党支部书记三级书记负责制。党委负总责，主管亲自抓，切实列入党委、支部的重要议事日程，纳入发展目标和总体规划，与以医疗保健为中心的各项任务同步筹划，同步安排，同步检查，同步落实。实施两级纪委主管制，院纪委和各部纪委一岗双责，按职责分工，既狠抓党风廉政建设，又主抓医德医风建设。实施能级管理制，医院成立医德医风领导小组，各部设立医德医风办公室，各科设立医德医风监督员，上下联动，形成合力，以问题为导向，定期分析建设形势，研究目标任务，拿出切实管用的措施办法。结合年终工作总结和干部任期考核，对各级医德医风建设履职尽责情况进行专项评价，考核结果与目标管理考评、评先评优、职级晋升、绩效分配挂钩，奖罚分明。

2. 构建行之有效的教育启迪机制

强化"六种意识"教育，即医德医风的政治意识、生命意识、中心意识、政绩意识、永恒意识、前列意识；突出"六个行医"教育，即文明行医、依法行医、科学行医、廉洁行医、诚信行医、规范行医；抓好"七条行为准则"教育，即服务思想牢、服务态度好、服务作风正、服务技术精、服务质量高、服务形象美、服务自律严。在教育中，针对医院工作三班倒、人员难集中，专业门类杂、人员层次多，点多面广、信息化程度高的特点，充分发挥数字化医院优势，采取灵活多样的教育形式，做到集中教育与经常性教育相结合、互动教育与自我教育相结合、正面教育与警示教育相结合，夯实思想道德根基，牢固树立正确的人生观、价值观，使广大医务人员形成淡泊名利、待患如亲、赤诚奉献、勇于担当的高尚医德和良好品格。

3. 构建系统规范的制度建设机制

坚持把健全完善制度机制作为提高医德医风建设质量的一个固根本、管长远的关键环节来抓。靠制度规范医疗服务作风，在服务言行、诊疗行为、服务流程、检查考评上，制定涵盖门诊挂号、就医检查、住院出院等服务全过程的制度规定。靠制度防止以医谋私，严格廉洁行医纪律，对收受红包、回扣、变相索要好处等问题，制定严格处罚规定，尤其是针对药品、器械、耗材招标采购，建立完善的管理制度。靠制度规范问题处理，建立患者投诉归口办理制、医德医风定期讲评制、医疗纠纷缺陷裁决制，使医德医风建设形成闭环式的监督管理体系，让制度规范切实可行，行之有效。

4. 构建立体多维的监督检查机制

注重全方位、多角度、多渠道、多层面强化监督检查。全时段监督，突出多维监督、追踪监督与即时监督相结合，开辟 24 小时监督热线，设立医德医风举报箱，所有医务人员佩戴胸卡上岗。设立出院患者随访中心，研发按键式、壁挂式、触摸式三位一体的医德医风信息化评价系统，患者可以实时对服务态度、作风、技术、廉洁行医情况进行点击评价，点击到科，查询到人。全员监督，突出普遍监督与重点监督相结合，将医德医风监督检查延伸至医院各个岗位、各类人员，重点是窗口单位、敏感岗位。全方位监督，突出自我监督、社会监督与合力监督相结合，设立院、部、科三级立体监督网络，聘请社会专家、媒体代表作为医院医德医风监督员，定期走访相关单位，征求患者和患者家属意见建议。机关各职能部门定期召开医德医风整改联席会议，对存在问题共同分析把脉，查找症结，制订措施，分头抓好整改落实，使坚强有力的监督机制成为加强医德医风建设的重要保障。

5. 构建赏罚严明的奖惩工作机制

充分发挥奖惩机制的激励、威慑和约束作用。加大奖励激励力度，强化医德医风精神和物质双重奖励，定期评选医德医风先进单位和个人，通过电视、报纸、宣传栏等各种媒体进行大力宣传，颁发奖状、奖牌和奖金，公布单位和个人表扬信、锦旗排行榜，对全年名列前三名的给予一定奖励。加大惩戒警示力度，实施医德医风投诉备案制、诫勉谈话和函询制、黄牌警告制、一票否决制、领导问责制，凡是被患者及家属投诉的，都要登记备案，情节严重的，给予全院通报、纪律处理等处罚。

6. 构建导向鲜明的日常养成机制

紧紧围绕构建医院核心价值体系，大力营造春风化雨、润物无声的医德医风良好环境，使广大医务人员在潜移默化中受到熏陶，启迪自觉，提升人生境界。积极打造医德医风文化环境，在门诊和各住院部大楼、各病区和文化活动场所，精心设计并悬挂展现人文和谐、彰显高尚医德的书画作品和牌匾，创建楼宇医德医风文化载体，营造良好的医德医风文化软环境，发挥环境熏陶人的积极作用。积极营造舆论导向环境，在各项思想政治教育中大力宣讲、反复强调加强医德医风建设的重要意义，倡导崇德尚廉的良好风尚，部署工作时有医德医风内容，讲评工作时有医德医风情况，开辟医德医风信息网，在院报设立医德医风专栏，在宣传橱窗定期刊登医德医风教育宣传内容。积极构建形象示范环境，在门诊和病区建立医患和谐优质服务示范岗，拍摄医德医风系列教育宣传示范片，制订下发员工行为指南，通过开展多种活动，展示医务人员拼搏向上、争当时代楷模的形象。

三、市场经济条件下的医院伦理原则

(一) 坚持以人民健康为中心的原则

医院是救死扶伤的神圣场所，医护人员以治病救人为自己的神圣职责，社会主义国家的医院必须在任何时候都要坚持"以人民健康为中心"的伦理原则。国家公立医院的性质是公益性的，这个性质决定了国家公立医院应该坚持以人民健康为中心，任何情况下都应该遵循这一原则。这也是体现公立医院的福利性、公益性的特点所在。

国务院《关于建立现代医院管理制度的指导意见》(国办发〔2017〕67号)明确指出："坚持以人民健康为中心。把人民健康放在优先发展的战略地位，将公平可及、群众受益作为出发点和立足点，全方位、全周期保障人民健康，增进人民健康福祉，增强群众改革获得感。"公立医院要把解决人民群众最关心、最直接、反映最突出的健康问题作为出发点和落脚点，以人民群众健康需求为导向，优化医疗服务流程，完善医疗服务模式，不断改善医疗服务，提高医疗质量，为人民群众提供连续性医疗服务。

(二)坚持以质量安全为底线的原则

医院是治病救人的地方,医生是患者"健康所系,性命相托"之人,毫无疑问,坚持以质量安全为底线,是医院管理最起码的伦理原则要求。医院要把健全现代医院管理制度作为推动医疗服务高质量发展的重要保障,进一步完善医疗质量管理体系,强化责任,严格监管,落实专业要求、职业道德、法律法规要求及医疗质量各项制度,持续改进医疗质量,确保医疗安全。落实医疗质量管理规章制度,形成医疗质量管理的长效机制。

同时,落实进一步改善医疗服务行动计划,充分运用新技术、新理念,使医疗服务更加高效便捷。大力推进"互联网+医疗健康",创新运用信息网络技术开展预约诊疗、缴费等,运用互联网、人工智能、可穿戴设备等新技术,建设智慧医院。进一步发挥医务人员作用,开展科技创新,推广适宜技术。强化人文理念,大力开展医院健康教育,加强医患沟通,全面提升患者满意度。

(三)坚持医患利益兼顾的原则

市场经济是"双刃剑",一方面市场制度把独立人格、自主、自由、平等、权利、互助合作等现代人的道德倾向带给社会时,也把个人主义、极端利己主义、功利主义、享乐主义扩展开来。有人认为,"市场经济和道德建设是两个不相干的社会领域","市场经济与私有制、个人利益、等价交换、竞争结合在一起,与道德无缘"。在市场经济条件下,医患关系不再是传统的"坐堂行医"、"上门求医",医疗关系改革后变成了"医生找病人""病人选医生",从以医生为主的医生完全主导型的服务模式变成了以尊重病人意愿为主的完全平等型的服务主导型模式。这些转变并没有改变社会主义医院防病治病,为增进人民健康服务的宗旨。病人到医院求治,最直接、最简单的愿望就是花最少的时间,用最少的钱,受最小的痛苦治好病;而医院作为一个经济主体,在市场经济条件下,有一个经济主体的自身利益与医院的发展问题,这种自身利益与发展,如果没有制度有效约束,有时候会产生消极效果。例如,2005年,深圳人民医院和哈尔滨医科大学附属第二医院的天价医药费事件,一南一北的两个典型案例,不能不说明一些问题。所以,医院管理的伦理原则必然要兼顾两方面的利益。

(四)坚持经济利益与社会利益统一的原则

中国特色社会主义经济,就是坚持社会主义市场经济的改革方向,完善社会主义市场经济体制，使市场在国家宏观调控下更好地发挥对资源配置的基础性作用。讲求经济效益是社会主义市场经济发展的客观要求，医院作为一个经济实体，在改革中面临着特殊的问题。经济学家认为，市场本身是"无所顾忌"的，它自始至终都贯彻着"等价交换"的经济法则，这些法则，对人类的道德有促进作用的一面，如增强人们的效率意识、竞争意识、进取意识等，也可能对人类道德起倒退作用，如贫富不均、自我中心、金钱至上、畸形消费等，因此，市场经济本身不可能自觉地促进道德的发展。

有一种观点认为，受市场经济机制的内在制约，适应市场经济的道德规范只能在经济领域的特定范围内起规范调节作用，市场经济伦理"只是不以损人为前提来利己"，"带有明显的功利色彩"，市场机制制约了人们对高尚道德境界的追求。很显然，这种把道德建设仅仅定位在简单适应于市场经济的层面上，不符合道德的本质特征和人类对道德生活的追求，道德作为意识形态的组成部分既由社会经济基础所决定，又具有相对独立性，有其自身的发展规律。同时，道德还是人类在精神生活中的自觉追求，也就是说，社会主义市场经济中的道德建设有两个层面：一是"经济人道德"，这是市场经济体制上正常运行的伦理基础。二是超出经济伦理范畴的"社会人道德"，即通过公众选择建立起来的社会道德价值。从这个意义上讲，社会主义医院的医院管理者在管理医院时，应在讲求经济效益的同时，花大力气在提高医疗技术、节约医疗资源、节能降耗、温情服务上下功夫，讲求经济效益，以不加重病人负担为前提。在取得社会效益的前提下，经济效益会随着门诊量的加大、医疗事故减少等方式得到提高，从而取得经济效益与社会效益的双赢。

（五）坚持公平与效率并重的原则

效率和公平的有机结合是一个世界性的难题。我国市场经济的法则要求做到效率与公平的正确结合。我们认为效率与公平是互为辩证关系的，一方面，效率是实现公平的物质基础，只有通过效率创造越来越多的物质财富，人们才有可能去实现分配的公平；另一方面，公平又是提高效率的前提，只有收入分配合理，才能激发劳动者工作的积极性、主动性和创造性，才有助于效率的提高，创造更多的社会财富，把效率和公平统一起来。在市场经济条件下，竞争变得尤为激烈。市场经济的法则讲究优胜劣汰，效益就是生命。我国的医疗市场开放力度越来越大，效益决定了医院的发展规模和速度，效率是生死存亡的大事。只有使医院站稳脚跟，发展壮大，才能满足人民越来越丰富的健康需要，满足医务人员自身的发展需要，才能为实现公平分配医疗服务提供保证。

在医院管理中，效率的伦理意义是精湛的、创造性的医术，热情为病患服务的意识及积极主动的工作态度等。公平涉及的则是医务人员之间或是部门之间的基本权利和要求，它是医院管理中调节各种矛盾和利益的最基本的原则。它关系到人际关系的平衡协调，医院秩序的稳定及个人和医院的工作效率。

医院是一个知识分子云集的地方，他们的工作极有创造性，实施公平与效率的伦理管理原则，可以体现对他们劳动的尊重，在反对平均主义的同时，合理拉开收入差距，使每一个人得到他所应得的，在机会均等的情况下按劳取酬，这种利益分配方式是对每个人劳动能力和劳动态度的尊重。初次分配注重效率，再次分配注重公平，有利于提高全员的劳动积极性。

【本章推荐阅读】

[1] 杜治政. 医学伦理学探新[M]. 郑州：河南医科大学出版社，2000.

[2] 杨建兵，王传中. 生物医学伦理学导论[M]. 武汉：武汉大学出版社，2007.

[3] 郭楠，刘艳英. 医学伦理学案例教程[M]. 北京：人民军医出版社，2013.

[4][英]托尼·霍普(Tony Hope). 医学伦理[M]. 吴俊华，李方，裘劼人，译. 南京：译林出版社，2015.

[5] 赵增福，李兵，邹伟. 医院管理伦理学[M]. 北京：军事医学科学出版社，2003.

[6] 向月应，林春逸. 医院医疗工作伦理道德手册[M]. 北京：人民军医出版社，2011.

[7] 郑文清，周宏菊. 现代医学伦理学概论[M]. 武汉：武汉大学出版社，2017.

[8] 刘俊荣，严金海. 医学伦理学[M]. 武汉：华中科技大学出版社，2019.

【本章思考与练习】

1. 伦理思想在医院管理中有哪些作用？
2. 如何理解医德医风是现代医院的无形资产？
3. 医院医德医风建设的主要途径是什么？
4. 市场经济条件下的医院伦理原则是什么？

【本章延伸阅读】

上海市坚持医院端管理和居民端服务并重

一是在医院管理方面，印发《关于全面推进本市医疗机构间医学影像检查资料和医学检验结果互联互通互认工作的实施意见》，指导所有公立医疗机构对规定的35项医学检验和9项医学影像检查项目全面实现互联互通互认，提高卫生资源利用效率，简化患者就医环节，降低医疗费用。

二是在患者服务方面，针对居民"看病难"问题中候诊和缴费时间的主要症结，推进"分时预约+医疗后付费"的居民社区就医服务模式，利用云端技术进行就诊环节的再造；针对居民自我健康管理渠道难获取的问题，通过智能物联终端设备，将健康管理下沉到社区服务站点，开展针对慢性病高危人群和确诊患者的体征指标数据的监测跟踪和管理，结合家庭医生签约服务，实现居民对健康的自我管理和预防。

三是在疫情防控方面，建设公共卫生突发事件应急处置系统，集成有热成像的红外人脸测温、身份证核验和健康码核验，推行"卡码合一、一键通行"智能核验服务，实现智能识别、精准拦截，推动防控工作更精准、高效、有力地开展；加快推进各级各类互联网医院建设和全市所有公立医疗机构医疗付费"一件事"工作，依托"线上问诊"和"无感支付"，实现"无接触"就医。

（来源：《关于深入推进"互联网+医疗健康""五个一"服务行动的通知》，规划发展与信息化司，国卫规划发〔2020〕22号，2020-12-10，http：//www.nhc.gov.cn/）

第十七章　医学科学研究伦理

【本章学习目标】

通过学习本章内容，了解医学科研的概念、分类；熟悉人体试验的客观必然性和人体试验的伦理分析；掌握医学科研工作的根本宗旨、道德准则和工作作风，掌握人体试验的伦理原则，为树立良好的医学职业素养和伦理精神奠定基础。

【本章学习要点】

- ◆　医学科研的概念
- ◆　医学科研的分类
- ◆　医学科研工作的根本宗旨
- ◆　医学科研工作的道德准则
- ◆　医学科研工作的工作作风
- ◆　人体试验的客观必然性
- ◆　人体试验的伦理分析
- ◆　人体试验的伦理原则

医学的发展，离不开医学科学的发展，而医学科学的发展，既有社会政治、经济、文化的因素，又有医学科研工作者的聪明才智、道德品质的因素。在现代科学技术背景下，从事医学科学研究的机构越来越庞大，科研人员越来越多，医学科学研究的伦理规范显得日益重要。由于医学科研的对象是人，是人的生命，其成果是为人类的健康服务的，所以医学科研的伦理道德与医学科研人员的道德素质，无疑是现代生命伦理学关注的重点之一。医学科学发展的历史表明，所有医学科学成果的取得，无不是科研工作者聪明才智、献身精神和高尚的科研道德的产物。

一、医学科研与伦理

(一)医学科研的概念

医学科研主要是指运用和医学相关的知识进行人类疾病、生命健康程度、药物有效性、流行病预防相关的研究。比如制药，疫苗，器官移植等大众熟知的研究，此外还有康复研究，比如人工制造的可以代替人体自身器官和骨骼的研究都是医学科研。

按照《全国医院工作条例》规定，医院要开展以提高临床医疗、护理水平为主的科研工作。同时，也要积极创造条件开展实验医学和基础理论的研究，引进国内外诊断和治疗的新技术，从而不断提高医疗质量和发展医学科学。

(二)医学科研的分类

1. 按任务来源分类

第一，纵向科研任务。是指各级政府主管部门下达的课题、项目。包括国家、部门和专业发展规划中确定的科研任务，或卫生部根据医药卫生事业发展的要求和在防病治病工作中遇到的一些科学技术难点提出的科研课题。如国家及卫生健康委员会攻关课题，国家自然科学基金课题，各部、省、委、局基金课题等。一般通过择优或招标的方式落实到承担单位，对医院来说，首先要保证这部分任务的落实和实现，各单位要根据自己的优势特点、实验设备条件和科技人员的能力、专长等情况，积极创造条件争取国家任务。

第二，横向科研任务。这类研究与开发课题是以横向科技合同为依据的，它主要由企、事业单位委托进行，研究经费一般由委托单位提供。我国开放技术市场以来，这类研究开发课题日益增多，由于它们具有很强的综合性，因此常需要组织跨部门、跨行业、跨系统协作才能完成，要采取积极的态度来承担任务，并列入计划给予保障。

第三，自由选题。是根据医学学科发展和医疗科技人员的专长，结合医疗卫生工作的实际需要，由科技人员自己提出的研究课题。其一部分经过评议、审批等程序，由所在单位给以资助立题，如院、所基金等。另一部分是科技人员根据自己的兴趣或是在科研、教学和医疗实践中遇到的实际问题而自行研究的课题。自选课题只要有创新的学术思想，很可能发展成重大科研课题，具有很强的储备性质。因此，应充分重视自选课题，并积极创造条件给予支持和扶植。

2. 按科技活动类型分类

第一，基础研究。是以认识自然现象，探索自然规律为目的，没有或者只有笼统的社会应用设想的研究活动。这类研究探索性强，研究周期长，对研究手段要求高，研究的结果常是一些科学发现，对广泛的科学领域产生影响，常常说明普遍的真理，成为普遍的原则、理论或定律。医学基础研究是探索和认识生命活动的基本规律，探索和揭示疾病发生、发展和转归的一般规律，从而对医疗、预防的技术提供科学理论根据，指导医学科学实践。

第二，应用研究。主要针对某个特定的有实际应用价值的目标开展的医学研究。它常运用基础研究的成果，具体地研究如何利用和改造自然的手段和方法，研究各种技术中的实际问题。如疾病诊断、治疗和预防方法的研究，新药物、新生物制品、新医疗技术及设备的研究等等。

第三，发展研究。也称开发研究，是运用基础研究和应用研究的知识，推广新材料、新产品、新设计、新流程和新方法，或对之进行重大的、实质性改进的创造活动。它和前两种研究的区别在于基础研究与应用研究是为了增加和扩大科学技术知识，而开发研究则主要是为了推广和开辟新的应用。

以上三类研究互相补充，互相促进并可互相转化。基础研究是应用研究的基础，应用研究是基础研究的应用。应用、开发研究不仅是对基础研究成果的进一步延续和证实，而且反过来又促进基础研究的发展。

3. 按研究内容分类

第一，临床医学研究。包括医学诊断方法和治疗方法研究。诊断方法研究的目标是向早期、特异、无损伤、微量、准确、快速、简便方向发展，并逐步实现诊断技术的机械化、自动化。治疗方法研究包括药物、手术、放疗、化疗、理疗、体疗、精神心理治疗、营养治疗等，目的是安全方便，疗效可靠，且可重复，结论要准确。临床医学研究还应重视中西医结合的研究工作，我国的中医药学是研究人类生命现象和病理现象的知识体系之一，它的独特理论和独到的防病治病、养生保健的手段，已引起全世界的关注。要努力发展具有中国特色的医药学，运用现代科学研究方法和技术，积极加速和提高中医药科研的进程和水平

第二，预防医学研究。随着医学模式的转变以及"三级预防"学说的提出，

医学研究应从单纯治疗型向预防治疗型转变。疾病的早期发现、早期诊断、早期治疗、感染监控、消毒隔离、防止交叉感染、减少合并症、防止急病慢性化以及社会预防、社会保健等都是医院预防医学研究的重要内容。

第三，基础医学研究。基础医学研究对于临床医学发展极为重要。如前所述，这些研究可为临床诊断、治疗和预防疾病提供科学的理论依据，它是新技术、新发明的源泉、后盾和先导。特别对承担教学任务的医院来说，基础研究对提高师资学术水平、更新教材、改造旧专业、建立新兴的交叉学科、促进研究生和本科生的培养等方面都起到十分重要的作用。因此，各医院都要积极创造条件，鼓励和支持开展基础医学研究。

第四，医院管理研究。医院的管理部门承担着决策、指挥、组织、协调等重要任务，在人、财、物等条件基本相同的情况下，医院的发展和提高很大程度上取决于有效的科学管理和组织能力。在当前市场经济的新形势下，如何深化医院内部体制改革，如何更好地学习和引进先进的管理理论、管理技术和方法，较快地实现管理体制、管理机构的效率化、管理人员的专家化、管理技术的自动化，以及管理方法的科学化、规范化和制度化，如何更好地充分发挥医院的人力、物力、财力和各项技术能力的作用，是医学研究的重要内容之一。

人们在从事医学科研活动中，为正确处理研究者与研究对象间、研究者相互间关系以及为获取科研成功全部行为活动中所形成的行为规范，就是医学科学研究道德(伦理)。

(三) 医学科研工作的根本宗旨

医学科研工作的根本任务在于认识和揭示医学领域内客观对象的本质和运动规律，探寻战胜疾病、增进人类身心健康的途径和方法，从而达到维护和增进人类健康和造福于人类的终极目的。因而，医学科研工作的根本宗旨，就是追求医学真理，造福人类社会。

第一，追求医学真理。自然界的本质往往隐藏在纷繁复杂的现象背后，探索医学的奥秘，探索医学的真谛，不言而喻充满着艰难险阻。科学研究还要经常面临失败的考验。还有许多社会、政治、经济的因素，有时也会给医学科研工作带来强大的压力。所有这些，都要求医学科研工作者为追求真理而具有忘我精神和献身精神。纵观中外医学科研发展史，多少重大的发明创造无不是靠科学家追求真理的顽强毅力和献身精神才得以实现的。

我国古代神农尝百草的传说，就是崇高自我牺牲精神与追求真理的生动体现。我国明代著名的医药学家李时珍不辞辛苦，历时几十年致力于《本草纲目》的撰写，当他写完这部收载 1892 种药物的巨著时，已是一位白发苍苍的老人。其中的艰辛，我们从他著的《蕲蛇传》中便可知晓。蕲蛇是李时珍的家乡蕲州的特产，是一种名贵药材，能"透骨搜风，截惊定搐"，是治疗风痹等多种疾病的良药。但"其走如飞，牙利而毒"，倘若被它咬了，必须立即截肢，否则就会丧命，因此，很不容易捕捉。李时珍为了写本关于蕲蛇药效的书，在蛇贩子那里观察蕲蛇的生活习性。后来有人告诉他，蛇贩子的蛇多是从江南捕来的，并不是真正的蕲蛇，当地蕲蛇生长在城北的龙峰山上。于是，李时珍冒着生命危险几次攀上龙峰山，在捕蛇人的帮助下，终于捕获了许多条真正的当地蕲蛇。他观察它们的形状、颜色等特征，了解它们的习性以及捕捉和炮制的方法。在实际采访、观察的基础上，李时珍成功地写作了《蕲蛇传》。

西班牙生理学家塞尔维特(Michael Servetus，1511—1553)因发现肺循环触犯了基督教的神学权威，因教会支持"血液产生于肝脏，存在于静脉"的观点。宗教裁判所将他逮捕，并勒令他放弃自己的观点，但他为了追求真理而誓死不屈，惨遭火刑，用生命捍卫了科学真理，为生理学的创立开辟了道路。

18 世纪，黄热病(yellow fever)曾周期性地侵袭纽约、费城等地，夺去了千万人的生命。同时，黄热病也威胁着南美洲的人民。当时，人类既不知道黄热病的病原(直到 1901 年里德(W. Reed，1851—1902)，才证明黄热病是由病毒引起的)，也不知道黄热病是怎样传播的，人类对这种可怕的流行病束手无策。1900 年，医学家拉奇尔(J. W. Lazear，1866—1900)随同里德到古巴去研究在那里猖獗的黄热病。经过拉奇尔的实地考察，得出蚊子是传播该病毒的真实来源，为人类最终战胜该疾病找到了有效的预防方法，但拉奇尔自己却被带病毒的蚊子叮咬不幸得了这种黄热病，在发病的一周内就离开了人世。拉奇尔为医学科学而献身的精神，直到今天还受到人们的怀念！从这个意义上说，一部医学科学发展史，就是医学家们追求真理的献身史。

第二，造福人类社会。许多科学的发现常常具有两重性，或是有益于人类，或是给人类社会带来危害或灾难。由于医学科学的研究成果最终都要运用到防病治病的医学中，因而医学科学的利与害对人类社会影响很大。这就要求医学科研工作者对研究内容必须具有很高的预见性，凡是能造福人类的科研课题与科研活动就可进行，违背科研工作宗旨的科研项目，不应该开展研究。

任何一项医学科研成果，不管其在研究过程中考虑得如何周密，在局部范围内使用得如何有效，其可行性和有效性仍需在大面积人群中验证。有时近期效果对人有利，而远期效果却不尽如人意，甚至有害。如何使科研成果扬其利、避其害，是医学科研工作者不可忽视的问题。

特别是 19 世纪后半叶以来，随着实验医学的兴起，医学科学技术发展日益社会化，一方面，它的发展受社会政治、经济、文化等因素的影响；另一方面，它对政治、经济、文化、教育又均有影响。科学技术本身就是一把双刃剑，它对人类社会既有有利的一面，也会有毁坏的可能。这正是"科学本身无所谓道德不道德，只有利用科学成果的人们才有道德或不道德之分"。科学技术如果掌握在一心造福于人类社会的科学家手中，医学科学技术就会把人类从天花、霍乱、破伤风、斑疹、伤寒的阴影中解救出来，在今天，继而向癌症、艾滋病挑战；如果掌握在丧心病狂的刽子手手中，第二次世界大战中法西斯不人道的人体实验，就又会卷土重来。因而，任何一项新的医学科研成果的问世，都要经过社会、伦理、法律的再三论证，力争使科研成果的推广、应用规范到为人类造福的范围之中。像 1997 年的热门话题，克隆"多莉羊"的问世，使人们预感到，人类离复制自己的日子已经为时不远。克隆技术是现代科学技术高度发展的结晶，这项技术给人类社会发展到底带来的是福音，还是灾难，至今人们仍停留在猜测、疑问、探讨之中。但科学要发展，社会要进步，克隆技术也绝不可能因为人们的疑问就彻底被遏制。而且，今后诸如克隆技术这种对人类社会福兮、祸兮的新技术会越来越多。问题的关键在于科学技术这把双刃剑只要始终把握在以造福人类为根本宗旨的科学家手中，人类定是主宰科学技术的主人。

(四) 医学科研工作的道德准则

第一，实事求是。实事求是是科学的灵魂，科学是老老实实的学问，掺不得半点虚假。医学科学的任务在于认识和揭示医学研究对象的本质和运动规律，这种本质和规律不是由任何人的主观意志所决定的，而是靠医学科研人员实事求是的态度去发现，去认识的。因此，实事求是从来就是医学科研工作的道德准则。

实事求是就是要求医学科研工作者对客观存在着的一切事物，去研究探"求"它的内部规律。不管从事医学基础理论研究还是从事临床实践研究，在没有把握和认识事物的真正面目，没有充分的实验根据时，不宜勉强或提前下结论，以避免因好大喜功而作出违背科学事实的结论，成为医学历史的污点。像我国 20 世纪 60 年代后医务界某些人违背客观事实，极度宣扬的"鸡血疗法""甩手疗法""红茶菌疗法"曾风靡一时，但终因缺乏科学根据而销声匿迹。也有一些研究者过分夸大某些药物的疗效，不顾客观实际均声称其药物有90% 以上的疗效，结果在临床验证中，由于疗效不佳，自然而然被淘汰。

实事求是就是要求医学科研工作者要敢于修正错误。由于科学水平和个人的认识能力的局限，有时在医学科研工作中难免出现这样或那样的错误，这是正常现象。只要在该研究结果没有推向社会之前，及时纠正，都不会有损医学科研工作者的威信。反之，固执己见，遮遮掩掩，甚至胡搅蛮缠，拒不接受别人的批评，问题就十分严重。

众所周知，科研工作者实事求是，勇于改正错误不仅是个人的道德品质问题，而且对社会甚至对人类都有可能是避免了一次医源性（或药源性）的灾难。因为医学科研成果最终都要到广大人群中得到验证。我们要对社会、人类高度负责，不能等事实说话了，再修正错误。

实事求是就是要求医学科研工作者杜绝弄虚作假的行为。有某些科研工作者名利思想严重，在别人的科研成果、科研论文、科研课题中不劳而获，堂而皇之署上大名，甚至署名在主要研究者名字之前；或者抄袭、剽窃他人成果或把共同合作取得的成果完全归功为自己，这是一种既不符合科学、也不符合道德的科研行为。同样有的人在实验中暗示、诱导受试对象只提供自己主观上希望的实验"效应"；或只按自己的主观愿望片面收集资料，随心所欲地取舍数据，甚至伪造数据、照片等行为也是弄虚作假的不实事求是、不道德的行为，是科研工作中应坚决禁止的行为。

第二，真诚协作。20 世纪 70 年代以来，随着电子计算机在医学领域的应用，以科学发现为主体的实验医学时代已转入以技术发明为主体的技术医学时代。21 世纪有巨大经济潜能的，能改变整个医学面貌的医学计算机软件产业、生物信息电子探头技术、医用纳米技术和基因技术等高科技领域，以及生物技术科学领域内的基因工程、细胞工程、酶工程的研究发展，临床预防领域内的器官移植、癌基因工程、远程会诊等，都表明医学高科技领域的发展，不是一个人、几个人的拼搏努力就能实现的。医学高科技活动往往要靠整体的力量，有时是本系统内的合作，有时是跨行业之间的协作，甚至有可能是跨国家间的合作才能实现的。因此，真诚协作是医学科研工作者必须遵守的道德准则的基本内容之一。

真诚协作在医学科研工作中具体表现在：其一，协作单位应遵循平等原则。协作单位不管大小、技术力量强弱、在科研工作中作用如何，各单位的地位、彼此之间的关系始终是平等的。无论是各单位之间的协作，还是个人之间的合作，都是为了共同的科研目标，大家才走到一起，因此，最终科研成果的利益应贯彻共享原则。当然共享并不是绝对平均，应按贡献大小，享受应得利益，其中排他主义、绝对平均主义都是不足取的。其二，提倡互助原则。协作单位或者是个人彼此间要互通信息、情报，在图书资料、仪器设备等方面互相提供方便，互通有无，至于国际的合作，是否大公无私，需不需要在一定程度上的保密、保留，对这个问题，首先要正确认识到自然科学技术情报和政治、军事情报不同，不应互相保密、封锁，特别是在构成协作关系的单位和个人之间，如果保密、封锁，保留某些信息、技术，还谈什么协作，也没有什么共同利益的目标可言了。当然，有的科技情报与国家、民族的利益有关，保密也是应该的。

真诚协作在个人协作之间还表现在，根据科研工作需要，每个人有不同的分工，大家各自在承担好分内工作的基础上搞好协作，不要都争当主角，不愿当配角。医学科研方面的专家、教授，对中青年科研工作者，要搞好传、帮、带，力争使"长江后浪推前浪""青出于蓝而胜于蓝"；中青年科研工作者要敬老尊老，虚心向专家、教授学习，在工作实践中长知识、长才干，力争多出成绩、出好成绩。

(五) 医学科研工作的工作作风

医学科研工作，自始至终要体现"三严"作风，以严肃的治学态度、严格的工作作风、严密的科学手段，去揭示和认识事物的客观规律，反映客观事物的本来面貌，以求主观和客观的统一。

人体生命和疾病现象，是物质运动高级复杂的运动形式，是人体生物结构运动和自然、社会结构运动的对立统一。客观事物的复杂性给人们研究与认识也带来艰巨性和复杂性，物质世界的客观存在是不以人们主观认识为转移的，要想使自己的认识符合物质运动的客观规律，反映客观事物的本来面貌，要求科学工作者必须面对客观实际，以"三严"作风一丝不苟地进行医学科研工作。

第一，严谨的治学态度。建立严谨的医学科研态度是重要的第一步。所谓"严谨"，"严"字体现在严肃、严格、严密这几个方面，"谨"字则体现在谨慎上。具体而言，严谨的医学科研就要求我们要时刻以严肃、谨慎的态度，以严格、严密的标准对待医学科学研究。

严谨的治学态度要求医学科研工作者在选题上，应以客观现实需要和科学理论为依据，贯彻科学性原则。不管是医学基础理论还是应用技术的研究课题，都应以观察实验或技术应用的客观事实为依据，科研数据不能造假，科研程序必须到位。科研工作者在选择研究课题时和在科研过程中，还要遵循科研伦理，敬畏生命，不能从事与人类文明发展大势背道而驰的科研工作。2018年，中国南方科技大学副教授贺某某宣布，在其直接领导下，世界首例免疫艾滋病的基因编辑婴儿诞生。这一消息的公布在学术圈引起了轩然大波。很多具有学术良知的学者、科研管理机构纷纷表态对此做法强烈谴责，批评其行为严重违背了学术道德和科研伦理。这一事件也成为 2018 年全球最大的学术丑闻之一①。

此外，还要充分估计实现科研课题的主观条件，如参加人员的知识结构、资料设备、科研经费等，以保证科研工作的顺利进行。其中尤以遵循客观现实和科学理论为主。因为从科学发展的历史看，凡是科学真理，都是建立在客观事实的基础之上的，有的尽管在理论提出之初，一时不被人们所相信，甚至受打击，被百般阻挠，但只要坚持真理，立足于客观事实，始终以严肃的、严谨的治学态度对待医学科学研究，而不是人云亦云，最终真理必将战胜谬误。如20 世纪 40 年代魏斯曼—摩尔根的基因学说，一开始便遭到苏联等国科学界的全面否定，认为他们的学说是"唯心主义的伪科学"，但"青山遮不住，毕竟东流去"，由于他们的学说是建立在客观事实的基础之上，因而仍然得到发展和广泛应用，如今已发展成为一门崭新的学科——遗传工程学，在 21 世纪，它将以自身的魅力继续给医学乃至整个科学带来不可估量的益处。

第二，严格的工作作风。严格的工作作风，就是一丝不苟、扎扎实实的工作态度。由于医学科研工作的研究对象是与自然和社会联系的人，研究内容是关于人的生老病死之生命科学，而人的生老病死既受自然因素的影响，又受社会、心理和环境等因素的影响，因此，医学科研工作者在探索人体生命的奥秘时，要想把握事物的本质，准确反映客观对象的本来面貌，必须在科研活动中树立一丝不苟、扎扎实实的工作作风。工作中要严格按设计要求、实验步骤和操作规程进行实验，切实完成实验的数量和质量的要求，认真观察实验中的各种反应，真实地记载实验中的阳性和阴性反应。要明白许多医学科研的发现和成果都是在实验的基础上综合分析、概括总结出来的，实验数据的精确一定要靠反复验证、艰苦劳动才能保障。因此，错了必须重做，确保实验的准确性、可靠性和可重复性。

第三，严密的科学手段。严密的科学手段是指在科研活动中，要严格遵守医学实验程序，确保医学实验达到预期的目的。医学科研工作的实验设计要建立在坚实的业务知识和统计学知识的基础之上，坚持以科学的方法为指导，使之具有严密性、合理性和可行性。科学的实验必须首先明确实验目标，对实验程序进行精心设计，而且这种设计必须符合普遍认可的科学原理。在实验前必

---

① 李华周．论建立严谨的治学态度的重要性［EB/OL］.（2019-02-10）https：//zhuanlan. zhihu. com/p/56569997.

须先有充分的动物实验依据，具备可信的预期好处；在实验过程中，实验手段的采用、对潜在危险估计及其预防措施，应有充分的科学说明。只有坚持科学的实验手段，人类的健康利益才能有所保证。

二、人体试验与伦理

人体试验是以人作为受试对象，用人为的手段，有控制地对受试者进行观察和研究的医学科学研究的行为过程。在试验者与受试者之间，除了存在研究和被研究的关系之外，还存在着人类特有的伦理关系。因此，人体试验也就不可避免地受到伦理关系的制约，存在着许多伦理规范和伦理问题。

(一)人体试验的概念

人体试验(Human subject research)专指在人体上进行医学试验。这种试验是医学研究的重要部分，许多志愿者参加医学治疗的临床试验。还有一些人自愿成为基础医学和生物学实验的受实验者，称为自体试验，可以看作是人体试验的一种特殊形式。化妆品、药物或新疗法在研发阶段时，通常会先进行动物试验，动物试验通过之后进行人体试验。有些化妆品或药物的试验需要在人体身上方可进行。

人体试验，是一种医学上对新领域的探索与研究。因而，对于受试者是具有危险的活动。从事人体试验的科研工作者，必须遵守世界医学大会《赫尔辛基宣言——人体医学研究的伦理准则》，并遵守本国相关法律法规，否则便是非法的人体试验。不同的国家，以不同的刑事犯罪惩罚。

(二)人体试验的客观必然性

科学要发展，需要观察与试验两种基本手段。医学发展，自然也少不了观察与试验。由于人体试验是拿"人"做试验，特别是第二次世界大战中法西斯的惨无人道的人体试验是以成千上万人的生命作代价的，使人体试验在相当长的时间内名誉扫地。并且人体试验的成败利害，个人利益与社会利益的矛盾，使很多问题的尺度难以把握，所以，在人体试验这个问题上，人们的思想认识一直是比较混乱的。但是，人体试验是客观存在的，不管人们承认与否、允许与否，人体试验还是以各种形式进行着，自觉地或不自觉地、公开地或半公开地甚至秘密地、合法地或非法地进行着，因为，人体试验是医学的起点和发展手段。

从我国神农尝百草的故事中，我们可看到，虽然它具有浓厚的神话色彩，但确实反映了早期的医疗活动也是离不开人体试验的。鲁迅先生在《南腔北调集·经验》中对此也作了生动的描述：大约古人一有病，最初只好这样尝一点，那样尝一点，吃了毒的就死，吃了不相干的就无效，有的竟吃到了对症的就好起来，于是知道这是对于某一种病痛的药。当然，这种方法是很危险的，但在医学科学不发达的时代，这种方法却是最直接的试验和对医疗方法最科学的证明。即使是到了 18、19 世纪，这种人体试验也时有发生。例如，1768年，为了研究当时欧洲十分流行的性病，约翰·亨特用小刀蘸了淋病患者病灶的分泌物，接种到自己身上，以致接种部位发病，他观察病变，用汞剂给自己治疗，历时三年之久，才完全治愈。

近代医学的迅猛发展，大大增加了实验室的比重，因而也有人将近代以来的科学称为实验科学。但医学发展中，人体试验仍是不可缺少的重要环节，而且现代医学中的人体试验更是有目的、有组织地进行。纵观人类医学发展史，几乎所有重大成就都与人体试验相关，可以说，没有人体试验便没有医学。

人体试验在医学中的重要性，正逐渐被人们认识。医学发展过程中，正面的、反面的教训使人们日益认识到人体试验是保障人类健康、发展医学科学的必要手段。医学发展中，一个疾病被攻克了，新的疾病又在产生；一种药品被淘汰了，还会产生新的治病药物，医学难题永无止境。为了攻克医学难题，医学科研工作者采用多种方法，临床观察、动物模拟实验、群体调查和心理测验等，但所有这些都代替不了人体试验，这是由人类疾病的复杂性、社会性、伦理性诸因素决定的。

人和动物存在着种属差别，所以用动物复制的疾病模型与人的疾病总有一定的差异，而且人类还有某些特有的疾病，不能用动物来复制，加上人的社会性、伦理性等，每个人对疾病的耐受性、心理状态、文化素养都不同。因此，在动物实验中取得满意的科研效果在推广应用于人类之前必须再经人体试验进一步验证其临床价值，才能正式推广应用，否则，就会犯科学研究的错误。

另一方面，医学科研成果的毒副作用必须经过人体试验的鉴定阶段。像每一种新药的问世，不仅要验证新药的疗效，而且要搞清楚新药的毒副作用。20世纪震惊世界的药物灾难"海豹症"事件足以使人们深刻地认识到这点的重要性。20 世纪 50 年代原联邦德国研制的镇静药物"酞胺哌啶酮"，此药因对妇女早孕反应有特效，故而又名"反应停"。该药自 1956 年出售后的 6 年时间内，仅联邦德国就出现了 6000～8000 例药物畸形儿，全世界许多国家都报道有数以百计的病例，成为 20 世纪最大的药物灾难。其教训值得人们铭记与反思。

人们通过这些惨重的代价终于认识到了，反对小规模的人体试验，必将导致大规模的人体试验。未经人体试验的新药、新疗法盲目地投入临床最终被临床证明无效从而被淘汰的过程，就是一种广泛的大规模的人体试验。这样人类付出的代价要大得多。所以，科学的人体试验是保障人类身体健康，促进医学正确发展的必要环节。人们要么严格按照医学科研的程序，选择一定的受试对象，进行科学的人体试验；要么违反科学规律，把众多的人作为试验对象，进行无计划的、非科学的人体试验，二者必居其一。

(三) 人体试验的伦理分析

第一，试验目的的伦理分析。出自诊断、治疗、基础理论研究等医学目的的人体试验，是当代医学发展所必需的。它对人类防病治病，增进健康所达到的重要作用是显而易见的。有人称它为现代医学的中心支柱。因此，符合医学目的的人体试验是具有伦理道德价值的。反之，出自非医学目的的人体试验是违反伦理道德的。

出自非医学目的的人体试验，主要发生在第二次世界大战期间。1945—1946 年，国际军事法庭在德国纽伦堡对法西斯德国的首要战犯进行国际审判。令人惊讶的是，战犯中竟然有 23 名医学专家，他们的罪行是对战俘和平民进行了大量的非医学目的的，主要是军事侵略需要的灭绝人性的人体试验。日本法西斯在此期间也进行了大量的非医学目的的人体试验。日本法西斯 731 细菌部队在中国东北进行了臭名昭著的人体毒气试验；将猴血、马血与人血交换；进行人体活体解剖等等。战后这些惨无人道的非医学目的的人体试验被揭露出来，震惊了整个世界，遭到全世界人民的强烈谴责。

第二，人体试验途径的伦理分析。从人体试验途径来看，一般有自然试验、自愿试验与强迫试验三种形式。

自然试验，是指人体试验的整个设计过程、手段和后果都不是出自试验者的意愿，也不受试验者的控制与干预，例如战争、瘟疫、地震、水灾、磁场、放射性物质、水质、食物的构成等对人体造成的伤害，都可以看做对人体的自然试验。试验者利用这种时机，对人的机体抗病、抗害的机制和功能进行观察与研究，以达到医学研究的目的。在自然试验中，由于试验者没有损害受试者的任何直接行为，并且是为了医学研究的目的，一般来说，试验者不存在道德责任问题，其道德价值是肯定的。

自愿试验，是指出于医学目的的动机，受试者本人在一定的社会目的与经济利益的支配下自愿参加的人体试验。在此种人体试验中，试验者与被试者完全处于平等的地位，双方通过口头协议或书面合同的办法，确定各自的权利与义务，并且双方对试验的目的、手段、过程与后果都有充分的了解和估计，在科学原理与科学实验操作规则的指导下，一般来说，不存在伦理冲突，其道德价值应该得到肯定。

强迫试验，通常是在一定的军事、政治或行政组织的强大压力下，强迫受试者进行的人体试验，也包括未知情同意条件下的人体实验。在这种情况下，受试者的平等地位、人格尊严、合法的权利均被剥夺，受试者与试验者双方存在尖锐的对立和伦理冲突。这种人体试验，无论后果如何，都是不符合伦理道德的，并应负法律责任。在第二次世界大战中，德国、日本法西斯强迫战俘与平民进行的惨无人道的人体试验，是强迫试验的典型案例，引起了世界人民的强烈谴责与愤怒，也引起了世界人民的深刻反思。1946 年在德国的纽伦堡，23 名纳粹医生和军官接受了审判，罪名是第二次世界大战期间，他们在集中营里开展了不人道的、罪恶的实验。这次审判催生了称为《纽伦堡法典》的一系列准则，它们规定，实验人员必须得到受试者的同意、受试者必须具有表达这种同意的能力，以及实验必须避免没有必要的身体和精神伤害。1964 年《赫尔辛基宣言》对人体试验的目的、要求、方法、原则和指导思想都作了具体而明确的规定，是有关人体试验的国际性文献，主要内容体现了人体试验的伦理道德与法律精神。

未经受试者知情同意，或未经受试者亲属同意，对危重患者、婴幼儿、精神病患者或一般病人进行人体试验，带有任何欺骗的性质，都应看做另一种形式的强迫试验，都是违反伦理道德的。例如，从 1946 年 7 月到 1948 年 12 月，美国在危地马拉开展了一系列旨在控制性传播疾病(STD)的实验，政府派出的研究人员和危地马拉同行一起，在未经知情同意的情况下，对 5000 多名当地士兵、囚犯、精神病人、孤儿和妓女进行了实验。他们让 1308 名成人接触梅毒、淋病或软疳，有时还利用妓女来感染囚犯和士兵。这些实验在 2010 年披露后，幸存下来的受害者对美国政府提起诉讼，奥巴马总统正式道歉，他还委派了一个生命伦理顾问委员会，要他们对当年的事件展开调查，并确认现行法规能否保障临床实验受试者的权益。

西方的临床研究正日益转移到发展中国家，以利用那里的低廉成本和大量等待治疗的病人。在西方公司日益将临床实验转移到外国(尤其是发展中国家)的今天，这种内外有别的现象也引起了人们的关注。2010 年，美国健康与公共事业部调查了所有在美国境内营销药品的申请，结果发现 2008 年一年，就有几乎 80% 的获批申请是在国外进行的临床实验。生命伦理学家担心，某些国家的松散法规和低下的伦理标准会让部分研究人员乘虚而入，在那里开展本国不允许的实验。美国国立卫生研究院(NIH)临床中心生命伦理部担任代理部长、生命伦理顾问委员会成员克里斯汀·格雷迪(Christine Grady)针对上述美国控制性传播疾病(STD)的实验说："这件事的最大教训就是，无论你身在何处，都应该遵守同样的规范、准则和伦理。"比起发达国家，发展中国家的医学准则往往较低，对法规的执行也不那么有力。比如在印度，就有人权积极分子和国会议员表示，外国的制药公司常常在未经同意或没有解释清楚风险的情况下，在贫穷而又不识字的印度人身上开展新药实验①。

三、人体试验的伦理原则

(一) 医学目的原则

毫无疑问，医学人体试验的直接目的就是积累医学知识，在宏观上发展医学科学，为人类的健康服务，道德的、具有价值的人体试验总是能增进医学科学知识，促进社会文明和进步的。作为医学科学工作者，面对新的疾病，需要不断开展人体试验研究，以达到战胜人类疾病的目的。但要避免不合医学目的的人体试验，还要避免不顾人体试验途径与方法的正确性、道德性、科学性而进行的人体试验，更要禁止违背人道主义、有损医学、危害社会和人类进步的人体试验。

(二) 知情同意原则

知情同意是指试验者在人体试验进行之前，向受试者告知参加该项人体试验的目标、方法、预期好处与潜在的危险，让受试者知情，然后决定是否参加这项试验。试验者只有取得受试者及其家属的同意，才能选择受试者参加人体试验。在人体试验面前，人人都有权决定自己是否参加或放弃试验，决定的前提必须是"知情"，只有"知情"才能选择。而且选择人必须是处于自由选择的地位。试验者如果采用欺骗或强迫手段，或利用经济诱惑而取得"同意"，是违背知情同意原则的。

(三) 保护受试者原则

人体试验自始至终存在着科学利益与受试者利益之间的冲突。正确的伦理

---

① http://www.sina.com.cn[EB/OL].[2012-05-23].

原则是坚持受试者利益第一，医学科学利益第二，这就是保护受试者原则。这个原则在人体试验中具体体现在以下三个方面：第一，试验前应充分估计可能遇到的问题，不能只顾医学科研而不顾受试者的根本利益。试验效果对于受试者的重要性一定要始终大于对科学研究和对人类社会方面的影响，否则就不能进行试验。第二，在试验过程中，必须采取充分的安全措施，要保证受试者在身体上、精神上受到的不良影响减少到最低程度，在试验过程中，一旦出现严重危害受试者利益的意外或风险时，无论试验本身多么重要，都应该立即终止试验。第三，试验必须在具有相当学术水平和经验的医学研究人员亲自指导下，并在有丰富临床经验的医生监督下进行。

(四) 科学原则

要保证人体试验的结果真实、客观、有效，就必须坚持医学科学研究的科学原则。一般来说，科学原则包括对照原则、随机原则、重复原则与盲法原则等。

第一，对照原则(the Principle of Control)。设置对照是科学地评价人体试验时必不可少的，有比较才有鉴别。某种治疗措施是否科学、有效，只有与其他治疗方法比较，才能了解其优劣。在采用治疗措施时，若未设置对照组，则容易将疾病的自然缓解误认为是治疗措施的效果。例如，有人用氨茶碱治疗心绞痛，结果有60%的患者服药后疼痛可以缓解，于是就认为氨茶碱治疗心绞痛的有效率为60%。这一结论是不可靠的。原因在于部分心绞痛患者发病时如果不服药治疗，疼痛也能自然缓解，因此，这60%的有效率中并不能排除这些自然缓解者。由此可见，人体试验必须设立对照，这样才能正确判定试验结果的客观效应。

人体试验设置对照组要符合医学科学的需要，同时也要符合医学道德的要求。如设置对照组时必须注意对照组和试验组的共同性和可比性。对照分组要将不同年龄、性别、民族、文化、社会地位等受试对象分到试验组或对照组。若有意将可能治愈的病人分到试验组，将治愈可能性很小的患者分到对照组，就不会得出正确的科学结论。

根据不同的标准，人体试验对照有多种形式。例如，按照选择方法分类，可分为随机对照、非随机对照；按照对照的性质分类，可分为有效对照(标准疗法对照)、安慰剂对照、空白对照等；按照研究设计方案分类，可分为自身对照、交叉设计对照、历史性对照等。

第二，随机原则(the Principle of Random)。随者，遵从，因而变化也；机者，机遇、机会、可能、说不清的因由也，随机就是指是何结果依概率而定，碰谁即谁，任由天定，避免任何会带来系统性和趋势性影响的人为干预。

随机原则是统计学的概念，是指在抽取调查单位时，样本单位的抽取不受调查者主观因素的影响和其他系统性因素的影响，完全排除人们主观意识的影响，使总体中的每个单位都有同等被抽中的机会，抽选与否纯粹是偶然事件。随机原则是随机抽样所必须遵循的基本原则。

在统计抽样调查中，必须坚持随机原则。这是因为：(1)坚持随机原则，使抽样调查建立在概率论的理论基础之上，排除主观因素等非随机因素对抽样调查的影响，保证抽样的科学性。(2)坚持随机原则，才能保证所抽样本的分布类似于总体的分布，才能保证样本对总体的代表性。(3)坚持随机原则才能计算抽样误差，把它控制在一定的范围内，从而达到抽样推断的目的。

随机原则包括随机抽样和随机分配。随机抽样指在总体中的每一个观察单位都有同等机会进入样本，在抽样时排除主观上有意识地抽取调查单位，每个受试单位以概率均等的原则，随机地分配到实验组与对照组，使每一个单位都有一定的机会被抽中。例如可以使用随机数表等来保证随机性。例如将 30 只动物等分为 3 组，对其中每只动物来说，分到甲组、乙组、丙组的概率都应是 1/3。如果违背随机的原则，不论是有意或无意的，都会人为地夸大或缩小组与组之间的差别，给实验结果带来偏性。

随机分配指本次研究所选定的实验受试对象都有机会进入根据研究目的而设定的处理组和对照组。在生物医学实验及动物实验设计中，样品的选取及结果处理都应遵循随机原则。

随机原则的目的是将研究对象随机分配到人体试验组与对照组，以使两组具有相似的临床特征和预后因素，即两组具备充分的可比性。这是设置均衡对照的方法，理论上可使已知与未知的影响疗效的因素在两组间均衡分布，消除选择偏倚和混杂偏倚的影响。随机化方法可以分为完全随机化、区组随机化、分层随机化等方法。

第三，重复原则(the Principle of Replication)。重复是消除处理因素影响的一个重要手段。重复程度表现为样本含量的大小与重复次数的多少。一般来说，样本含量越大或试验重复的次数越多，则越能反映机遇变异的客观真实情况。但是，样本含量太大或试验次数太多，则增加严格控制试验条件的困难，并造成不必要的浪费。因此，在保证试验结果具有一定可靠性条件下，要对样本含量做出科学估计，以满足数据处理的要求，并节约人力、物力和财力。

医学科学研究如果不遵循试验的重复性原则，往往结果就会出现大问题，导致结果或结论不科学。2016年5月2日，韩某某作为通信作者在国际顶级期刊《自然·生物技术》(*Nature Biotechnology* 34，768-773，2016)杂志上发表了一篇研究成果，即《NgAgo-gDNA为导向的基因编辑技术》(*DNA-guided genome editing using the Natrono bacterium gregoryi Argonaute*)，论文宣称发明了一种新的基因编辑技术——NgAgo-gDNA，可以用NgAgo蛋白质实现以DNA为先导的基因编辑，向已有的最时兴技术CRISPR-Cas9发起了挑战。

该论文发表后，因为其结论的重要性而引起了国内学术界的高度重视，甚至被有些媒体或科研工作者誉为"诺奖级"的实验成果。但此后不久，该论文内容就陷入巨大争论，有人提出论文的试验结果无法重复，有人说可以重复，彼此争论不休、难有定论。2016年8月8日，《自然》杂志网站发表一篇报道，详细记述了多国科学家对于韩某某的NgAgo的争论。文章指出，来自澳大利亚、西班牙等国的科研人员表示实验不可重复，另有一些科学家表示曾重复出韩某某的部分实验，但还需进一步确认。

2016年10月10日，中国国内13位知名研究学者实名公开了他们"重复"韩某某实验方法无法成功的结果。这些学者的一致观点是："不能再拖了，必须要发声，要让国际科学界看到基因编辑中国科学家的态度。"2016年11月15日，学术期刊《蛋白质与细胞》(*Protein & Cell*)以来信(Letter)形式在线发表了一篇题为"关于NgAgo的疑问(Questions about NgAgo)"的文章，由国内外20家实验室的负责人联合署名，对论文结果提出质疑，表示无法重复NgAgo实验结果。这篇论文20名论文作者包括此前曾实名发声无法重复试验结果的13名中国学者，以及新加入的7名学者，如美国NIH人类基因组研究所教授Shawn Burgess，约翰霍普金斯大学教授程临钊，中山大学生命科学学院副教授黄军就等学者。

2017年8月3日，《自然·生物技术》发布声明称，撤回韩某某团队于2016年5月2日发表在该期刊的论文，论文撤回，是韩某某主动申请。2018年8月31日，河北科技大学公布韩某某团队撤稿论文的调查处理结果称，未发现韩某某团队有主观造假情况，撤稿论文已不再具备重新发表的基础，有关方面按照规定已取消了韩某某所获得的荣誉称号，终止了其团队承担的科研项目并收回了科研经费，收回了团队所获校科研绩效奖励①。这一论文撤稿事件至少说明该论文的结果(结论)无法重复，因而无法成为科学的结果(结论)。这一科研的教训值得我们好好记住。这一科研事件也足见其科学研究重复性原

---

① https：//baike. baidu. com/item/韩春雨/19666385［EB/OL］.

则的重要性。

第四，盲法原则（the Principle of Masking or Blind）。盲法是指在研究中，让研究者、试验参与人员、受试者、评价者等，不知道受试者所在的组别（或所接受的干预措施）的方法。针对研究中不同参与者实施盲法，能够达到不同的效果，根据设盲对象的不同，盲法可以大致分为单盲、双盲和三盲。

在人体试验中，若研究对象（受试者）知道自己的治疗情况，研究者（试验者）知道研究对象的分组情况，则会由于主观因素的作用而产生对结果评价的干扰。盲法可有效地避免这种干扰。盲法就是在人体试验科学研究中，研究对象（受试者）、研究者（试验者）、监督或资料分析者在不知道分组与治疗情况的状态下的研究方法。

人体试验中盲法主要可分为：单盲试验、双盲试验与多盲试验。

单盲试验：研究对象（受试者）不知道所接受措施的具体情况的人体试验方法，从而避免了受试者主观因素对疗效评价的影响，但观察者与设计者了解这些措施，可使研究对象在人体试验中的安全有保证。但此法不能避免观察者与设计者主观因素对疗效评价的干扰。

双盲试验：研究对象与研究者都不知道所接受措施的具体情况的人体试验方法。此法的优点是极大地减少了研究对象与研究者的主观因素对研究结果评价的干扰，但其研究设计比较复杂，实施起来也比较困难。还要有另外的监督人员负责监督试验全过程，包括毒副反应的检查，以保证研究对象的安全。

多盲试验：研究对象、研究者、监督检查者或资料分析者均不知道分组与治疗情况的人体试验方法。从理论上讲，可以完全消除各方面的主观因素的干扰，但在实施过程中非常复杂，是理想化的科研设计。

【本章推荐阅读】

[1]陈晓阳. 医学伦理学[M]. 北京：人民卫生出版社，2010.

[2]王明旭. 医学伦理学[M]. 北京：人民卫生出版社，2010.

[3]刘俊荣，严金海. 医学伦理学[M]. 武汉：华中科技大学出版社，2019.

[4][美]格雷戈里 E. 彭斯. 医学伦理学经典案例（第 4 版）[M]. 聂精保，胡林英，译. 长沙：湖南科学技术出版社，2010.

[5]徐宗良，刘学礼，瞿晓敏. 生命伦理学——理论与实践探索[M]. 上海：上海人民出版社，2002.

[6]美国医学科学院，美国科学三院国家科研委员会. 科研道德：倡导负责行为[M]. 苗德岁，译. 北京：北京大学出版社，2007.

[7]胡修周.医学科学研究学[M].北京：高等教育出版社，2006.

[8]郑文清，周宏菊.现代医学伦理学概论[M].武汉：武汉大学出版社，2017.

【本章思考与练习】

1. 什么是医学科研？
2. 医学科研是如何分类的？
3. 医学科研工作的根本宗旨是什么？
4. 医学科研工作的道德准则是什么？
5. 医学科研工作的工作作风是什么？
6. 如何对人体试验进行伦理分析？
7. 人体试验应遵循的伦理原则是什么？

【本章延伸阅读】

关于在生物医学研究中恪守科研伦理的"提醒"

科研诚信是科技创新的基石，遵守科研道德是科技工作者的基本行为准则，恪守科研伦理是科学家的重要社会责任。中国科学院科研道德委员会归纳了伦理审查工作中存在的错误做法，以及在生物医学研究中有悖于伦理规范的常见问题，制订如下"伦理提醒"，倡导在科研实践中恪守各类伦理要求，努力营造风清气正的科研生态。

提醒一：恪守科研伦理是科研机构的基本社会责任。院属各有关单位是科研伦理工作的第一责任主体，应切实提高遵守国家有关科研伦理的各项法律、法规和规章的思想意识。各单位法定代表人应履行相应的法律责任，重视和加强科研伦理工作，加强对伦理委员会的支持。

提醒二：从事生物医学研究的院属各单位应设立伦理委员会，并采取有效措施保障伦理委员会独立开展伦理审查工作。伦理委员会要切实履行伦理审查职责，未经委员会集体研究同意，任何个人均不得代表委员会在各类审查文书上签字。伦理委员会应定期向研究所所务会汇报工作，针对不同层面的科技工作者开展伦理教育。

提醒三：应重视伦理委员会成员组成的代表性和多样性。注意吸纳不同领域专家如：社会学、管理学、哲学、伦理、医务工作者、法律工作者等和外部专家参加伦理委员会。

提醒四：从事生物医学研究的科研人员，应了解国际生物医学伦理的基本准则，了解国家相关的法律法规和部门规章并予以遵守。应了解《赫尔辛基宣言》《人胚胎干细胞研究伦理指导原则》《中华人民共和国药品管理法》《生物医学新技术临床应用管理条例》等准则和法规。

提醒五：按照规定需进行伦理审查的生物医学研究项目，项目负责人应主动在项目实施前提交伦理审查，未经伦理委员会同意或许可，不得进行该项研究；根据研究进展需要更改实验方案、扩大研究范围的，超出原有伦理审查意见范围的，应重新进行伦理审查。

提醒六：伦理委员会不应受理正在执行和已经结束的科研项目伦理审查申请。也不应在形成研究成果时，如论文投稿、申报奖项等"补充"伦理审查、签署伦理审查意见。

提醒七：从事生物医学研究的科研人员在公开发布其科研内容和成果时，相关内容和成果应经过伦理审查和科学共同体认可。应本着实事求是的原则和严谨负责的态度，客观准确地进行科学传播。

提醒八：从事生物医学研究的机构和科研人员应将研究中涉及人的各类信息及数据妥为保管，建立严格的信息安全制度，切实尊重和保障受试者的基本权益和个人隐私。

提醒九：在各类国内外、境内外科技合作研究中，研究项目已经经过所在国家、地区和机构的伦理委员会审查的，还应当向本单位伦理委员会申请审核。

（来源：中国科学院，发布日期：2020-07-14）

第十八章　卫生政策伦理

【本章学习目标】

通过本章内容的学习，了解影响卫生政策制定的主要因素；熟悉我国基本医疗保障制度、医疗保险制度的伦理分析和我国卫生事业改革面临的伦理问题及其选择；掌握我国卫生政策制定应遵循的伦理原则。

【本章学习要点】

◆　影响卫生政策制定的主要因素

◆　基本医疗保障制度

◆　医疗保险制度的伦理分析

◆　我国卫生事业改革面临的伦理问题及其选择

◆　卫生政策制定应遵循的伦理原则

卫生政策伦理属于制度伦理范畴。卫生政策制定得是否科学，是否合理，是否保障大多数人的利益，本身就具有伦理学上的意义。制度伦理是指关于制度的伦理属性及其伦理价值的概念。制度在特定伦理理念指导下建立，是特定伦理精神的现实存在，因而，制度内在地具有伦理属性，是一种现实的伦理关系及其秩序，它既是社会成员日常道德生活的现实背景，又是社会成员追求特定道德价值目的的自由意志活动结果。制度通过日常生活的制度性规范要求，表达特定的社会道德价值要求，规范社会行为方式，培育社会风尚，培养社会精神。

制度伦理以"权利—义务关系"为核心，以正义为首要价值。制度通过"权利—义务关系"分配，为社会成员确定日常生活的具体责任与义务，维护特定的社会伦理关系及其秩序。当代社会正义的要求和内容，须化为具体的制度性安排，并具体体现在日常生活过程中。制度正义是实质正义与形式正义、内容正义与程序正义的统一。

305

制度具有伦理规范性，直接规定了社会成员某些道德责任的基本内容，并以强制的方式约束社会成员的相关道德活动。制度的规范性要求具有道德价值精神引导功能。制度的这种道德价值精神引导功能，以权利—义务分配的利益诱导为机制。

道德不仅仅体现在个人身上，也体现在国家、集体的层次上。医生个人的职业道德固然重要，但如果缺乏国家、集体制度层次的道德和伦理，医患和谐关系也是无法建立起来的。社会基本政治、经济、文化制度本身的合道德性，体现正义、公平、公正，是一个社会文明进步的标志，一个社会的任何制度选择与安排都应体现正义的道德伦理价值。这里所说的制度伦理主要是指卫生政策方面涉及的伦理学内容。卫生政策伦理是医学伦理学在国家制度层次上的体现，是医学伦理思想在国家制度上的顶层设计的体现。卫生政策伦理，主要是指着重从卫生政策、制度方面来解决市场经济中的伦理道德问题，具体表现为制定、完善并执行各种符合伦理道德要求的规则。加强卫生政策伦理建设，提倡和培养尊重权利和尊重公共生活规则的道德态度，已成为当前我国伦理道德建设面临的一个重要课题。

一、影响卫生政策制定的主要因素

(一) 政治发展因素

政治是经济的集中表现。医疗卫生政策包括公共权力机关为实现社会管理的目的而制定的行动方案和行为准则，必然服从于和服务于政治系统中公共权力的意志、利益、任务和目标，具有鲜明的政治性。因此，医疗卫生政策制定过程中必须充分考虑政治因素。

中华人民共和国成立之初，在经济发展水平相当低的情况下，通过有效的政策制定、制度安排，政府发挥了主导作用。医疗卫生的投入以政府为主，医疗卫生资源在不同卫生领域以及不同群体间的分配由政府统一规划，具体服务的组织与管理也由政府按照严格的计划实施，从而以政治干预保证了全国绝大多数居民都能够得到最基本的医疗卫生服务，确保了中国人民健康水平的迅速提高，不少国民综合健康指标达到了中等收入国家的水平，成效十分突出，被一些国际机构评价为发展中国家医疗卫生工作的典范。

我国目前的医疗卫生政策存在的一个比较突出的问题就是目前中国医疗卫生体制改革涉及的部门太多，包括卫生、劳动和社会保障、科技、建设、民政、食品药品监督管理、环保、计生、质检、安监、发展与改革、财政、教育、人事等方面的多个行政部门，导致医疗卫生改革政出多门。就公立医疗机构的隶属而言，卫生部门管理的医疗机构仅占全国医疗机构总数的51%，其他医疗机构隶属其他部门、行业和企业。公立医疗卫生机构的财权和人事权隶属于不同的主管部门，使得卫生行政部门难以对本行政区域的医疗卫生机构进行统一的协调和管理。我们在制定医疗卫生政策时，要使之在政治上被接受，必须充分考虑各种政治因素。

(二) 经济发展因素

芝加哥大学著名教授坎贝尔说："如果不解决经济上的问题和没有一个有效的卫生经济政策，医学的目的几乎无法实现。"可见经济因素在医疗卫生政策制定中的作用。经济因素对医疗卫生政策制定的影响有许多方面，例如卫生筹资中国家的投入、社会的投入、个人的支出等。需要强调的是在一个国家不同的经济发展阶段，医疗卫生政策应该不同，这样才能有针对性的、较大限度地满足人民的基本需求。例如在具体投入方面，美国在20世纪60年代的医疗卫生总费用占GDP的5.1%，70年代占7%，随着经济快速增长，医疗卫生总费用也大幅上升，2007年达到15.3%。我国在制定医疗卫生政策的过程中必须充分考虑经济发展因素。

中华人民共和国建立之初，经济基础十分薄弱，既要发展经济又要保障人们健康，因此医疗卫生政策的重点在于政府实行统一的管理，通过国民收入再分配的方式，以公平为取向建立全面的医疗保障体系，促进国民健康。改革开放以来，我国经济有了快速的增长，卫生总费用从1980年的143.21亿元急速增长到2003年的6623.3亿元，增长了15倍。但是，我国卫生投入的比例与经济发展的速度不相协调。在卫生费用构成中，政府卫生支出从1980年的36.2%下降至2003年的17.2%，降幅超过50%；社会卫生支出从42.6%下降至27.3%；个人卫生支出却从21.2%剧增至55.5%，增幅超过50%。制定医疗卫生政策时，要针对在经济不断发展的情况，政府切实负起责来，加大卫生投入，同时发挥市场和个人的作用。

近些年来，由于政府认识到了投入不足，进行医疗改革，情况有了好转。2010年，我国政府卫生支出为5732.49亿元，占卫生总费用比重由2009年的27.46%增加到28.69%；社会卫生支出7196.61亿元，占卫生总费用比重由上年的35.08%增加到36.02%；居民个人现金卫生支出7051.29亿元，占卫生总费用比重由2009年的37.46%下降为35.29%。从整个"十一五"期间看，我国卫生筹资政策的调整初见成效，政府卫生支出占卫生总费用比重由 2005 年的 17.93% 增长到 2010 年的 28.69%；社会卫生支出由 29.87% 增加到 36.02%；居民个人现金卫生支出由 52.21% 下降为 35.29%。反映了我国卫生筹资结构逐步转向以公共筹资为主，初步达到世界卫生组织所提出的实现全民覆盖的卫生筹资监测指标（居民个人现金卫生支出占卫生总费用比重不超过 30%~40%）。①

经济发展程度决定医疗卫生发展的物质条件，必要的物质保障是建立健全医疗卫生保障目标的前提条件，也是卫生政策制定的物质基础。一定时期下，物质总量是有限的，怎么样在一定的物质保障下实现卫生政策最优化，是卫生政策制定者应考虑的重要问题之一。我国的国情决定了要在物质条件尚不充分的情况下解决好医患双方的利益冲突，科学地建立起城乡卫生保障体系、有效的医疗预防及应急体制。卫生事业的发展，直接关系到国民经济和社会的发展。依据 2018 年发布的《改革开放 40 年中国人权事业的发展进步》白皮书，我国居民的生命健康权保障水平大幅提升，社会保障权享有日益充分。白皮书指出，基本医疗保险覆盖范围扩大，居民基本医保人均财政补助提升。中国一直在推进"健康中国"倡议，旨在完善国家卫生政策，确保全体人民享受到全生命周期健康服务。

对疾病的预防治疗问题，客观上反映了一个国家的经济社会发展水平和社会进步程度。有时对一些疾病的防治问题，还可能演化成社会政治问题，例如，由于艾滋病和疯牛病的蔓延，曾经导致了一些国家政府的危机和社会的动荡。因此，必须把卫生法律制度放到整个经济社会发展的全局中去研究、去思考，应当认识到国民经济的发展同公民健康水平的提高是相辅相成的。经济发展为疾病的预防和公民健康水平的提高提供坚实的物质基础，而公民健康水平的提高又为经济的可持续发展提供可靠的保障。

作为政策制定部门，物质的保障分为两个方面，一是物资的筹措，二是物资的分配。前者是量的积累，而后者则是效率和公平的问题。经济的发展为更好地发展卫生事业提供了保障，要把各项卫生政策落到实处，就要提供必要的物质支撑，在物资的筹措和分配上，国家、社会和个人有不同的分工，国家主要靠财政的转移支付，政策的制定、执行、优惠、倾斜来运作，社会力量靠各种契约、合同加以确定，如保险公司的赔付和其对医疗机构的监督。除了国

---

① 张毓辉，郭峰 . 2010 年中国卫生总费用测算结果与分析 [J]. 中国卫生经济，2012，31(4)：6.

家、社会负担的以外，个人的卫生保障也有赖于物质文明的发展，现代社会的进步为个人的特殊要求提供了技术上的可能，比如美体、美容等。公共卫生系统的建立需要有力的物质保障，如何减少浪费，提高效率，要有操作性强的规章。

(三) 社会发展进程

我国宪法第 21 条规定："国家发展医疗卫生事业，发展现代医药和我国传统医药，鼓励和支持农村集体经济组织、国家企事业组织和街道组织举办各种医疗卫生设施，开展群众性的卫生活动，保护人民健康。"第 45 条规定："中华人民共和国公民在年老、疾病或者丧失劳动能力的情况下，有从国家和社会获得物质帮助的权利。国家发展为公民享受这些权利所需要的社会保险、社会救济和医疗卫生事业"。这是卫生政策制定的法律依据。在卫生政策的制定中，从卫生政策设想的提出、调研到拟订、通过的过程中，政策制定者们要遵循实事求是的精神，以严谨的科学态度来对待，要综合考虑各种情况，考虑政策法规所产生的边际效应，要站在哲学的高度理解卫生政策的制定是为人类生命服务的，它是人类得以健康繁衍的理性保障，同时，还要考虑这个国家的历史传统、文化背景等。在基督教社会氛围下，诸如人工流产等问题总是引起很大争议，又比如对同性恋的认知，各个国家、各个民族在各个社会发展阶段都有不同。

作为卫生政策制定者来说，政策的制定要受社会文明发展程度的制约，这种制约体现在经济的、文化的各个方面，要考虑政策施行的可行性，也要考虑受众的理解水平。卫生政策作为整个法律规范的一部分，是要服务于经济基础的，有什么样的社会发展水平就要有什么样的政治制度与其相适应，我们不能想象在封建社会有民主建设。卫生政策的制定也要符合当时的社会发展水平，它是一个渐进的过程，与整个社会的文明程度息息相关。卫生政策的制定者不可能超越时代背景去追求不切实际的目标，对受卫生政策规范的对象来说，他对卫生政策的理解程度又反作用于卫生政策本身，能不断地使卫生政策的制定更加合理，这是一个有机的整体。

我国现有的问题是过去在计划经济下基本由政府负责的医疗卫生体制如何与新经济制度衔接的问题。在计划经济条件下，城市居民依托于各自单位，农村曾广泛地实行合作医疗制度，形成了集预防、医疗、保健功能于一身的三级(县、乡、村)单卫生服务网络。以"赤脚医生"为标志的村卫生员在使农民便捷地获得村级卫生服务方面发挥了巨大作用。世界银行和世界卫生组织把合作医疗称为"发展中国家解决卫生经费的唯一典范"。计划经济时期,医疗卫生的投入以政府为主,医疗卫生资源在不同卫生领域以及不同群体间的分配由政府统一规划,具体服务的组织与管理也由政府按照严格的计划实施,从而保证了全国绝大多数居民能够得到最基本的医疗卫生服务。

改革开放以来,中国医疗卫生体制发生了很大变化:在医疗卫生服务体制方面,医疗卫生机构的所有制结构从单一公有制变为多种所有制并存;公立机构的组织与运行机制在扩大经营管理自主权的基础上发生了很大变化;不同医疗卫生服务机构之间的关系从分工协作走向全面竞争。在医疗保障体制方面,随着20世纪80年代初期人民公社的解体,农村合作医疗制度在大部分地区迅速瓦解,由于该制度赖以生存的体制基础已经不复存在,各级政府及社会各界试图恢复合作医疗制度的努力一直未见明显成效;城镇地区,随着国有企业以及其他方面的体制改革,传统的劳保医疗制度和公费医疗制度也遇到了很大困难。由于以上原因的存在,建立新的有效的医疗卫生体制依然任重道远。新的卫生政策体系不完善,由此暴露出部分医疗机构的过分商品化倾向,造成医患关系紧张,有限的卫生资源不能公平高效地得到利用等。面对这些发展中出现的新问题,必须在发展中去解决,在这方面,卫生政策制定者没有成例可循。同时,在政策制定时,还要考虑与其他法律法规的衔接。

2009年,中共中央、国务院发布《关于深化医药卫生体制改革的意见》,新一轮"医改"启动。新"医改"主要解决深层次的医疗卫生领域的体制机制问题,标志着卫生与健康政策回归公益性导向。2015年,党的十八届五中全会首次提出"健康中国"战略。2016年,《国民经济和社会发展第十三个五年规划纲要》将"健康中国"作为国家战略实施,《"健康中国2030"规划纲要》正式将"健康中国"建设上升为国家战略。党的十九大报告提出,"要完善国民健康政策,为人民群众提供全方位全周期健康服务",构建全面一体化的新时代卫生与健康政策体系。最高领导人指出,"无论社会发展到什么程度,我们都要毫不动摇把公益性写在医疗卫生事业的旗帜上,不能走全盘市场化、商业化的路子"。此时期中国卫生与健康政策以系统化和公益化为特点,回归"救死扶伤,一切为了人民健康"的服务宗旨,回归"国家责任、政府主导"的运行机制,回归卫生与健康事业的公益性,以民众健康需求日益增长与健康服务资源供应不足的矛盾为主要政策问题,循序渐进地推动"健康中国"战略建设。①

① 王延隆,余舒欣. 循序渐进:中国卫生与健康政策百年发展演变、特征及其启示[J]. 中国公共卫生,2021,37(7).

(四) 医学科学的认识水平

卫生政策对医学科学的发展有规范和引导作用，医学的作用点总要归结于人，这一特点决定了医学研究不能从纯技术角度出发，要从人本思想出发协调医学各个分支的发展，要求研究者主动接受相关法规的约束。另外，卫生政策还要促进有益于人类健康研究的进行。现代医学科学不断向宏观和微观渗透扩展。表现在宏观领域，是指现代医学专业已经一改过去孤立地研究某个局部、某种现象的方法，而转向了揭示各个局部、各种现象相互间的关系，从原来的纯生物模式转变为生理—心理—社会—环境的模式，从传统的"一个医生一个病人，开一个处方，做一个手术"的纯治疗转变为群体、保健、预防和主动参与的模式。从微观领域来讲，对生命现象的揭示由细胞生物学的阶段进入分子生物学的微观阶段，由观察生命活动的现象进入到认识生命现象的本质。

20 世纪医学发展的重要标志就是一系列严重危害人类生命和健康的传染病、寄生虫病和营养缺乏性疾病得到了有效的控制，从而导致了人类平均期望寿命的普遍延长以及疾病谱和死因顺位发生了根本性的变化。如美国在 20 世纪 20 年代以后就出现了因各种传染病死亡的人数下降，因慢性病死亡的人数上升的趋势。我国的这种死亡率交叉变化的趋势出现在 50 年代中期，我国居民的平均寿命从 1949 年的 35 岁上升到 2018 年的 77 岁。国家卫生健康委员会发布的《2018 年我国卫生健康事业发展统计公报》显示，我国居民人均预期寿命由 2017 年的 76.7 岁提高到 2018 年的 77 岁。

人类对急慢性传染病、寄生虫病和营养缺乏性疾病的有效控制被称为第一次卫生保健革命。19 世纪末 20 世纪初病原微生物和寄生虫的发现，"病因—环境—宿主"疾病流行模式的建立，以及维生素等必须营养成分的阐明，为传染病、流行病和营养缺乏病的防治奠定了科学基础。科学研究是确定适宜的防治策略和有效的防治措施的重要依据，疫苗技术的完善使普遍接种成为可能，人类才有可能彻底消灭天花，消灭脊髓灰质炎。

现在，疫苗被用来控制腮腺炎、流感、水痘、白喉、甲肝、乙肝、百日咳、结核病、破伤风等诸多常见的疾病，从而大大地降低了这些疾病的发病率。化学药物和抗生素的应用在传染病的控制中也发挥了重要作用。20 世纪初，一种能特异性杀灭梅毒螺旋体的药物"606"问世后，"制造对人体无害而又能杀死病原体"的"魔弹"理论，激发起医学界寻找特异性治疗药物的热情。20 世纪中期，在磺胺药物和青霉素成功地应用临床以后，合成各种化学药物、寻找能产生高效的具有广谱杀菌作用的抗生素成为药物研究的重要内容，并取得了丰硕的成果。过去严重威胁人类生命的肺结核、肺炎、梅毒等传染性疾病突然之间变成了可治之症。

另外，居民的卫生条件、营养状况、居住环境的改善也是控制传染病和流行病的重要因素。如在鼠疫、霍乱的控制中，大规模的灭鼠、清洁的饮用水、疫源地的严格控制或许比药物和疫苗更为有效。20世纪50年代以后，各种慢性病成为人类健康最大的威胁。虽然对于慢性病的防治目前尚未取得突破性的进展，但人类对这类疾病有了较深入的认识，随着工业化、城镇化、人口老龄化发展及生态环境、生活行为方式变化，慢性非传染性疾病已成为居民的主要死亡原因和疾病负担。心脑血管疾病、癌症、慢性呼吸系统疾病、糖尿病等慢性病导致的负担占总疾病负担的70%以上，成为制约健康预期寿命提高的重要因素[1]。

为了适应上述变化，医学界在20世纪70年代末提出了医学模式需要从生物医学模式向生物—心理—社会医学模式转变，需要进行卫生保健的第二次革命。有学者提出了影响健康的四类因素，即不良生活方式和行为、环境因素、生物学因素以及卫生保健服务因素，并强调增进人类健康需要多方面的综合处理。在发达国家通过戒烟、控制饮酒、体育锻炼、平衡膳食、减少心理压力等行为干预，对降低心脑血管疾病获得了令人鼓舞的成效。医学界对遗传病和先天性疾病的控制也取得了可喜的成绩，20世纪80年代中期已发现单基因遗传病达3368种，多基因遗传病有数百种，染色体疾病约450种。随着遗传学的发展，研究人员弄清了一些遗传病的发病机制，从而为降低遗传病和先天性疾病的发病率创造了条件。此外，政治经济因素在疾病控制中也发挥着重要作用，如改善环境、发展健康教育、协调卫生服务等都需要政府行为和全社会的共同努力。

在过去的100年里，卫生保健的巨大变化是生物医学科学和医疗技术突飞猛进的结果。19世纪末20世纪初细胞病理学、遗传学等一系列生物医学基础学科的建立，成为现代医学发展的重要著标志，而医学与各门自然科学和技术的结合越来越紧密是现代医学技术发展的另一个标志。20世纪医学进步给人印象最深刻的就是在庞大的现代化医院内那令人目不暇接的各种诊断治疗仪器和设备。从20世纪初的X射线、心电图，到中期的电镜、内窥镜、超声诊断仪，再到CT扫描、正电子摄影(PET)、核磁共振成像(MRI)等，使诊断学发生了革命性的变化。准确化、精密化、动态化、微量化、自动化、无伤害化已

---

① 健康中国行动推进委员会.健康中国行动(2019—2030年)[R].2019-07-10.

成为现代临床诊断的特点。此外，铁肺、肾透析机、起搏器、人工脏器等，显示出新技术、新材料在临床治疗中发挥着重要作用。

传统医学与现代西方医学的冲突如何解决，如何协调二者的关系也是一个重要的问题。中医学的整体观，主要认为人与自然是一个和谐统一的整体，人生长在大自然环境之中，必然会受其影响，人的生老病死是与自然界的变化息息相关的，即所谓"天人合一"。中医基于这个观念在理论上创立了"五运六气"学说；同时，有别于现代医学的组织解剖学定位，中医认为人体也是一个物质与精神和谐统一的有机整体，即"形神统一"，通过对人体"脏腑经络""气血津液""四肢百骸"等生理功能的认识，形成了独特的理论体系。中医学十分重视自然、社会对人体健康的影响，注意从人与自然、人与社会和人体内在的普遍联系和动态变化中，去分析认识和把握疾病发生、发展、变化的客观规律。中医学在辨证论治思想指导下的个体化诊疗（中医的理论体系）越来越适合现代社会"以人为本"的理念。

中西医两者间的差别，说到底，是两种医学哲学观念指导的差别，从卫生政策制定的角度来说，对传统医学的传承有保护发展的义务，有以法律的形式促使其改革创新的必要，在卫生政策的制定中必须统筹二者的关系，以发展的眼光制定出有力的措施。传统医学和现代医学的卫生政策的制定不仅是对已知医学技术进行规范，而且还要对未来的医学技术发展起引导作用以及留有余地。卫生政策的制定离不开对医学科学的正确认识，而医学科学的发展又是一个动态的过程，这些最新科技的发展需要怎样的政策规范，如何规范才能保护好人类进而造福于人类，这就要求卫生政策的制定既要有严谨的科学性的同时又要有一定的前瞻性。

（五）伦理思想的指导

伦理思想是卫生政策制定的观念基础，它为国家制度、立法、卫生政策提供最重要的理性资源，是卫生政策制定的灵魂。卫生政策制定的目标是从宏观的角度保障特定集合的人的生理心理健康，这也决定了它不可能满足这个集合中每一个人的要求。它要解决诸如个体与公众、少数与多数、效率与公平等矛盾。

卫生政策制定者所要面临的首要问题是如何使一定的卫生资源尽可能地分配合理，使之尽可能公平有效地满足国民的健康需求。卫生活动不是一项典型的生产活动和经济活动，它是一项具有福利性、社会性、政治性的公益事业，它是由国家始终干预的公益性、伦理性服务行业。公民享有基本保健和享有生命安全一样，是国家的政权秩序和国家政治理想的需要，其健康保健伦理含有极其深刻的制度伦理和政治文化伦理内容。

一个国家公民医疗保健制度其实是维护公民民主社会制度和政治文化秩序机制的重要部分。生命伦理学首先从哲学层面，同时借助其他相关的人文社会学知识，去思考和探寻人类的根本价值理念，以此作为指导性的原理，为提出或制定原则、准则、法规提供坚实的伦理基石；提出并确立一些具有广泛适应性、合理性和规范意义的伦理原则和准则，这些原则、准则既体现人类的根本价值理念和生命伦理学的原理，又确实起到伦理规范作用；依据伦理原理与原则，对具体情境中的各类社会伦理问题进行辨析，做出伦理评价、抉择。这三项任务缺一不可，它反映了当代生命伦理的特点与发展趋向，这就是既要避免空谈伦理价值理论，与实际脱节甚至不着边际的善，又需防止拘泥于具体细节或某一原则、准则，跳不出现象的藩篱，缺乏深邃的理论指导，从而陷入两难困惑的境地。概言之，必须让实践理性与价值理性内在地统一起来，只有这样，才有可能达到维护人的尊严、人的生命健康权利的目的。

概括起来讲，卫生政策的制定受到自然科学和社会科学的双重影响，其出发点是维护人的生命尊严，提高人的生命质量，其目的是保证国民得以健康繁衍，使其文化得以传承。同时，卫生政策又受到历史传统、风俗习惯、社会制度、经济发展水平等的制约，其制定并非一蹴而就，必须依时，依力而行。

二、基本医疗保障制度

医药卫生问题包括两个方面：一是谁来提供医疗服务，是医药卫生事业问题；二是谁来支付医疗费用，是医疗保障问题。基本医疗保障制度既是社会保障体系的重要组成部分，即民众的安全网、社会的稳定器；又作为医疗费用的主要支付方，是医药卫生体系的重要组成部分，因而也是医改的重要领域之一。

医疗保障的主要目标是合理组织财政资源，满足与经济发展水平相适应的医疗资金需求，简言之，就是"有钱看病"。这么一个看似简单的问题却是公认的"世界难题"，其主要特点和难点：一是涉及系统多，包括个人、组织、政府、社会，相互之间关系错综复杂；二是必须通过购买医疗服务才能实现保障功能，与养老保险等其他社会保险相比，增加了购买医疗服务的环节，管理服务的难度和复杂程度明显增加；三是供求关系难以测定，医学技术的发展无止境，人民对生命和健康的期望无止境，而资金的筹集有限，特别是随着老龄化进展，供求矛盾将更加突出。

医疗保障与医药卫生事业直接相关、相互影响、密不可分。医疗保障功能必须通过购买医疗服务来实现；同时，医疗保障购买服务的过程中，也将对医药卫生事业的发展起到促进作用。一方面医疗保障体系的不断健全，将为国民健康提供稳定资金来源，这些资金最终全部通过购买服务的方式转化为医疗卫生机构的收入，为医疗卫生事业发展提供稳定的资金来源；另一方面医疗保障机构作为全体参保人员利益代表，在购买医药服务的过程中，将发挥对医疗机构的监督、制约、引导作用，有利于形成外部制衡机制，规范医疗服务行为，促进医药卫生体制改革和医疗机构加强管理。

我国的卫生事业正在进行医疗保障制度改革的攻坚战，医疗保障制度改革成为我国制定卫生政策的核心。我国现行的医疗保障体系是一个多层次的、复杂的系统，城镇职工基本医疗保险、城镇居民基本医疗保险、新型农村合作医疗和城乡医疗救助制度共同构成我国基本医疗保障体系。今后，逐步向社会医疗保险体系转变。

(一) 城镇职工基本医疗保险

城镇职工医疗保障体制在 1980 年改革前主要包括公费医疗与劳保医疗两个主体项目。公费医疗制度，是指由政府直接组织实施，对各级机关、事业单位的工作人员、离退休人员、大专院校学生、退伍二等乙级以上残疾军人实行的一种免费医疗保障制度。公费医疗经费主要来源于各级财政，因此，这一制度实质上是国家或政府财政保险型的保障制度。这一制度规定，经费由国家财政拨付给各级卫生行政部门，实行专款专用、单位统一使用原则，不能将经费按人头平均分发给个人，也不能由个人自行购药。经费开支标准由国家根据职工对医药方面的实际需要和国家的财力以及医疗单位所能提供的资源，确定每人每年享受其待遇的预算定额，将经费拨给公费医疗管理部门使用，实际超支部分，由地方财政补贴；各级地方政府建立的公费医疗管理委员会为管理机构，其任务是参与政策、制度的制定，统筹管理公费医疗经费，调节医疗服务单位和就医单位的协作，联系、审核、监督经费的使用；公费医疗经费的承保范围包括门诊、住院、计划生育、康复疗养服务等，含检查费、药品费、治疗费、手术费等。

劳保医疗制度：它是我国劳动保险制度的有机组成部分，由企业自行组织实施，是对企业职工实行免费、对职工家属实行半费的一种企业医疗保险制度。具体的特点是：保险全面、医疗免费、惠及亲属，药品享用范围限制、板块结构、项目体系封闭、划区定点医疗、身份职业有别、国家保险、单位负责。这一制度的经费直接来源是以产品或劳务收入为国家提供税收的企业单位纯收入，它是企业职工当年新创造的价值。所以，它属于国民收入的初次分配。国家明确规定劳保医疗经费属职工福利基金，按照企业职工工资总额和国家规定的比例，在生产成本项目中列支。随着市场经济的建立，许多企业濒于亏损破产，使得劳保医疗难以为继。

1952年，公费医疗制度建立时享受人数为400万人，到1990年达到4179万人，1956年，参加社会保险的职工约2300万人，目前，我国公费医疗、劳保医疗的覆盖面仅为全国人口的10%[①]。1952年公费医疗年人均定额为18元，1978年为30元，1990年全国人均实际公费医疗费用达164元，以后平均每年增长达25%甚至30%或40%以上，而同期全国财政支出平均年增长近171%，劳保医疗费用增长也大体如此[②]。

城镇公费、劳保医疗保障制度的实质是一种福利医疗制度，它对国民身体素质的提高、人均预期寿命的延长、地方病和传染病的控制及卫生事业的迅速发展发挥了巨大的作用。这种医疗福利制度是在计划经济体制基础上建立起来的，必须以强大的国家财政和高效的管理系统为基础，带有明显的供给制的痕迹，使职工养成依赖心理，存在不少弊端。

1988年，中国政府开始对机关事业单位的公费医疗制度和国有企业的劳保医疗制度进行改革。1998年，中国政府颁布了《关于建立城镇职工基本医疗保险制度的决定》，开始在全国建立城镇职工基本医疗保险制度。

加快医疗保险制度改革，保障职工基本医疗，是建立社会主义市场经济体制的客观要求和重要保障。在认真总结各地医疗保险制度改革试点经验的基础上，国务院决定，在全国范围内进行城镇职工医疗保险制度改革。医疗保险制度改革的主要任务是建立城镇职工基本医疗保险制度，即适应社会主义市场经济体制，根据财政、企业和个人的承受能力，建立保障职工基本医疗需求的社会医疗保险制度。

积极推进医药卫生体制改革，以较少的经费投入，使人民群众得到良好的医疗服务，促进医药卫生事业的健康发展。要建立医药分开核算、分别管理的制度，形成医疗服务和药品流通的竞争机制，合理控制医药费用水平；要加强医疗机构和药店的内部管理，规范医药服务行为，减员增效，降低医药成本；

---

① 尹力. 医疗保障体制改革[M]. 广州：广东经济出版社，1999：8.

② 尹力. 医疗保障体制改革[M]. 广州：广东经济出版社，1999：18-19.

要理顺医疗服务价格，在实行医药分开核算、分别管理，降低药品收入占医疗总收入比重的基础上，合理提高医疗技术劳务价格；要加强业务技术培训和职业道德教育，提高医药服务人员的素质和服务质量；要合理调整医疗机构布局，优化医疗卫生资源配置，积极发展社区卫生服务，将社区卫生服务中的基本医疗服务项目纳入基本医疗保险范围。卫生部会同有关部门制定医疗机构改革方案和发展社区卫生服务的有关政策。国家经贸委等部门要认真配合做好药品流通体制改革工作。

在基本医疗保险之外，各地还普遍建立了大额医疗费用互助制度，以解决社会统筹基金最高支付限额之上的医疗费用。国家为公务员建立了医疗补助制度。有条件的企业可以为职工建立企业补充医疗保险。国家还将逐步建立社会医疗救助制度，为贫困人口提供基本医疗保障。

(二)城镇居民医疗保险

城镇居民医疗保险是以没有参加城镇职工医疗保险的城镇未成年人和没有工作的居民为主要参保对象的医疗保险制度。它是继城镇职工基本医疗保险制度和新型农村合作医疗制度推行后，党中央、国务院进一步解决广大人民群众医疗保障问题，不断完善医疗保障制度的重大举措。它主要是对城镇非从业居民医疗保险做了制度安排。这一制度的出现在中国社会保险制度改革的历程中具有重大意义，指明了中国社会保险制度改革的方向。

1998年我国开始建立城镇职工基本医疗保险制度，为实现基本建立覆盖城乡全体居民的医疗保障体系的目标，国务院决定，从2007年起开展城镇居民基本医疗保险试点。2016年1月12日，国务院印发《关于整合城乡居民基本医疗保险制度的意见》要求，推进城镇居民医保和新农合制度整合，逐步在全国范围内建立起统一的城乡居民医保制度。

(三)新型农村合作医疗

新型农村合作医疗(简称"新农合")是指由政府组织、引导、支持，农民自愿参加，个人、集体和政府多方筹资，以大病统筹为主的农民医疗互助共济制度。其采取个人缴费、集体扶持和政府资助的方式筹集资金。

2002年10月，中国明确提出各级政府要积极引导农民建立以大病统筹为主的新型农村合作医疗制度。2009年，中国作出深化医药卫生体制改革的重要战略部署，确立新农合作为农村基本医疗保障制度的地位。2015年1月29日，国家卫计委、财政部印发关于做好2015年新型农村合作医疗工作的通知提出，各级财政对新农合的人均补助标准在 2014 年的基础上提高 60 元，达到 380 元。

今天的新型农村合作医疗是在中华人民共和国成立以后形成的农村合作医疗制度的基础上发展而来的。农村合作医疗是由我国农民（农业户口）自己创造的互助共济的医疗保障制度，在保障农民获得基本卫生服务、缓解农民因病致贫和因病返贫方面发挥了重要的作用。它为世界各国，特别是发展中国家所普遍存在的问题提供了一个范本，不仅在国内受到农民群众的欢迎，而且在国际上得到好评。

合作医疗在将近 50 年的发展历程中，先后经历了 20 世纪 40 年代的萌芽阶段、50 年代的初创阶段、20 世纪六七十年代的发展与鼎盛阶段、80 年代的解体阶段和 90 年代以来的恢复和发展阶段。

在 1974 年 5 月的第 27 届世界卫生大会上，第三世界国家普遍表示热情关注和极大兴趣。联合国妇女儿童基金会在 1980—1981 年年报中指出，中国的"赤脚医生"制度在落后的农村地区提供了初级医疗与护理，为不发达国家提高医疗卫生水平提供了样本。世界银行和世界卫生组织把我国农村的合作医疗称为"发展中国家解决卫生经费的唯一典范"。

但自 20 世纪 70 年代末到 80 年代初，由于农村合作社体制的逐步解体，随农村内的"工分制"瓦解，赤脚医生无法通过从事医疗活动来换取工分进而获得粮食等其他生活资料，赤脚医生便完全丧失了外出行医的动力。另外，由于合作社的瓦解无法再为村内卫生所的正常运行提供资金来源，导致村内的公共卫生机构无法继续支撑而瓦解。所以从赤脚医生和村内卫生所这两方面来看，自从合作社体制瓦解以后，农村内的公共医疗机制基本上呈现着真空的状态。

面对传统合作医疗中遇到的问题，卫生部组织专家与地方卫生机构进行了一系列的专题研究，为建立新型农村合作医疗打下了坚实的理论基础。1996 年底，中共中央、国务院在北京召开全国卫生工作会议，江泽民同志在讲话中指出，现在许多农村发展合作医疗，深得人心，人民群众把它称为"民心工程"和"德政"。随着我国经济与社会的不断发展，越来越多的人开始认识到，"三农"问题是关系党和国家全局性的根本问题。而不解决好农民的医疗保障问题，就无法实现全面建设小康社会的目标，也谈不上现代化社会的完全建立。大量的理论研究和实践经验也已表明，在农村建立新型合作医疗制度势在必行。新型农村合作医疗制度从 2003 年起在全国部分县（市）试点，到 2010 年逐步实现基本覆盖全国农村居民。

2002 年 10 月，《中共中央、国务院关于进一步加强农村卫生工作的决定》明确指出：要"逐步建立以大病统筹为主的新型农村合作医疗制度""到 2010年，新型农村合作医疗制度要基本覆盖农村居民""从 2003 年起，中央财政对中西部地区除市区以外的参加新型合作医疗的农民每年按人均 10 元安排合作医疗补助资金，地方财政对参加新型合作医疗的农民补助每年不低于人均 10元"，"农民为参加合作医疗、抵御疾病风险而履行缴费义务不能视为增加农民负担"。

这是我国政府历史上第一次为解决农民的基本医疗卫生问题进行大规模的投入。从 2003 年开始，本着多方筹资，农民自愿参加的原则，新型农村合作医疗的试点地区正在不断的增加，通过试点地区的经验总结，为新型农村合作医疗在全国的全面开展创造了坚实的理论与实践基础，截至 2004 年 12 月，全国共有 310 个县参加了新型农村合作医疗，有 1945 万户，6899 万农民参合，参合率达到了 72.6%。按照"十一五"规划的要求，新型农村合作医疗到 2010年的覆盖面达到农村的 80% 以上。2011 年 2 月 17 日中国政府网发布了《医药卫生体制五项重点改革 2011 年度主要工作安排》。这份文件明确，2011 年政府对新农合和城镇居民医保补助标准均由上一年每人每年 120 元提高到 200元；城镇居民医保、新农合政策范围内住院费用支付比例力争达到 70% 左右。

2012 年起，各级财政对"新农合"的补助标准从每人每年 200 元提高到每人每年 240 元。其中，原有 200 元部分，中央财政继续按照原有补助标准给予补助，新增 40 元部分，中央财政对西部地区补助 80%，对中部地区补助 60%，对东部地区按一定比例补助。农民个人缴费原则上提高到每人每年 60 元，有困难的地区，个人缴费部分可分两年到位。个人筹资水平提高后，各地要加大医疗救助工作力度，资助符合条件的困难群众参合。新生儿出生当年，随父母自动获取参合资格并享受新农合待遇，自第二年起按规定缴纳参合费用。

2017 年，各级财政对新农合的人均补助标准在 2016 年的基础上提高 30元，达到 450 元，其中：中央财政对新增部分按照西部地区 80%、中部地区60% 的比例进行补助，对东部地区各省份分别按一定比例补助。农民个人缴费标准在 2016 年的基础上提高 30 元，原则上全国平均达到 180 元左右。探索建立与经济社会发展水平、各方承受能力相适应的稳定可持续筹资机制。

三、医疗保险制度的伦理分析

从 1992 年深圳医疗保险改革开始，我国社会医疗保险制度经历了影响最大的 1994 年的"两江"(江苏省镇江市、江西省九江市)改革试点,1994 年的上海医疗改革以及广西平南模式。1995 年海南方案,此阶段的重点在于实行医疗经费的社会化统筹,医疗保险经费以市或县为单位实行统筹,同时费用负担向个人转移,普遍加强了对需方的制约,试图以行政办法控制医疗费用的增长;但是医疗机构的补偿机制没有发生根本性的变化,其主要收入来源是医疗服务的收费及药品的销售,且后者在总收入中的比例过大。

1996 年 12 月 9 日,中共中央、国务院召开了新中国成立以来第一次全国卫生工作会议。此次会议为下一步卫生改革工作的开展打下了坚实的基础。1997 年 1 月,中共中央、国务院出台《关于卫生改革与发展的决定》,明确提出了卫生工作的奋斗目标和指导思想。提出了推进卫生改革的总要求,在医疗领域主要有改革城镇职工医疗保险制度、改革卫生管理体制、积极发展社区卫生服务、改革卫生机构运行机制等。这些指导思想成为这一轮改革的基调和依据。

1999 年,国务院颁布了《关于建立城镇职工基本医疗保险制度的决定》,以此为标志,中国城镇医疗保险制度改革进入了一个新阶段。该决定明确指出,职工医疗保险制度改革的主要任务是建立城镇职工基本医疗保险制度,即适应社会主义市场经济体制,根据财政、企业和个人的承受能力,保障职工基本医疗需求的社会医疗保险制度。基本医疗保险具有社会保险性质,由政府劳动和社会保障部门负责组织举办;基本医疗保险水平与生产力发展水平相适应,主要保证广大职工基本医疗需要;不仅要覆盖国家机关工作人员和国有企业职工,还应覆盖我国城镇全体劳动者,即所有城镇用人单位及其职工强制参加保险、属地化管理;用人单位与职工共同分担基本医疗保险费,基本医疗保险实行个人账户与社会统筹相结合的方式。从覆盖范围上看,该制度原则上以地级以上行政区为统筹单位,受益人口由 1.5 亿扩大到 3 亿多。在医疗保险账户建设上,用人单位按职工工资总额的 6% 左右缴纳基本医疗保险费,其中 30% 左右划归职工个人账户,剩下的用于建立统筹基金,而职工个人按本人工资收入的 2% 缴费,并全部进入个人账户。在账户使用上,统筹基金与个人账户各自划分支付范围,分别核算。统筹基金起付标准控制在当地职工年均工资的 10% 左右,标准之下的费用由个人账户支付或个人支付,而统筹基金支付时个人也要负担一定比例,且统筹基金有最高支付限额,一般为当地职工年均工资的 4 倍左右[①]。这次医疗保险制度改革是对原公费、劳保医疗制度的制度

---

① 邓大松. 中国社会保障若干重大问题研究[M]. 海口:海天出版社,2000:327.

性变革：保障方式从单位保障向社会保险转变；保障范围从国有单位逐步向城镇劳动者转变；费用负担从单位负担向单位和个人双方负担转变；保障责任从无限责任向基本保障转变。

社会医疗保险制度的确立是对公费、劳保医疗制度的根本性变革，标志着传统的城镇医疗保障制度向新型医疗保障制度的正式过渡，现代医疗保险的原则和基本精神得以初步确立，医疗保障从封闭孤立的状况中走出来，社会化保障、求同存异的保障水平成为规范的做法。基本医疗保险制度实行社会统筹和个人账户相结合是总结我国医疗保险制度改革的经验，借鉴国外医疗保险制度的经验教训，并结合中国国情提出的，是具有中国特色的制度创新，但它作为一个新制度，其中也存在一些不足之处，需要在实践中不断完善。

第一，完善了健康整体责任观念。健康不仅是国家、企业的责任，更是公民个人的责任，享受了健康的权利，必然应承担相应的责任。医疗保障制度改革注重了加强个人责任，引入了社会统筹与个人账户相结合模式（简称统账结合模式），企业和个人都要适当缴费，需求方承担部分付费责任，以此来体现责任的共担。在统账结合模式下，职工必须承担相应的付费责任，其方式有三：一是用完个人账户的钱后，必须自付一定费用；二是按一定比例分担门诊和住院医疗费用；三是按病种付费，未纳入社会共济账户负责范围的病种由职工个人账户付费，个人账户不足的全部由个人负担。医疗个人账户的积累作用比个人储蓄的作用更强，用个人账户形式强制进行医疗基金储蓄排除了个人安排的偶然性，可以强化医疗保障，增强个人健康投资意识，促使个人年轻健康时为年老多病时积累医疗基金，也利于增强个人的自我保健意识和费用意识。设立个人账户，可以在一定程度上对患者形成制约，促使职工学会明智地、审慎地、经济合理地使用医疗经费，能够实现一定程度的医疗费用节约和资金积累。统账结合模式在保障职工基本医疗的前提下，打破了完全由社会统筹的大包大揽，减轻了国家负担，分化了健康责任。

第二，体现了平等受益的趋势。卫生保健服务应该只反映我们保健需要的差别，不反映其他个人或人群的差异。社会医疗保险制度试图在城镇建立统一的医疗保险制度，不管用人单位是国家机关，还是国企、私企；不管单位效益好坏，参保人员所享受的医疗服务是同等水平的，只因对医疗保健需要的差别而不同，而不因缴费多少而不同，旨在使参保人员的基本医疗需要得到保障。这实际上是社会公平的体现，社会医疗保险制度的实施将扩大医疗保险的覆盖范围，使医疗保险向社会化方向发展。这种社会共济保障体制的建立，有利于企业之间公平负担，保障职工的基本医疗需要。

第三，公平共济性增强。与传统的公费与劳保医疗制度相比，社会医疗保险在公平性与共济性方面有所增强。它力图打破行业、所有制界限，在社会一定范围内建立统一的基本医疗保险，破除了原有医疗制度的自我封闭性和各单位之间医疗负担与享用的卫生资源苦乐不均的现象，加强了企业之间公平负担，利于充分保障职工的基本医疗需求。基本医疗保险社会统筹基金可以实现医疗保险基金的互助共济、统筹调剂，较好地体现了社会保险的共济特征，有利于在一定的社会人群范围内实现医疗保险基金的横向调剂，分散医疗经济风险，平衡医疗保险，实现社会公平。医疗资源的筹集以收入为基础，而与个人健康水平分离，即按工资的一定比例缴纳医疗费，是各国社会医疗保险采用的主要筹资办法，是为了体现社会公平，也即从相对比例来讲，每个人都承担了相同责任，但从缴纳保险金的绝对数来讲，收入高的人群要多缴纳保险费，收入低的人则少缴纳保险费，这种社会二次分配体现了共济与公平。

四、我国卫生事业改革面临的伦理问题及其选择

当今世界各国政府都在探索解决卫生保健事业发展中所遇到的困难，并且推行各种各样的卫生保健政策，但其收效大不相同。有的国家保健费用高得惊人，医疗技术堪称世界一流，但疾病控制一般。一方面是医疗保健力量大量闲置，另一方面则是大片人群没有保健覆盖。而另一些国家的费用、技术相对薄弱，而在保健收效方面则颇为可观。究其原因，有没有一个正确的伦理学原则作为卫生政策的基础是一个重要因素。

卫生政策的制定过程，其本身就是一个伦理价值的选择过程，每一个想使本国的医疗卫生服务体制摆脱困境的国家，在决策时都不能仅仅只考虑经济因素，不能仅以医疗费用支出的高低为判断医疗保障制度优劣的标准，而更多地应利用伦理的价值来引导医疗保障制度改革达到成功。卫生政策特别是医疗保健政策是卫生资源、价值目标和伦理原则三者的结合，维护和增进人类健康是卫生政策最基本的价值定向和伦理选择，医学伦理学是卫生政策的重要基础，偏离了这一基础，卫生政策就必然失去其合理性，必然失去广大社会公众支持和接受的基础。

因此，从长远来看，医疗费用开支是我们的投入，国民的健康指数是其产出，我国卫生政策的目标是保证在一定投入下的产出最大化，即每一个公民是否享有所需的卫生保健；每个公民是否享有最完善的卫生保健；政府是否能通过制度改革，真正有效地控制不断上涨的医疗费用；卫生保健设施和医疗资源

是否发挥应有的作用；病人与医务人员是否有自由选择的权利与机会。基于上述认识，我们尝试探究我国卫生事业改革面临的伦理问题及其选择。

(一) 政府、集体与个人之间的伦理关系

卫生事业改革涉及多种利益关系，其中政府、集体与个人是其中重要的三者，如何处理这三者的关系，直接反映该国卫生政策的伦理倾向，鉴于我国社会主义国家性质以及医疗卫生事业的特性，在我国卫生政策的构建中，应充分发挥政府、集体与个人三方力量，任何一方责任都不可缺失。

医疗卫生行业是人类社会和经济活动中的一个特殊行业，它具有福利性或公益性的特征，所以医疗卫生事业总是和国家政府的职责密切联系在一起，只有依靠国家政府力量，这一事业才能得到合理发展；而医疗保险作为保护医疗卫生行业正常运转的经济保障系统，也必然要受到政府的干预。世界卫生组织曾多次召开会议，审议"2000 年人人享有卫生保健"的全球策略，并明确指出，政府对其人民健康负有责任，而这种责任是通过采取适当的卫生和其他社会措施来实现的，整个国家应承担政治义务，而不能仅靠卫生部门。

政府是卫生政策的制定者和执行者，提供医疗保障是政府的责任。社会保障属于再生产过程中的分配环节，社会保障部门是非生产性机构，本身不能创造使用价值和剩余价值，以税 (费) 形式集中起来的社会保障资金也非社会保障部门收入，而是对被保险人的负债，是随时需要支付出去的，因此，如果要加快发展社会保障事业，就只有依靠政府财力、物力的投入。国家对社会保障事业给以资金或物质的支持，并不是国家对国民的恩赐，而是将人民创造的物质财富通过社会保障方式再返还一部分给人民而已，劳动者是社会保险税(费)最终的承担者。国家支持和资助社会保障事业发展是国家应尽的职责，不是国家的额外包袱。

医疗市场不同于一般市场，它有自己的特色。其一，医疗保健服务所提供的许多产品具有公共品的性质，如对传染病的控制、疫苗的接种等。根据经济学原理，公共品完全由市场提供是缺乏效率的，因为公共品提供者的个人收益小于社会收益，而在纯粹市场机制的作用下，以消费者个人决策为基础的对公共品的社会消费低于社会最优水平，或者说整个社会对公共品的消费不足，如在目前"按服务收费"的医疗体制下，医疗机制缺少从事预防性服务的激励机制，预防性服务这一公共品的提供不足。其二，医疗保健也显示出很高的收入弹性。当人们的基本需求得到满足后，对健康和长寿的生活要求会不断增加，高收入弹性的产品会增大消费在总支出中的比重，而在医疗提供总量不足的情

况下，如完全靠市场运作，则收入高的人拥有更多的医疗服务，这容易因贫富分化带来医疗资源的不当配置，导致富人医学。其三，从供方来看，对医疗服务业的进入存在着种种限制，使得医疗保健服务市场不是一个完全竞争的市场。而且供给者与需求者在信息上处于不平等的地位，医疗服务的供方出于自身利益的考虑，可能会误导需方，导致过度使用和不必要的医疗资源浪费，与医疗市场息息相关的医疗保险市场也因此出现了市场失灵的现象。在解决医疗市场失灵问题上，政府因其在政治经济中的特殊地位，可以发挥举足轻重的作用，如为解决公共品供给激励机制不足，政府可以加以补贴或直接供给，并支持有关公共卫生研究。其四，从促进社会公平角度出发也要求政府干预医疗市场。由于个人的健康状况（或疾病）直接影响其收入能力和生活质量，低收入人群在疾病打击下，极易陷入贫困，从而加剧收入不平等。因此，政府有必要实施公共卫生计划并向低收入人群提供基本医疗服务，并通过医疗救济减少富人对有限医疗资源的控制。其五，在解决信息不对称问题上，政府也可以大有作为。以上种种说明，有序的医疗市场离不开政府干预，尤其在发展中国家，政府应以监督者、主导者的身份出现。

卫生事业改革必须充分重视个人作用的发挥，公众的参与和公众责任意识的提高，直接关系到改革的成功与否。健康是个人的权利，更是个人的责任。个人是身体健康的最大受益者，因此应对维护身体健康承担主要责任，健康对生命而言是基本的先决条件，个体对于健康是最主要的保护者，也是最大的受益者。虽然由于文明进程加快，环境、生态及日常生活的方方面面均对人体新陈代谢产生影响，弥补这种经济发展外部性对人体健康的不良后果，应是经济发展直接受益者（往往表现为众多的企业）的责任，但个体选择的生活方式、职业都对健康有深刻的作用，从而又应由个体自己负责。由于个体平均收入上升，部分个体已有能力承担个体医疗费用，要坚持义务与权利相结合的原则，将公民享受医疗保障的权利与缴纳费用的义务联系起来，强化个人责任，以促进劳动者的积极性，避免过度消费。

(二)公平与效率之间的伦理关系

在医疗卫生领域，公平和效率有着特定的含义，而正确处理二者的关系，涉及卫生改革的取向。卫生保健的公平性体现在三个层次：（1）卫生资源的公平分配，即应按需要分配卫生资源。一是卫生服务产品在不同地区、不同人群中分配的合理化；二是人们在享受基本医疗服务方面的合理化。它不仅要求机会上的公平，而且要求结果上的公平。"人人享有卫生保健"，是这种公平的根本体现，也是根本标准。(2)卫生服务提供的公平性，即按照需要提供卫生服务。(3)卫生服务支付的公平性，即根据支付能力来支付卫生服务的费用。

卫生保健的公平意味着确保全体居民卫生服务的可及性，即应消除影响可及性的一切障碍——包括筹资上、地理上、文化上、教育上以及低服务质量等方面认识上的障碍等，使同等需要的人能获得同等卫生服务可及性，同等需要的人获得同等的卫生服务提供，所有人都应具有同等的卫生服务质量，而不受其社会、经济地位和能力的影响。由此，涉及了在经济学上衡量卫生保健公平性的两个尺度：水平公平和垂直公平。水平公平即具有等量卫生服务需要的人能得到相同质量和数量的医疗保险；或具有特定收入水平和支付能力的人，对医疗保险应该有同等支付额。前者是获得服务水平的公平，后者是筹资水平的公平，所以不同年龄层次的人，享受的医疗保险范围不一样，但同年龄段的人，基本享受相同的医疗保险，这是体现公平。垂直公平是指需要水平不同的人所得到的医疗保险质量和范围也不同。需要水平高者得到较大范围医疗保险，反之则小，这是获得服务的垂直公平；具有不同收入水平和支付能力的人，收入水平高、支付能力强者多付，支付能力弱者少付，是筹资的垂直公平。公平是个相对概念，当医疗保险的公平程度不为民众、社会接受时，社会稳定就受到威胁。在社会主义初级阶段，卫生保健的公平，主要看卫生服务产品的提供是否满足不同地区、不同人群的基本需要，人们能否普遍享受到基本医疗服务。

在市场经济条件下，一般行业的经济活动的效率是市场效率，即可以在市场机制下实现的效率，但卫生事业不能完全市场化，其效率主要是资源利用、分配和服务的效率，政策制度的效率。卫生服务效率的高低，不直接表现为经济效益的好坏，也不以赢利率多少为标准，而以提高社会效益为最高原则；卫生服务注重的是分配效率，而不单纯追求技术效率；卫生系统不可能也不应该组织大规模的生产，医疗技术、设备、人力均不能满负荷运行，更不能只追求高新技术的使用率；卫生服务效率的提高，从宏观运行看，主要通过资源的合理分配和国民收入再分配，以提高居民支付能力来实现，技术效率是次要的；效率是单位卫生资源所获得的医疗保险产出(符合人民需要的卫生服务，居民健康水平的提高)。

关于一般经济活动中效率与公平的关系，目前理论界比较公认的观点是：提高效率是实现公平的前提，效率决定公平；公平对效率具有反作用，即它通过保证社会稳定和提高劳动者的积极性，来促进生产的发展和效率的提高。然而，由于卫生事业的特殊性，卫生领域中的效率与公平的关系，不能等同于一般经济活动。一般认为，当卫生事业的发展尚不能满足人民的基本需要，"看病难""住院难"是主要矛盾时，发展卫生生产力，提高供应或服务的效率，无疑决定着公平。而当卫生生产力发展到可以提供满足人民需要的服务产品的阶段，公平就具有决定性的意义。这不仅是因为卫生事业具有福利性、健康是每个人的权利，而且还因为此时卫生事业发展的关键已不再主要是服务产品的提供，而是人民的需求，尤其是人民的基本需求能否得到满足，现有的卫生资源能否充分有效地利用。从我国现状看，卫生生产力不仅能提供满足人民需要的产品，而且总体上出现了相对过剩的现象。因此，如何通过公平来提高人民的需求水平，从而保证有限资源的充分、有效利用，就成为头等重要的大事。

卫生事业是国家实行一定福利政策的社会公益事业，而政府实行的福利政策，主要是通过国民收入再分配来实现，再分配的重要原因和出发点，就是保障社会公平。从卫生领域看，就是保证人们不因支付能力低下或无支付能力而享受不到基本医疗卫生服务。从一定意义上讲，卫生领域中的公平是提高效率和促进卫生事业发展的先决条件。目前，公平问题已成为影响卫生事业发展的关键性因素：一是卫生资源分配的不合理，造成过剩和不足同时并存；二是由于社会医疗保障制度的不健全和不完善，造成了人们在实际享有卫生服务上的差距不断拉大。

所以，卫生改革与发展如不切实解决公平问题，就没有效率的提高。那么，在一般经济活动中起作用的"效率优先，兼顾公平"（即把效率置于首位，在提高效率的前提下尽可能实现社会公平）原则，在现阶段卫生领域则是不完全适用的，不能将这一原则完全搬到卫生领域，去指导卫生改革与发展。在当前形势下，处理二者关系的基本原则是：必须把公平置于首位，在尽可能实现公平的前提下，去实现效率的提高。要以尽可能少的不公平换取尽可能高的效率，决不能以牺牲公平为代价去换取所谓的效率。这是因为，在卫生领域中，牺牲公平不仅意味着同时牺牲了效率，而且意味着牺牲了部分人的健康和生命。需要强调的是，这里讲的公平，并非指全国居民人人享有同质同量的卫生服务，而是指在初级阶段，人们在享有基本医疗卫生服务方面的公平。这就要求政府必须科学地界定基本医疗卫生服务的范围，从而制定出相应的政策并切实贯彻执行。卫生领域中公平最大限度的实现，将为效率的提高创造条件。

从卫生政策的制定实施和制度建设上看，政府解决公平问题应主要从两个方面下功夫：一方面要保证卫生服务产品提供上的公平。这一公平是通过卫生资源合理配置来实现的。应根据不同地区的主要卫生问题、人口规模及居民的基本需要去配置资源，真正实现"有医有药、能防能治"的卫生资源发展目标，满足人民的基本需要。另一方面要健全和完善社会医疗保障制度。目前我国的社会医疗保障制度存在着严重不公的事实：一是75%左右的人享受不到基本医疗保障，造成了支付能力的严重低下，尤其是贫困地区。这部分人不能享受社会制度的优越性、经济和卫生事业发展所带来的利益。二是享受现有保障制度的相对少数人，实际占用和消耗了过量的卫生资源。

在解决公平问题的前提下，同时也必须解决效率问题。提高效率，从宏观上讲，要强化政府对卫生事业的调控和管理。这种调控和管理，在社会主义市场经济条件下，必须结合卫生事业的实际，适当引入市场机制，以增强卫生事业发展的活力。从微观上讲，医疗卫生机构首先必须形成自我约束机制，自觉接受政府的调控和管理，并根据本地实际来调整自身资源的配置，包括高新技术的采用。同时强化内部管理，形成良好的内部运行机制，从而提高服务的质量和效率，实现两个效益的统一。

(三)医患之间的伦理关系

医疗市场是市场体系中一个特殊的组成部分，由于医药资源的相对稀缺性与医患双方在医疗过程中的信息不对称性，形成了医者的垄断地位与局部供求关系严重扭曲的"市场失灵"现象，供需存在着特殊的矛盾。

医疗市场中供需双方即医者与患者在利益方面的关系是：医者利用专业知识为患者诊断治疗，收取医药费，而患者通过购买医疗服务，维护自己的身体健康。假如两者都是理性的，则一定都会利用各种方式最大化自身的收益。一方面，医者可利用医疗信息优势蒙骗患者，通过做不必要的检查、开不必要的药品、延长患者住院时间等手段，以增加医者收入；当然，医者也可以根据实际情况按需要处理，保证患者只花必要的费用即可达到疗效。

另一方面，患者有权选择医生，有权决定是否进行医疗(如是否按处方交费拿药，是否按医嘱接受检查)，以期所支付的医疗费用能带回最大的健康补偿。现实的分析告诉我们，选择欺诈是大多数情况下医者的平衡战略。鉴于医患在信息方面的对抗关系，医者在没有外部压力的情况下不可能自觉地向患者披露太多的真实医疗信息，而处于信息劣势的患者本身也不具备人力、物力及技术力量来改善自身的信息劣势地位。医患这一矛盾的解决只有借助于第三者的干预，具有社会管理职能的政府为实现其社会目标，有义务进行医疗相关信息系统建设。这就要求，在卫生事业改革进程中，政府应采取措施，尽可能多地保证患者知情权的获得，解决患者在信息上的弱势地位。这样，才能在医疗经费有限的情况下，保障患者的基本医疗需求。

医患关系有经济内容，有时还很丰富，但它不是建立在经济之上，而是建立在伦理之中，医务劳动的补偿方式与一般劳动补偿不同，病人付出的现金或支票不是简单的工资或费用。但由于医患关系是不对称的，现代医学活动中，不可能以病人请求为中心，病人对医学本身的认识总是有限的，医生不可能受病人情感左右；知识决定医患关系的单向性，病人一方只是监督和控制角色，不可能起主导中心作用。医疗服务市场正在悄然形成，市场可能给医患关系蒙上一层阴云。市场往往受富人的偏爱控制，高质量的保健，畸形健康文化消费，只要有钱，就可能形成市场热销的卖品。医生将被打倒，忘记医学的初衷；低价的初级保健与小伤、小病由于缺乏吸引力和更大的利润则被忽视。完全市场化会使公众健康规划衰亡，非保险增加，医学沦为商业的俘虏。中国的医疗保健改革不能实行市场化，新的卫生改革在进入优化医患关系领域时，同样也必须立足于社会公平去追求服务效率；以病人为中心，合理兼顾医患双方的正当权益，双方构成相互平等、相互信任、相互合作的交往关系，是医患关系正常化、现代化、充分体现伦理价值的必然趋势。当然，服务效率既是公平的真实彻底的体现，也是医学服务追求的目标。但是，在现代医学服务中，公平、公正是最基本的。事实上，失去公平的效率追求往往是扭曲的、失控的。

(四) 医疗与初级预防保健之间的伦理关系

"医与防"是大医学的两个部分，以防病去解决治病，以治疗兼顾预防高效，卫生高效；预防无力，治疗再有力也只能是应付策略失误造成的压力。其实，大量的钱花在高新医学技术、企图消灭任何疾病和死亡上，是一个错误，科技并非万能，衰老和死亡是自然的生理现象，人只能改善、顺应，不能征服与消灭。疾病谱系的改变使医学科学技术回归社会医学心理模式，心理、行为、饮食、环境、文化选择与偏好等相关的"现代病"呈急剧增加趋势，单纯依靠医疗技术为病人、准病人和需要照护的健康人修复被损害的身体已不能适应现实的需要，必须从医疗为主的模式真正转为医疗、保健、预防、康复和修正为内容的综合健康服务。

只重视医疗会刺激技术进展与有实效的革新，压制预防系统的发展，有限的医疗资源无法保证所有人的基本医疗保健，明显不利于公众的利益，损害了政府最重要的当代职责、公众形象和信心。把大量有限的卫生资源投入到这种很难有价值的医学研究而忽略初级保健医疗的政策是不足的，卫生事业改革应从重视普通公民的角度，反对高利润、高收费、高科技的"富人医疗保健"，应坚持以预防和公共卫生为主面向普通大众的方针，转而重视预防保健服务本身，将其纳入基本医疗保健的内容中来，由国家组织和管理，由政府控制，这才是符合伦理精神的。在卫生事业改革中，政府应逐步规划社区医疗服务体系，发展社区卫生服务，构建双层结构的医疗服务体系；尽快适应疾病模式的转变，加强对慢性病的预防和治疗工作，从以对疾病的治疗为重点转移到以对疾病的防治特别是对人类的健康威胁逐渐增大的慢性病的防治为重点上来，从根本上控制医疗费用的快速升高；加强对初级预防保健工作的引导与监督，投入预防保健的公共卫生经费，加强公民的预防保健意识，预防为本，提高国民素质。

五、卫生政策制定中的伦理原则

医乃仁学，医学是为人的生命和健康服务的，它的使命是维护生命、支持生命、促进人的健康。所以卫生政策的目标，无论是考虑如何为更多的人提供最基本的保健服务，还是同时又能从根本上抑制费用的过度上涨，或是还能有利于疾病的控制和发病率的降低，最终都是为了实现人人健康的根本目标。卫生政策的制定应有利于医学的长远和健康发展，有利于保障人的生存的基本人权。任何国家所以创立和支持卫生保健事业，正是为了实现人的这一基本权利。

一个国家、一个民族的健康水平，是直接关系到国家经济发展、人民生活幸福和民族繁荣昌盛的重大问题。因为劳动力是社会生产力中最活跃的因素，是首要的生产力，而对个人来讲，健康是劳动者最大的幸福。对于社会主义国家来说，在发展生产的基础上，发展医疗保健事业，改善卫生条件，增加医疗设施，增强人民体质，提高人民健康水平，建立健康保障制度，广泛保障全民就医权的实现，既是社会的责任、政府的职责和党代表最广大人民利益的体现，也是劳动者应有的权利。所以，卫生政策是关系人类未来生活境况、生命状态和民族命运的变革；特别是医疗保障政策，实际反映出一个国家和公民密切相关的基本信念和约定，即人类价值。正确的伦理基础对于卫生事业有着重大指导意义，它能确保卫生事业发展不背离人人享有保健的目标，不背离医学仁学的本性，维护社会成员的健康权利及利益；它可以调整卫生事业发展中复杂的利益关系，保障我国社会主义医学科学和卫生保健事业的健康发展。

因此，在卫生政策制定中，伦理学是卫生保健政策的天然基础，必须重视伦理理念对卫生政策的指导。社会主义制度的性质更要求我们的卫生政策必须符合伦理原则和价值；卫生政策的价值目标只有在实践中被证明是不仅有利于自己同时也有利于社会时，这一价值目标才能被认为是道德的；正确的伦理学原则将引导我国卫生事业顺利发展。

(一) 健康权利原则

在卫生领域中，公民享受卫生服务产品和基本医疗保健的机会均等应被看成是一种神圣不可侵犯的天赋权利。所以，健康保障是人的一项基本权利的原则，享有医疗保障是人的一项基本权利，是保障人权的重要手段之一，只有将其放在优先地位，才能体现出对于这种天赋权利的尊重。公民的这种权利已受到各国法律和一些国际法的确认。我国《宪法》明文规定："中华人民共和国公民在年老、疾病或丧失劳动能力的情况下，有从国家和社会获得物质帮助的权利。国家发展为公民享受这些权利所需要的社会保险、社会救济和医疗卫生事业。"《民法通则》也规定："公民享有生命健康权。"把享有健康保障确定为社会成员的一项基本权利，确定为政府必须力尽所能为人民提供的一种责任，意义深远。它明确了发展卫生事业是政府的职责，并为卫生政策制定提供重要的伦理说明和法律保证。这就决定了我国的卫生政策的制定必须面向广大公民，全面保障公民的健康利益。

当然，在实践中，要真正使每个人都享有这种现代意义上的健康权并不容易，因为生产力水平是最大的制约因素。在我国，由于生产力水平还比较低，健康政策目前还只能向"低水平、广覆盖"的初级卫生保健目标迈进。高层次的健康政策仍将是我们必须不断努力才能达到的目标。在现有条件下，为了尽可能保证公民健康权利的实现，优先发展人民群众需要且用得起的适宜技术是当务之急；更合理地利用卫生资源，以保证最大多数人的就医权利，是卫生政策制定中值得重视的问题。

(二) 公平结合效率原则

从理论上讲，任何一个国家卫生政策的制定都离不开这样两个目标：一是公平，就是所有公民能均等地享有获得医疗预防保健服务的机会；二是效率，包括医疗费用合理，不超过国家资源的一定比例的宏观经济效益，所提供的服务是符合成本效益的，并保证顾客满意的微观经济效益。实现公平，主要是消除或缓解人们在需要就医时的"经济屏障"，就是让那些希望获得基本医疗预防保健服务的人不会因为付不起钱而被拒之门外。提高效率，主要是通过引入激励和竞争机制，增加患者选择的自由度，以及努力提高患者的满意度。

目前，在我国的卫生政策制定中，应主张这样的指导性伦理原则：公平优先，兼顾效率，二者结合起来且两者兼顾。当然这里的公平绝不是"平均主义""均福论"等。前 WHO 总干事中岛宏曾强调，健康的可及性是每个人的权利。健康与卫生保健的公平是拟订和实施卫生政策的核心，卫生政策的伦理基础是"人人健康"，而公平性是"人人健康"目标的一个重要方面。因此 WHO 提出，解决健康与卫生保健中的不公平，继续向"人人健康"目标迈进，是 WHO 及其成员国的重要任务，各国都必须将其放到制定公共政策和卫生政策的重要议事日程上。卫生政策的本质是保障人类的生存权、福利权和发展权，追求社会公平是其应有之义。现实中一方面是卫生资源不能充分有效地利用，相当的领域内人们的需求不足，另一方面是贫困地区和大部分农村仍旧得不到基本医疗保障，如果不顾现实，依然去追求效率优先，只能造成更大的不公平。

目前，要提高卫生资源的效率，首先要调整资源分配的不公平，如果使卫生服务产品的供给者完全参与市场自由竞争，在社会医疗保障制度不健全，覆盖面极有限的相当长时期内，这种资源利用率低和享受基本医疗的不公平问题，只能愈加严重。公平优先，兼顾效率正是体现"低水平，广覆盖"原则和实现"人人享有卫生保健"目标的基本保证；它不是不要提高效率，而是更切实地促进效率。在卫生经济活动中，如果"公平"的调整已经到了一个相当的水平，国家的经济有了较大发展，医疗保障制度基本完善，为了卫生事业在一个较高层次上发展，可以"效率优先，兼顾公平"。在卫生经济领域，有时公平本身就是效率，制定卫生政策必须对社会公正、公益、公平以信仰支持。公平优先，兼顾效率原则表现在实践上，就是要建立适合中国国情的，为大多数人服务的卫生保健制度：

(三) 团结公益原则

收入较高者为收入较低者支付部分卫生费用；有工作者为退休者支付部分卫生费用；较年轻者及健康人为较年长者及有病者支付部分卫生费用；单身及无子女者为成家者及孩子们支付部分卫生费用；男性为女性患某些疾病支付部分卫生费用；一个疾病基金会的全体成员所缴纳的保险金总数，要与参加者对卫生保健的需求相符合，即总收入要能支付总服务费用。公益有利他主义的内涵，任何集体和社会成员都不是孤立存在的，他们必须在社会活动中对社会和他人尽可能做出贡献，才有权利享用应享有的利益，因此，公共利益将包括每一个成员的利益，但它不属于任何个人，而是大家的、公众的，是为了谋求大多数人的利益。卫生政策的公益性就表现在，它以稳定社会、促进发展为目的，体现的是国家与社会为其成员谋福利的职能与责任。

基于团结原则，如果具有不同需要的群体把资金集中起来使用，共同承担风险，那么个体的保险性就将增强。与个人生病具有不确定性相比，群体各种疾病的发生都有一定的统计规律可循，医疗费的变动也比较有限，且群体人数越大，费用变动的不确定性越小。这就是保险学的"大数法则"。医疗保险就是运用"大数法则"，通过多数人"团结共济"分散风险。显然，这种社会团结合作体现了收入高和收入低的人之间、很少生病和经常生病的人之间的互相帮助，体现了无家庭负担和有家庭负担的人之间的互济。这种团结互济原则正是医疗保险得以存在的基础，体现了大多数人的权益，因而具有社会公益性。

我国的卫生政策特别是医疗保障政策应促进团结公益费用分担模式的普遍建立，力争消除享有基本保健医疗的经济屏障；应有利于全体公民健康的维护，使社会全体成员共同受益。

(四) 公正分配原则

狭义公正概念是指分配公正，社会受益和负担的合理分配。公正原则分为公正的形式原则和公正的内容原则，公正的形式原则是：相同的人同样对待，不同的人不同对待。公正的内容原则是：规定一些有关的方面，然后根据这些方面来负担和受益。以公正原则为伦理依据的医疗保障政策，每个人得到好处和坏处的机会都是均等的。一个国家的全部资源中有多少分配给卫生保健事业，健康权利的范围大小和如何有效地保证这种权利，会影响卫生事业在国家总财政支出中的百分比，对此所持的观点和态度不同，就会影响这个百分比。我们要在卫生政策中，坚持社会公正，使卫生保健经费有一个最佳百分比，并在经费使用中始终贯彻公正原则。

首先，卫生资源分布的不平衡状况严重；卫生资源分布集中在城市，很少把分配重点放在农村，放在人民群众的基本医疗服务上。其次，卫生资源分配的不合理愈来愈明显，如城镇建立了医疗保险制度，农村还不具备建立医疗保险制度的条件，75%的人口没有任何医疗保障，卫生经费预算主要用于建设一些大型综合医院，购置高、精、尖医疗设备。这是明显的不合理、不公正。我们应尽力改变这种状况，以公正原则指导卫生政策特别是医疗保障制度改革政策的制定实施，努力实现真正的公正。公正设计卫生资源的广泛覆盖，逐步建立所有人群全面受益的多层次、多形式医疗保障体系，全面提供质优价廉的基本医疗服务、预防保健服务，构建医疗费用的合理分担机制及对老、弱、贫等弱势群体的支援体系。

(五)健康责任原则

卫生政策要真正体现人民的利益,更好地保证每个社会成员享有卫生保健的权利;要得到社会支持,必须多方参与,体现政府责任为主导、集体责任为主干、个人责任为基础的健康多级责任原则。健康是社会的责任,也是个人的责任,政府、集体与个人应各负其责。

政府责任:保障公民健康是政府的基本职责,对此,政府责无旁贷。政府必须颁布法律、法规,建立基本医疗保障制度的运行框架,规范相关利益群体的行为,并制定相关配套政策。政府有责任向全体公民,特别是贫困人群,提供基本的医疗卫生服务,尤其是预防和保健,作为"公共产品",不能通过市场来提供,政府应首先加以确保。从协调效率与公平的关系出发,政府应该关注贫困人口及低收入者,应为穷人和应该援助的人提供他们有能力接受的卫生服务,向其提供基本的医疗保障或补贴。确立合理的医疗费用分担机制并不意味着政府的支出应该减少,由于我国医疗卫生的公共开支规模长期偏低,政府预算卫生支出占卫生总费用的比重由 1982 年的 39.82% 下降到 1992 年的 23.64%,如果扣除物价上涨因素看不变价格,近几年国家对卫生事业的投入表现为负增长,离"人人享有卫生保健"的目标还有相当距离。所以,在今天的卫生政策制定中,应强调政府多增加投入,多方筹集卫生费用,努力达到 WHO 提出的不低于国内生产总值 5% 的要求。尤其要增加卫生总费用中政府支出的比重,由目前的 20% 提高到世界大多数国家的 1/3 左右。但要调整开支方向,主要用于公共卫生、防疫初级医疗保健及对广大贫困者与医疗保健网覆盖之外的居民提供医疗救助;并从人民的健康利益出发,实行资源配置的优化,促进人人享有基本医疗保健的地方发展规划的制定与完成。改革非营利性医疗机构的消耗补偿模式为双向复合补偿模式,首先是政府投入财政资金和政策补偿,包括财政补助、药品加成收入留用;其次是由政府限制医疗服务收费。政府必须明确补助范围和改变方式,制定财产补偿的原则和标准,用补偿机制去表述和引导医疗机构的社会公益和效率。

集体责任:为自己所聘用的职工缴纳基本医疗保险费,创造有利于职工健康工作的环境,这是用人单位应尽的责任。这一责任原则,对于用人单位既是一种责任约束,也是一种责任的解脱,解决了一些单位无力自我保障的问题。同时,随着改革的深入,应及时建立企业补充保障制度,让企业承担起有限的企业保障责任。

个人责任:保障健康,既是每个人的权利,又是每个人的义务,权利和义务是对等的。长期以来，由于过分夸大医疗保障中的福利性，使我们只求获得权利，而忘记了责任，把个人责任完全推给了国家及企业单位。因此，卫生政策特别是医疗保障制度政策必须体现个人在健康中承担的责任，让健康重要受益者的个人为自己的健康承担一部分责任，个人应缴纳必要的医疗保险费用，个人应对其生活方式、生活目的、生活质量等方面负主要责任。

【本章推荐阅读】

[1]刘俊荣，严金海．医学伦理学［M］．武汉：华中科技大学出版社，2019.

[2]郑文清，周宏菊．现代医学伦理学概论［M］．武汉：武汉大学出版社，2017.

[3]［德］Hans-Martin Sass. 生命伦理学与卫生政策［M］．翟晓梅，译. 西安：第四军医大学出版社，2007.

[4]［英］托尼·霍普(Tony Hope)．医学伦理［M］．吴俊华，李方，译. 南京：译林出版社，2015.

[5]白丽萍．卫生政策伦理研究［M］．北京：中国广播电视出版社，2009.

[6]翟晓梅，邱仁宗．公共卫生伦理学［M］．北京：中国社会科学出版社，2016.

[7]郭楠．医学伦理学案例教程［M］．北京：人民军医出版社，2013.

【本章思考与练习】

1. 影响卫生政策制定的主要因素有哪些？你是如何理解的？

2. 我国基本医疗保障制度有哪些？

3. 我国卫生事业改革中面临的伦理问题有哪些？应如何选择？

4. 我国卫生政策制定应遵循哪些基本原则？为什么？

【本章延伸阅读】

中国卫生与健康政策发展的启示

回顾百余年来，中国卫生与健康政策发展过程自理念萌发与群众性卫生运动阶段起，经历了"福利化"到"市场化"再到"回归公益性"的转型，卫生与健康事业在曲折中发展。新时代人民健康事业的发展要坚持四个统一。

坚持经济发展与人民健康的统一，推进高质量经济发展和全民健康。社会经济不断发展，国民健康状况改善，国家施行卫生与健康事业优先发展战略，以促进卫生与健康事业循序渐进地开拓。当前，人民群众的卫生健康状况面临诸多新挑战，只有坚持基本医疗卫生事业的公益性，以基层为重点，以人民为中心，才能以较低的成本较好地维护人民健康公平，避免落入"福利陷阱"。基本和非基本的界限是相对的，发展基本医疗卫生服务要同中国国情和发展阶段相适应，重点是保障人民群众得到基本医疗卫生服务的机会公平，而不是简单的平均化。国家将卫生与健康事业视为一个社会行为系统，实施全民健身行动和计划，循序渐进地建立健全全民健康参与体系，以应对庞大人口基数下"医疗资源不足"的矛盾，均衡有限的医疗资源。

坚持底线思维与战略思维的统一，保障人民生命安全和身体健康。人民的生命安全是底线，统筹发展生命安全理念，强化底线思维，时刻防范卫生健康领域重大风险，是我们党治国理政的一个重大原则。新冠肺炎疫情发生后，国家首次将"生物安全"纳入国家生命安全体系之中，循序渐进地推进国家生物安全风险防控和制度保障体系等。健康优先发展是"健康中国"战略的基本要求，健康优先发展战略是指"政府将健康作为国家或区域整体发展进程中的优先事项加以安排的一系列理念、制度、发展模式的集合，通常表现为发展理念优先、公共政策优先、财政投入优先等方面"。把人民健康放在优先发展战略地位，把人民健康循序渐进地融入所有的制度和政策中，并与其他各领域的政策形成协同效应，真正夯实国家安全的群众基础，保障新时代人民生命安全。各级政府应该在强化基本健康保障的基础上，优化医疗卫生投入支出结构，促进城乡区域及不同人群单位间卫生与健康资源均衡化，构建政府主导、多方参与、共享共建的卫生与健康体系。

坚持循序渐进与整体推进的统一，坚持走中国特色卫生与健康道路。卫生与健康事业要遵循客观规律，把握循序渐进原则，将宏观制度的构建演变为微观个体的健康塑造，以举国之力自上而下和自下而上互动式、相对而行地贯彻整体健康理念，逐步推动"健康中国"战略落地生根。现代医学的发展更加注重整体，也就是以一种"整体性医学"的形成出现，形成的"将以治病为中心转变为以人民健康为中心"的整体健康观的理论框架。其发展模式不仅是"生物医学模式"，更加是"生物—心理—社会医学"模式。要坚持系统性思维，把人的身体健康和卫生与健康事业发展放在系统的框架中进行审视，符合人体科学规律和社会发展规律，循序渐进地探索一套"以人民健康为中心"的全周期健康系统。

坚持本土意识与全球视野的统一，构建人类健康命运共同体。中国卫生与健康事业发展要立足于本土特色和本土优势，体现本土意识。本土意识意味着我们要坚持中国卫生与健康事业的民族性与国家性的统一，要更好地发扬以中医文化为核心的中国特色卫生医疗体制，在新时代继续引领世界发展。新冠肺炎疫情考验中国卫生与健康体制，强调"全民参与、主动健康和有限自由"中国特色健康群众文化，不断发展完善中的卫生与健康体制机制成为彰显中国特色社会主义制度优势的"重要窗口"，成为国际社会感知中国形象、精神力量提供"重要窗口"。同时坚守本土优势，并不与进一步扩大与世界的交流和合作相矛盾。健康是构建人类命运共同体的最大公约数，构建健康命运共同体是构建人类命运共同体的题中之义。人类健康命运共同体内在蕴含公正立场的前瞻性，具体表现为"平等互助"的主体意识、"合作共赢"的价值理念以及"多方参与"的规则意识。以"健康"为切入点，在"一带一路"国家沿线率先推行"人类健康命运共同体"战略建设，以全球视野角度为"人类命运共同体"的实现奠定坚实有力的基础。

（来源：王延隆，余舒欣等著：《循序渐进：中国卫生与健康政策百年发展演变、特征及其启示》，载于《中国公共卫生》，http://doi：10.11847/zgggws1132647）

第十九章　医学伦理评价

【本章学习目标】

通过学习本章的内容，熟悉医学伦理评价的含义、作用和方式，掌握医学伦理评价的标准和依据，学会在医疗实践中正确进行医学伦理评价，树立良好的医学职业道德。

【本章学习要点】

◆　医学伦理评价的含义、作用和方式
◆　医学伦理评价的标准和依据

医学伦理评价是医学伦理学中一个重要的问题。它是人们依据一定的道德原则和标准，对医务人员、卫生管理人员和医疗卫生单位的行为活动所作的一种道德价值上的判断。通过医学伦理评价，能帮助医疗卫生工作者明确各种医疗卫生行为的道德是非界限，对于他们选择正确的道德行为，培养高尚的道德品质，自觉树立道德责任感，加强医德修养，提高医德境界，树立社会主义良好的医德风尚，促进社会主义精神文明的建设，都具有重要意义。

一、医学伦理评价的含义、作用和方式

(一) 医学伦理评价的含义

所谓评价，是指对人或事物的价值的判断。医学伦理评价(也可以简称为医德评价)，是指人们站在一定的立场上，依据一定社会或阶级的医学伦理原则和规范，通过社会舆论或个人心理活动等形式，对医务人员的行为和品质，或是对医疗卫生部门的行为和活动，做出善恶、褒贬的道德判断和评论。同时，也指医务人员和医疗卫生部门对自己的行为和活动做出的道德价值的

判断。

医学伦理评价的对象，是医务人员的行为及品质和医疗卫生部门的行为和活动。医学伦理评价主要是通过外在的舆论和内在的良心两种形式。一定阶级或社会对医务人员和医疗卫生部门的道德要求，主要通过医德评价来影响其行为的选择，促使其接受一定阶级或社会的医德原则和规范，进而发挥调节作用、教育作用和规范作用，帮助医务人员选择正确的医德行为。

人们的道德评价活动，一般都带有主观意向的性质。人们总是依据自己确认的道德标准去评价行为的善恶，并且按照自己的意愿去褒善贬恶。同时又由于社会关系的复杂状态，这就使医德评价活动常常出现复杂的情况。例如在阶级根本对立的社会里，各阶级的道德标准各不相同，然而他们都依照自己确立的标准去评价人们的道德行为。道德标准的对立，产生道德评价的对立，甚至这种对立还常常在人们的自我评价中发生。因此，在研究医德评价时，还需要注意在不同的社会条件下医德评价具有不同的社会性质。

(二) 医学伦理评价的作用

医学伦理评价在医疗职业活动中，虽然不像法律那样具有专门的执行机构和社会强制性，但它是法律的重要补充，有时可以起到法律无法起到的作用。在医学伦理评价活动中，它能够产生一种巨大的精神力量，这种精神力量虽然是无形的，但却是客观存在的，人人都能感觉到的。它能够起到鼓励或制约医务人员的某些行为的作用。因此，正确进行医学伦理评价，对于帮助医务人员分清行为的善恶、分清是非界限，对于促进医德水平的提高、加速医德向正确的方向发展，对于加速医院的社会主义精神文明和物质文明建设，都具有重要作用。

1. 促进医德原则、医德规范转化为医德情感和医德行为

在医德活动中，人们不论是自觉或不自觉，总是要根据一定的医德原则和规范去评判别人的行为，衡量自己的行为，进而区分什么行为是道德的，什么行为是不道德的。对道德的行为加以支持和赞扬，对不道德的行为加以批评和教育甚至贬斥，从而产生医德情感，坚持好的行为，反对不道德的行为。医德评价是使医德原则、医德规范转化为医务人员的医德情感的重要媒介。医德原则和医德规范不会直接转化为医务人员主观的、内在的道德要求，必须通过医德评价这一媒介才能实现。正是医德评价促使医德意识转化为行为，达到知行一致。通过医德评价，对医务人员的行为的医德价值进行道德判断，才能判明

善恶、辨明是非，从而激励医务人员自觉地按医德原则和医德规范去待人处事。只有这样，才能使医德原则和医德规范转化为医务人员的具体行为。

2. 抑恶扬善，选择正确的医德行为

医德原则和医德规范是一种社会意识，同时也是医务人员的行为准则。医德评价能促使医务人员的这种社会意识向医德行为转变。因为不论是社会的医德评价，还是自我的医德评价，都不是简单地对医务人员的行为善或恶的判断，而是要具体指明医务人员的责任，说明衡量医疗行为善恶的标准，分析医德评价的根据、动机、效果及其相互关系，等等。因此，医德评价对医务人员行为做出正确的医德判断，有利于医务人员抑恶扬善，始终按照医德要求去选择有利于社会和病人的正确行为，从而使他们按照医德规范去行事。可以说，医德评价就是"医德法庭"，能对医务人员行为的善恶做出公正的裁判，保证医德原则和医德规范的贯彻实施，使社会主义医德原则、医德规范转化为广大医务人员的自觉行动，建立良好的医德风尚，提高医疗质量，不断促进卫生战线的社会主义精神文明建设。

3. 调节医务人员的诊疗活动行为

医学伦理评价能引导医务人员检点自己的行为，调整相互之间的关系，提高医德素养。当某种符合医德要求的行为还限于少数人时，医德评价可以通过对这种医疗行为的赞赏、表彰，引导广大医务人员效仿。当医务人员在履行医德义务过程中遇到阻碍和挫折的时候，医德评价可以帮助医务人员积极排忧解难。当某种违背医德的行为发生、蔓延时，医德评价可以通过谴责加以阻止。这样就可以维护医德原则、医德规范的实施，调节医务人员的诊疗行为，引导医务人员沿着正确的轨道前进。

4. 促进医学科学的发展

在医学科学的发展中，常常遇到一些伦理道德的争议和传统观念的阻挠，使某些医学科研裹足不前。如果对这些争议和传统观念做出正确的分析，进行正确的评价，从医德观念上加以解决，就会推动医学科学和卫生事业的发展。例如，对安乐死的问题、器官移植问题、人去世后贡献尸体或器官问题等行为的道德是非，做出正确的医德评价，不仅对医学科学事业的发展起促进作用，而且会推动医德的发展。

总之，医德的职能和作用往往靠医德评价来发挥，社会主义医德评价是医

务人员评价自己和他人诊疗行为善恶的一种方式，能促进广大医务人员选择正确的医德行为。失去了医德评价，医德原则、医德规范与医德实践脱节，医德原则、医德规范就会变成空泛的抽象的条文。医德评价的深度和广度以及力度极大地影响着社会医德、医风的好坏。

(三) 医学伦理评价的方式

医学伦理评价同一般的道德评价一样，其方式主要有四种：社会舆论、内心信念、传统习俗与量化考评。社会舆论、传统习俗是医德评价的外在形式；内心信念是医德评价的内在形式。

1. 社会舆论

所谓社会舆论，就是众人的言论。在不同历史条件和不同情况下，多数人对某一事物常常形成共同的看法和态度，这种共同的看法和态度形成社会舆论。

作为一种舆论，必须具备两个基本条件：一是必须有一定人群，甚至是多数人的明确态度或看法；二是这些看法基本上是一致的。当然，在某些情况下，可以有几种不同的舆论，但每一种舆论都代表着一定人群的看法，都有一定的群众基础。显然，社会舆论是社会上人与人之间关系的一种客观存在反映，它是通过自觉和自发这两种方式出现的，但无论是自觉形成还是自发形成的社会舆论，都是有着鲜明的时代性和阶级性的。社会主义社会的自觉的舆论，是我们党和国家利用报刊、广播、电视、书籍、曲艺等宣传工具和宣传形式，对不符合社会主义医德要求的行为加以否定和谴责，形成一种抵制力量，制止某种行为再次发生，起到抑恶扬善的作用。自发形成的社会舆论，是人们遵循实际生活经验和已有的传统的情况下形成的舆论，这种舆论多是分散的、不集中的。这种舆论，有的是支持有利于社会主义医德医风建设的，有的是谴责不利于社会主义医德医风建设的。正确的社会舆论，能激发和增强人们的道德责任感和荣誉感，有效地提高人们的道德觉悟，有益于人们的道德行为和道德品质的培养；而错误的社会舆论则起相反的作用。

在社会主义制度下，医德舆论是有利于人民群众利益的，是人们意志的体现。党和政府利用报刊、电台、电视、影剧等宣传工具，对那些全心全意为人民身心健康服务的优秀医务人员予以褒奖，要求医务人员以他们为榜样，批评那些违背社会主义医德原则和医德规范的医务人员，形成强大的社会舆论，教育广大医务人员，自觉贯彻社会主义医德原则和医德规范，并以此为准绳来检查自己的行为。

正确的社会舆论，表现了社会主义社会对医务人员道德品质和道德行为的要求，表达着绝大多数人的愿望和意志。在社会主义的医德评价中，要广泛而恰当地运用社会舆论，倡导、赞扬、鼓励高尚的医德行为，贬责、鞭挞恶劣的医德行为，促使医务人员自觉反省自己。这样，就会使被褒奖者内心受到鼓舞，继续为善，使被贬者内心感到惭愧、羞耻，使其弃恶从善。社会舆论能帮助医务人员明辨是非、善恶、荣辱，增强责任心、荣誉感，自觉地选择有利于社会和病人的行为；社会舆论可以起到监督作用，帮助医务人员纠正自己的错误行为。

2. 内心信念

所谓内心信念，主要是指道德信念，是医务人员发自内心地对医德义务的真诚信仰和强烈责任感，对自己的行为进行善恶评判的精神力量。辩证唯物主义告诉我们，外因要通过内因起作用。医德的特点不仅在于社会舆论外在的强制，而且在于内心信念发挥作用。一个人某种内心信念的形成，并非一朝一夕的事，而是在对生活实践有长期、深刻观察的基础上，由感性认识上升到理性认识的结果，是医务人员在医德实践中形成的医德意识、医德情感和医德意志的统一，是其世界观、人生观的集中表现，是实践的产物。要确立高尚的内心信念，必须以树立正确的世界观和人生观为前提。

内心信念也是道德评价的一种重要方式，内心信念是通过职业良心来发挥作用的。现代英国作家毛姆说："我把良心看做一个心灵中的卫兵，社会如果要存在下去制定出的一套礼规全靠它来监督执行，良心是我们每个人心头的岗哨，它在那里值勤站岗，监督着我们别做出违法的事情来。"良心不仅对医务人员的行为有监督作用，而且具有裁判作用。良心是医务人员内心的"道德法庭"，他们自觉地在良心法庭上做自己的起诉人和审判官，自己检查和审判自己的言行，对自己符合于医德要求的言行，得到良心上的安慰和满足，对自己违背医德的行为，即使不被人发现，也要在内心深处加以审判，进行自我谴责，感到羞耻，并努力避免再发生类似的行为。

3. 传统习俗

传统习俗是医学伦理评价的一种不可忽视的力量。所谓传统习俗，是指由历史沿袭下来的人们习以为常的行为倾向、行为规范和道德风尚。传统习俗由于源远流长，常同民族情绪、社会心理交织在一起，成为民族风俗。它具有相对稳定性，不容易改变，是一种根深蒂固的习惯势力。传统习俗对人们的行为有很大的影响，被人们视为一种不言自明的行为规范。凡是违背传统习俗的行为，人们常常加以谴责；凡是符合传统习俗的行为，人们就加以赞扬。因此，传统习俗在医德评价上有特殊的作用，对医务人员的医德实践行为有一种很大的约束或鼓舞力量。

传统习俗有新与旧、进步与落后的区别和对立，旧传统习俗的落后部分是推行新的医德的阻力。有时在医德评价中，尽管有些行为是高尚的，合乎医德的，也得到社会舆论的支持，但由于传统习俗的影响，常遇到种种非难。如为了发展医学科学，进行人体实验和人体解剖，本来是合乎医德的，但往往受到阻挠和指责。对这种传统习俗的落后部分应该加以摒弃，要多做宣传解释、说服教育工作，用社会主义道德及有利于医学科学发展的道德观念来改造旧的传统习俗。而对于进步的传统习俗，则必须加以继承和发扬。如我国医德传统中，广泛被人们赞扬的"神农尝百草，一日而遇七十毒"这种为了人民的利益而勇于献身的精神，对于今天的医德建设仍有积极意义。同时，还要积极宣传、扶植符合医德的新风尚，新的医德风尚被人们作为医务人员诊疗行为规范形成习惯时，又会成为新的习俗力量。在医德评价中，要正确发挥传统习俗的作用，就必须依据医德评价的标准来决定对它的态度。支持和遵循符合时代要求的传统习俗，批评和改造不良的传统习俗，促进新的有利于医学发展的良好道德风俗习惯的形成。

三种评价方式之间的关系。社会舆论、内心信念和传统习俗既有区别又有联系。其区别在于：社会舆论和传统习俗是由多数人组成的群体力量，而内心信念是单个人的力量，社会舆论和传统习俗是来自外界的社会力量，而内心信念是发自人本身的自我力量。然而，它们又是相互联系的：内心信念的形成要受到舆论和习俗的影响；社会舆论和传统习俗的作用则要通过内心信念来实现，这种关系是内因和外因辩证关系在医德评价中的表现，它们在医务人员的医德实践中统一起来。

社会舆论、传统习俗和内心信念三者相互渗透、相互作用。从舆论和习俗的关系来看，习俗影响舆论。传统习俗不仅影响社会舆论的内容，而且影响社会舆论力量的发挥。社会舆论与传统习俗的方向一致时，它们形成共同的道义力量，促进或制约医务人员的行为；两者的方向不一致时，传统习俗力量可以抵消某些舆论力量。而社会舆论也可影响传统习俗，如当某种传统习俗阻碍医德医风发展时，通过社会舆论可以逐渐改变不良传统习俗。从内心信念和传统习俗的关系来看，内心信念制约着传统习俗。每个医务人员都从自己的内心信念出发，遵循良好的传统习俗，抵制不良的传统习俗。从社会舆论和内心信念的关系来看，社会舆论和内心信念相互影响。一方面，社会舆论增强内心信念，是内心信念发挥的环境和客观凭借。正确的社会舆论，能够促使医务人员在思想上开展内心斗争，培养医务人员的善恶观念，培养医务人员的医德责任感，提高对诊疗行为善恶的自我评判能力，增强医务人员的内心信念。另一方面，内心信念的增强和医德责任感的增强，又是舆论的精神支柱，又会促进医德舆论的形成，使舆论发挥更大的力量。良好的舆论环境和正确的道德信念统一起来，就能对医务人员的诊疗行为产生巨大的影响，促进医德水平的提高。

4. 量化考评

量化考评是指对医德的具体情况进行量的分析和掌握，然后作善意的评价。任何事物都是质和量的对立统一，医德也一样，不仅有质的规定性，而且有量的规定性。医德的质就是善与恶，医德的量就是善恶的程度。以往我们偏重于质的判断，如这种行为是合乎道德还是不合乎道德，而忽视了量化分析，因而对医德的评价缺乏科学的分析。现在采取量和质的综合分析，不仅使人们对医德评价有更科学的认识，而且对于医务人员的医德教育和修养具有重要意义。

如何进行量化考评？目前许多医疗单位采取记分统计法，把各种医德表现分为一些项目进行量化计分，比较各部门各人的分值，并依据分值多少分别做出评价。有的单位还规定道德量化内容，如：坚持社会主义服务方向；文明行医、礼貌待人的服务态度；认真负责、严格执行规章制度的严谨作风；刻苦钻研技术、虚心好学的学风；遵纪守法、廉洁奉公的优良作风；团结协作、共同进步；正确处理国家、集体、个人之间关系的优良品质等。然后根据这些量化指标进行自我评价、医务人员之间评价、病人及其家属评价、领导评价等形式评出每个人的分数，再根据每个人的评分多少来衡量医德优劣程度。有些单位运用模糊数学计算法进行考评，有的单位还采取社会民意测验、单位领导与同行评议方法进行评价，对严格遵守医德规范、医德高尚的个人和单位给予表彰奖励，对不遵守医德规范者进行批评教育，对严重违反医德规范，经教育不改者给予必要的纪律处分等。

上述这些量化考评方法，是在实践中不断总结出来的评价方式，是社会评价、自我评价的综合运用，对医德建设起到了推动作用。

总之，社会舆论的抑扬、传统习俗的调控、内心信念的自律和量化考评的约束四种基本方式，是相互补充、相互联系的。此外，各级医疗卫生工作行政部门把医德医风作为单位单项评估及医务人员考核的重要内容，也是医德评价的具体措施。良好医德风尚的形成和更新，都是通过社会舆论、内心信念、传统习俗和量化考评的起伏与消长表现出来的。我们要充分地、恰当地运用这四种方式对医务人员的诊疗行为做出正确的判断和评价，不断提高医务人员的医德水平。

二、医学伦理评价的标准和依据

(一) 医学伦理评价的标准

人们常说，没有规矩不成方圆。对于任何事物的评价都得有规矩、标准，医德评价也不例外。尽管由于各种原因，对同一诊疗行为有不同的看法，并且可以提出各种"理由"，但是并非"公说公有理，婆说婆有理"。社会主义医德原则，是医务人员在临床实践中处理人与人之间关系的根本指导原则。医德评价的标准不能脱离这一基本原则。根据基本原则的要求，医德评价的客观标准，主要有以下三条：

1. 有利于人类健康，有利于病人疾病的缓解、根除，即疗效标准

医务人员的医疗行为是否有利于人类健康，有利于病人疾病的缓解、根除，是评价医务人员行为的主要标准。医务人员的医疗行为应该有利于病人疾病的缓解、根除，有利于病人的健康，这就是善的行为，美的行为，应当受到赞扬。因为病人的利益是医疗实践活动的出发点和归宿，在医疗实践活动中，医务人员的一切行为，都必须符合病人的利益，也就是有利于治疗疾病、减轻病人痛苦、促进康复，使病人的身心保持良好状态，使病人付出最小的代价（肉体的、精神的、经济的），在身心健康上收到最大效益。这是从医疗行为对病人恢复健康的总体而言的。例如，在给病人使用药物抗感染治疗时，弃去有效而价廉的首选药不用，而用高价回扣药，就是不道德的行为。当前，在市场经济的条件下，如果只顾经济收入，而把病人利益、社会效益摆在次要位置，造成经济收入暂时上去，而医疗质量、服务态度和社会效益下降，这种经济效益是短期行为，不会有长期的好的经济效益。如果一个医院服务态度好，收费价格合理，应用低价有效的药品，医护水平又高，这个医院就会在医疗市场竞争中取胜，就会得到社会的赞誉，定会得到长足的发展。在医疗实践的医德评价中，有利于人类健康，有利于病人疾病的缓解、根除，在任何时候都是

衡量医疗行为是否符合道德的重要标准。

2. 有利于促进医学科学发展，即科学标准

医学道德评价的重要标准之一是医疗实践活动必须遵循医学科学的发展规律，促进医学科学的发展。对于那些自愿在死后捐献自己的遗体，自愿接受人体实验，或贡献自己的器官等有利于医学科研的行为，应该充分肯定、给予赞扬。对那些在医学科学研究中，刻苦钻研、勇闯难关、不图名利、相互协作、实事求是、一丝不苟，很好地完成了科研任务，为医学科学的发展、社会的进步做出贡献的医务人员，应给予积极鼓励并大力支持。反之，对于那些不尊重别人的科研成果和科研专利、剽窃抄袭、沽名钓誉、相互嫉妒等恶劣行为，以及"身体发肤受之父母，不可毁伤"等陈腐道德观念，应当给予批判和摒弃，以促进医学科学研究的发展。

3. 有利于人类生存环境的保护和改善，有利于人群素质的提高，即社会标准

随着社会的进步和医学科学的发展，医学的服务对象不仅包括有疾病的人，而且还包括健康的人。医务人员不仅要治病，而且要防病；既要重视治疗，又要重视预防；不仅要有利于个体病人和健康人，而且还要有利于人类生存环境的保护和改善，提高人们的身体素质。因此，医院必须采取措施，防止疾病的传染与扩散，同时医院也要加强管理，保护环境。医院的废水、废气、污物、化学及放射性物质的处理，既要考虑本身的卫生安全，又要考虑社会环境卫生和人群的健康。不经无害化处理，把各种带有传染源及放射性的毒物排入周围环境中是不道德的。因此，在评价医务人员和医疗卫生单位的行为和活动时，要把"治"和"防"结合起来，把病人的切身利益和社会整体效益，乃至整个人类健康利益结合起来。

(二)医学伦理评价的依据

医疗活动是一种有意识的活动，是从行为的动机、意图出发，选择一定的医疗手段，最后获得某种效果的过程。医学伦理评价的依据，就是有关医疗活动中的动机与效果、目的与手段问题。

1. 动机与效果的辩证统一

所谓动机是指医务人员在职业行为之前的主观愿望，这是激励他们去行动

的主要原因。人们在自觉地实行某一行动之前，必然会明确地意识到进行这一行为所要达到的目的。所以，动机是人们的行为所固有的特征。医疗动机是医务工作人员在医疗活动之前的主观愿望和医疗实践活动过程中支配一系列行为的动因。医务人员在行为之前，有不同的主观愿望，也就是不同的动机。

所谓效果就是指人们的行为所产生的结果。医疗效果就是指医务人员进行医疗实践产生的结果，任何医疗活动都会产生一定效果，医疗效果好坏是医疗活动的客观记录。

我们评价一个人的医疗实践行为，是依据他的动机，还是依据他的行为效果呢？这是一个非常重要的问题，而且历来是伦理学家们争论的问题。

动机论者认为，行为出于动机而发生并受动机支配，动机是评价行为善与恶的唯一依据。如德国唯心主义哲学家康德认为，从道德评价方面看，除了一个"善良意识"以外，再没有什么东西可以称得上是道德的。检验行为善恶单纯只看动机，这是道德评价问题上的一种唯心主义观点。因为动机是一种主观愿望，如果光凭动机而不看效果去评价一种行为，那就可能把并未尽力去实现良好动机的行为都评价为善的。其实行为动机若离开了实践检验，只是一种毫无意义的空想。

效果论者认为，效果是评价行为善恶的唯一依据。他们强调效果是作为评价行为善恶的唯一依据。我们认为，效果论者也是片面地看问题，离开动机只看效果，也不能对行为的善恶做出正确的评价。毛泽东同志指出：唯心论者是强调动机否认效果的，机械唯物论者是强调效果否认动机的，我们和这两者相反，我们是辩证唯物主义的动机和效果的统一论者。为大众的动机和被大众欢迎的效果，是分不开的，必须使二者统一起来。医疗实践活动中的动机是产生医疗效果的前提，然而，动机和效果并不都是一致的，常常出现复杂情况。在医疗实践中，好的动机，也可能产生不好的效果。有时还会发生相同的动机，产生不同的效果，相同的效果来源于不同的动机。因此，要求在医疗道德评价中，既要看动机，又要看效果。

一般来说，一个好的行为动机会产生好的行为效果；不良的行为动机则会产生不良的行为效果。但是，由于在职业活动中要受各方面条件的制约，由于医务人员本人对专业技能的掌握要有一个过程，也由于在医疗活动中还有不少意想不到的情况，因此，有时好的动机也往往出现不好的效果。如有的医务人员一心想把病人的病治好，但由于病情复杂，当时当地的医疗技术水平有限，医疗设备不全，虽经竭力抢救，仍难转危为安。又如有的医务人员，医疗态度和作风都很好，但专业技能掌握不够，使一些本来可以避免的传染病没有得到及时预防。像这类情况，不能因效果不良，就认为其动机也不好。同样，在一定条件下，不良的动机也可能出现好的结果。如有的医生为了获取个人名利，为了显示自己的技术以达到某种个人目的，也完全可以把病治好，甚至使病人满意，但我们并不能以此断定该医生的动机是好的。

由此可见，我们在评价医疗行为的动机与效果的道德是非时，应该对动机与效果作辩证的、客观的、具体的分析，应该把医疗实践的全过程作为判断动机与效果的依据，既不能简单地以效果来判断动机，也不能以动机代替效果。作为一个对病人负责的医务人员，应该尽量使自己的动机和效果一致起来，逐渐减少和消除动机与效果不一致的情况。这不仅有利于评价医疗行为的好与坏，而且也是我们医疗服务的目的所决定的。

2. 目的与手段的辩证统一

目的和手段是与动机和效果相联系但又有区别的问题，也是在评价医德中应该加以研究和讨论的问题。

所谓目的，就是指医务人员通过医疗活动所期望达到的目标。医务人员的诊疗目的有两种：一种是为病人防病治病，保障人民健康，缓解和根除病人疾苦，是合乎社会主义的医疗道德目的的；另一种是极少数医务人员的诊疗目的是唯利是图的，追求个人的名利或敲诈勒索、搜刮病人的钱财，是不合乎医疗道德的。手段是达到某种目标所采取的各种措施、方法和途径等。

目的和手段是对立统一的，二者相互联系、相互制约。目的决定手段，手段必须服从目的。手段离不开目的，离开目的的手段是没有任何意义的，目的也不能离开手段，医务人员的某种目的，离开了一定的手段则无法达到。在医疗实践中，目的与手段也有可能相背离。比如，目的没有相应的手段来保证其实现，或者手段没有服从预定的目的，一旦发现这种情况，就应果断采取措施调整手段，或者改变目的，力争运用现有手段来达到尽可能好的目的。如果看到手段与目的相背离，在可能导致不良的后果时，仍无所顾忌、继续进行，那是不道德的。因此，在评价医务人员的行为是否符合医疗道德要求时，不但要看是否有正确的目的，还要看其是否选择了达到目的的恰当手段，使正确的目的能够实现。

医务人员要想使自己的行为达到预想的目的，要想使自己良好的动机转化为良好的效果，选择正确的医疗手段，是十分必要的。如同过河，要有桥或船一样。医务人员为病人利益着想，从让患者药到病除、早日康复的善良愿望出发，要尽力选择正确的医疗手段。

依据医疗目的选择医疗手段，应遵循以下原则：

第一，选用的诊疗手段，应该是经过严格的科学实验证明是可行的。作为医疗实践的手段，包括每一种新技术和新药物的应用，未经严格的药物实验和临床实践证明行之有效，都不能采用。这里应把临床实验和临床应用区别开来，那些尚处于临床实验阶段的手段不能轻率地当做临床常规来使用，必须经过人体实验，也必须严格按照科研道德规范进行。

第二，必须选择最佳的医疗手段。所谓最佳手段包括以下内容：一是效果最佳，即在当时当地的技术水平和设备条件下医疗效果是最佳的。如果不采用条件许可或可以争取到的最佳手段，随便应付患者的治疗需要，或采用其他手段，则是不道德的。二是安全，副作用和损伤最少。一切医疗手段，都应尽可能地避免副作用或使之减少到最低程度。三是痛苦最少。无论是诊断或治疗，都应尽可能注意减轻病人的痛苦——包括疼痛、血液损耗、精力消耗等。四是经济耗费少。不论是自费的病人还是享受公费、劳保的病人，在采用治疗手段和选用药物时，都要考虑资源的消耗和经济的负担。

第三，诊治手段必须和病情程度相一致。医务人员在考虑治疗方案时，应该坚持实事求是的原则，必须从病人利益出发，根据病情需要给予相应的治疗；不能采取一些相反的治疗手段，该予以治疗的不予以治疗，该予以大治的却予以小治；或者不需要治疗的反而予以治疗，无须大治的反而予以大治，等等，这些都是违反医德原则的。也就是说，在选择治疗手段时，应对症下药，实事求是，不能掺杂个人的私念。

第四，必须考虑社会后果。一切可能给社会带来不良后果的医疗手段，都尽可能不采用。如可能造成细菌扩散或造成环境污染的医疗手段，必须按规定在严格的控制和防护下进行。对某些病人有利，但可能给更多人带来损害的手段和要求，要慎重对待。如某些不可逆转的危重病人及其家属提出要使用效果不大的昂贵药物时，这从病人个人的角度看可能并非多余，但从全社会的资源和效果看，是不允许的。

3. 个人和集体的辩证统一

这里的个人是指医务人员的个人，这里的集体是指医院或医院的某个科室。我们在评价医疗行为时，既要充分考虑医务人员个人利益、个人智慧和个人的主观能动作用，同时又要考虑科室、医院的整体利益、长远利益与集体的团结协作。例如，有的病人的疾病需要医院几个科室的共同诊断和治疗，这就需要医技科室和临床科室相互密切配合，有时还需要医院的医务部门组织会诊或协调方能解决病人的痛苦。在评价这样的医疗行为时，就既要考虑医务人员的个人医疗行为，还要考虑医院相关科室的团结协作精神。所以说在医德评价时，既要对某个医务人员做个人的评价，有时也要对医院集体医德医风做综合的评价。

　　总之，评价医务人员的行为，要以动机、手段、目的、效果、个人和集体为依据，从实际出发，实事求是，进行具体的、辩证的分析，才能做出正确的判断。

【本章推荐阅读】

[1]郑文清，周宏菊．现代医学伦理学概论[M]．武汉：武汉大学出版社，2017.

[2]刘俊荣，严金海．医学伦理学[M]．武汉：华中科技大学出版社，2019.

[3]孙福川，王明旭．医学伦理学（第4版）[M]．北京：人民卫生出版社，2013.

[4]陈晓阳．医学伦理学[M]．北京：人民卫生出版社，2010.

[5]瞿晓敏．医学伦理学教程（第4版）[M]．上海：复旦大学出版社，2011.

[6]张忠元．医学伦理学[M]．北京：人民卫生出版社，2012.

[7]郭楠．医学伦理学案例教程[M]．北京：人民军医出版社，2013.

[8][美]保罗·布卢姆（Paul Bloom）．善恶之源[M]．青涂，译. 杭州：浙江人民出版社，2015.

【本章思考与练习】

　　1. 医德评价的作用是什么？

　　2. 医德评价的方式有哪些？你是如何理解的？

　　3. 医德评价的标准有哪些？你是如何理解的？

　　4. 医德评价的依据有哪些？你是如何理解的？

【本章延伸阅读】

纪念白求恩

（1939年12月12日）

毛泽东

　　白求恩同志是加拿大共产党员，五十多岁了，为了帮助中国的抗日战争，受加拿大共产党和美国共产党的派遣，不远万里，来到中国。去年春上到延安，后来到五台山工作，不幸以身殉职。一个外国人，毫无利己的动机，把中国人民的解放事业当作他自己的事业，这是什么精神？这是国际主义的精神，这是共产主义的精神，每一个中国共产党员都要学习这种精神。列宁主义认为：资本主义国家的无产阶级要拥护殖民地半殖民地人民的解放斗争，殖民地半殖民地的无产阶级要拥护资本主义国家的无产阶级的解放斗争，世界革命才能胜利。白求恩同志是实践了这一条列宁主义路线的。我们中国共产党员也要实践这一条路线。我们要和一切资本主义国家的无产阶级联合起来，要和日本的、英国的、美国的、德国的、意大利的以及一切资本主义国家的无产阶级联合起来，才能打倒帝国主义，解放我们的民族和人民，解放世界的民族和人民。这就是我们的国际主义，这就是我们用以反对狭隘民族主义和狭隘爱国主义的国际主义。

白求恩同志毫不利己专门利人的精神，表现在他对工作的极端的负责任，对同志对人民的极端的热忱。每个共产党员都要学习他。不少的人对工作不负责任，拈轻怕重，把重担子推给人家，自己挑轻的。一事当前，先替自己打算，然后再替别人打算。出了一点力就觉得了不起，喜欢自吹，生怕人家不知道。对同志对人民不是满腔热忱，而是冷冷清清，漠不关心，麻木不仁。这种人其实不是共产党员，至少不能算一个纯粹的共产党员。从前线回来的人说到白求恩，没有一个不佩服，没有一个不为他的精神所感动。晋察冀边区的军民，凡亲身受过白求恩医生的治疗和亲眼看过白求恩医生的工作的，无不为之感动。每一个共产党员，一定要学习白求恩同志的这种真正共产主义者的精神。

白求恩同志是个医生，他以医疗为职业，对技术精益求精；在整个八路军医务系统中，他的医术是很高明的。这对于一班见异思迁的人，对于一班鄙薄技术工作以为不足道、以为无出路的人，也是一个极好的教训。

我和白求恩同志只见过一面。后来他给我来过许多信。可是因为忙，仅回过他一封信，还不知他收到没有。对于他的死，我是很悲痛的。现在大家纪念他，可见他的精神感人之深。我们大家要学习他毫无自私自利之心的精神。从这点出发，就可以变为大有利于人民的人。一个人能力有大小，但只要有这点精神，就是一个高尚的人，一个纯粹的人，一个有道德的人，一个脱离了低级趣味的人，一个有益于人民的人。

第二十章　医学道德修养与教育

【本章学习目标】

　　通过学习本章内容，熟悉医学道德修养的含义、意义；熟悉医学道德教育的含义与意义；掌握医学道德修养的内容、途径和方法；掌握医学道德教育的原则和方法，树立良好的医学职业道德。

【本章学习要点】

◆　医学道德修养

◆　医学道德教育

一、医学道德修养

　　在激烈的医疗竞争中，医德医风被誉为医疗单位和各类医务人员最具竞争力，最为宝贵的无形资产。医德修养已成为医疗实践活动不可缺少的自觉行动，对于医务人员良好的医德品质的形成，对于整个社会医德水平的提高具有重要的现实意义。

(一) 医学道德修养的含义

　　修养这个概念含义广泛，它包含的是一个人言谈、举止、仪表、情操、技艺等多方面的陶冶和锻炼，既有修身养性、反省体验的意思，又包括为人处世的态度以及政治思想、精神风貌、知识才能等方面的能力和品质。

　　医学道德修养指的就是医务人员在医德品质、情感、意志、习惯等方面按照一定的道德原则和规范进行自我改造、自我锻炼、自我培养的实践活动过程，以及在此基础上所要达到的医德境界。它可以分解为三层含义：(1)是动态的过程，即医务人员按照一定的道德原则和规范所进行的学习、体验、检

351

查、反省等心理活动和客观的医疗实践活动过程；（2）是静态的结果，即经过长期的努力之后所形成的医德品质、情操和道德境界；（3）是指医务人员待人处世的态度，即处理医患关系、医医关系、医社关系的认识态度。

（二）医学道德修养的意义

医学道德修养是道德修养在医学职业领域中的具体体现，是医务人员道德修养中不可缺少的一个方面。医学道德修养作为一种重要的医德实践活动，其实质就是在医疗卫生领域存在的两种或多种不同医德意识的冲突中调节冲突和矛盾，使低层次的医德境界向高层次发展，使更多的医务人员提高医德认识，坚定医德信念，养成良好的医德行为和习惯，全面提高自身医德素质，提高医务工作者的社会主义医德水平，培养社会主义的医德品质，造就社会主义的新型人才，实现为人民服务，是社会主义医德建设的终极目标。重视医德修养，对每一个医务工作者来说，更具有特殊的意义。

第一，医德修养是提高医务人员个体医德素质的内在依据。良好的医德品质的形成，是以医务人员个体的自觉性、能动性为前提的，所有医德教育施加的影响，其效果如何，归根结底要通过个体自身的医德修养才能表现出来，外在的教育只是条件，内在的修养才是根据。医务工作者如果不注意医德修养在疾病发生、发展和转归中的作用，不注意自己的语言、态度和行为，就会影响疾病的防治，甚至有可能引起医源性疾病，造成不应有的严重后果。因此，医德修养不仅事关服务态度和文明行医等职业道德问题，而且对提高防病治病的质量具有十分重要的作用。

第二，医德修养是培养新型的、合格的医学人才的必要条件。医德是合格的医学人才不可缺少的一个方面。在历史上，中外著名的医家都十分重视医德修养。我国唐代名医孙思邈在《千金要方大医精诚》中提出，"大医"必须"精诚"。他说，医生首先要具有"诚"，即学医、行医的目的应该是为了仁爱救人而不是为了名利，其次必须具有"精"，即要有高明的医疗技术，这说明医德是一个合格的医务工作者不可缺少的要素，缺德的医务工作者，不仅不能为人类造福，反而祸害人类。第二次世界大战中，日本的"731"部队的具有高超医术的披着医生外衣的战犯，把人当实验品，制造杀人武器，被人们痛骂为"披着白衣的豺狼"。今天新一代医务工作者应该是有理想、有道德、有纪律、有文化的医务工作者，为此，医务工作者必须在实践中加强医德修养，提高综合素质，才能真正成为符合需要的新型医学人才。

第三，医德修养是提高医疗质量的根本保证。医疗工作虽然是一项平凡的工作，但其每一个环节都与病人的生命健康息息相关。医务人员的医德修养水平高低直接关系到病人的根本利益。在治疗过程中医务人员要抵制周围环境的各种不良道德的影响，主动做好工作。一个有修养的医务工作者能做到精心地治疗、护理病人、仔细地观察病情，详细地做好病案记录，全面地把握病人的情况，使病人得到有效的治疗。如果缺乏医德修养，对工作不负责任，就会贻误病人的病情，失去病人最佳治疗、抢救时机，延长病程或造成医疗事故，甚至危及病人的生命。

第四，医德修养是改善医德医风，推动社会主义精神文明建设的巨大动力。医疗卫生事业是为人类的健康谋福利的事业，医务人员的医德水平，直接决定着医德医风的状况，医德医风既是社会主义精神文明的重要组成部分，又是我国社会主义精神文明建设巨大的动力。医德医风的改善，说到底还在于医务人员道德素质的提高，而这必须通过医务人员的医德修养才能实现。医务工作者在为人民服务的过程中，纯洁的心灵、热情的态度、美好的语言、高尚的情操的培养，成为搞好医德医风建设的关键，通过医德修养，纠正当前个别医疗部门的乱收费，少数医务人员收"红包"拿"回扣"等不正之风，真正做到为人民服务，形成良好的行业风气，将有力地推进社会主义精神文明与和谐社会的建设。

(三)医学道德修养的内容

医学道德修养主要包括医德理论修养、医德意识修养、医德行为修养等，其主体是医学道德原则、规范所提出的要求。医德修养的要求和标准是具体的。不同的时代、不同的社会背景下，医德原则和规范的要求也各自不同。当今我国社会主义医德原则和规范的具体要求是：医心赤诚、爱岗敬业、尽职尽责；刻苦钻研、精益求精、医术精湛；热爱病人、平等相待、一视同仁；慎言守密、医纪严明、医行端庄；廉洁自律、作风正派、不谋私利；尊重同行、团结互助、精诚合作。

(四)医学道德修养的境界

医德境界是指医务人员医德水平和觉悟高低的程度及道德情操的状况。在现实生活中，医务人员的道德水平不尽相同，这是由于他们个人的世界观和对人生价值、社会责任感及对是非、善恶、荣辱的认识理解能力、文化素质等多方面存在着差异，使医务人员的道德水平呈现出不同的层次。目前，我国正处在社会主义初级阶段，医务人员的医德境界大致分为由低到高的四个层次：

(1)利己主义的医德境界。这种境界的医务人员人数虽不多，但影响很坏。其特点是认识和处理一切关系均以满足自己的私利为目的，处事的原则总是以个人名利为轴心，一切以是否有利于自己为标准，斤斤计较个人得失。其道德标准是视私利为神圣不可侵犯，把医疗卫生事业作为获得个人名利的手段，对病人的态度，以病人能够为自己提供多少好处为转移，把医疗技术、听诊器、手术刀、诊断书、处方等作为图谋私利的资本和工具，对工作不负责任，甚至玩忽职守，草菅人命。这是一种十分低层次的医德境界，也是需要批判的医德境界。我们不能听任这种医德境界的蔓延，否则它将危及医学事业及全社会的精神文明与和谐社会的建设。

(2)先私后公的医德境界。在我国现阶段，处在这种医德境界的医务人员占相当比例。他们所信奉的道德原则是奉公守法、人我两惠、公私兼顾。处于这一层次的医务人员一般还具有人道主义思想，能考虑到集体利益和病人利益，工作上比较认真，有的人医疗技术也不低，但他们的动机和目的往往局限在追求个人利益的满足上，比较计较个人得失，特别是当个人利益和集体利益或他人利益发生矛盾时，往往采取集体利益、他人利益服从个人利益的价值取向。这种医务工作者工作上往往缺乏热情，更无坦荡的胸怀，服务态度、工作质量时好时坏，这种境界的人容易分化。如此发展下去很可能跌入自私自利、唯利是图的行列。

(3)先公后私的医德境界。处于这种医德修养的医务人员是大多数，他们能正确地处理个人与国家、集体和个人的关系，对病人关心体贴，对工作认真负责、团结协作，他们也关注个人利益，但主张通过自己的诚实劳动和服务获取正当合理的个人利益。当个人利益与病人、医院、国家利益发生冲突时，能把病人、医院、国家的利益放在个人利益之上。当前我国大多数医务人员已达到了这种医德境界，构成了医疗队伍的主体职业道德精神。

(4)无私奉献的医德境界。这种医德境界是共产主义道德境界在医务领域的表现，是人类社会最高的医德境界。处在这种医德境界的医务工作者虽然是少数，但代表了医德修养的发展方向，是医德境界的最高层次。有这种医德境界的医务工作者树立了正确的世界观、人生观和价值观，对工作极端负责，对病人极端热忱，对技术精益求精，从不计较个人得失，处处以病人的利益为重，毫不利己，专门利人，无私奉献，同时，他们的高尚行为是自觉自愿的，是始终坚定不移的。无论在任何情况下，都有"先天下之忧而忧，后天下之乐而乐"的胸怀和"毫不利己专门利人"的精神，都始终如一地践行医德原则和规范这种高尚的医德境界，闪烁着共产主义理想的光辉。南丁格尔、白求恩、柯棣华、赵雪芳、林菊英、钟南山、王玲等优秀模范人物就是这种医德境界的典范，是我们学习的楷模。

上述四种医德境界，是当前医务人员不同思想境界和道德状况的反映，但他又不是静止的、一成不变的。广大医务人员应切实加强自身医德修养，不断提高医德水平，逐步向更高层次医德境界迈进，像白求恩那样，做"一个高尚的人，一个纯粹的人，一个有道德的人，一个脱离了低级趣味的人，一个有益于人民的人"。

(五)医学道德修养的途径和方法

一个医务人员高尚的医德修养，不是天生的，也不是靠单纯的悟道思过、面壁静坐、钻研书本而养成的。医学道德修养要达到最终的目的，必须以辩证唯物主义的认识论为指导，以马克思主义伦理学的科学原理为依据，从根本上说，人的道德品质是人的社会本质的重要内容之一，它只有在社会实践中才能得到改造和提高。医务人员的医德修养一刻也离不开医疗实践活动，只有在实践中，病人、医务人员的相互关系才能发生行为的善恶，才能对此作出医德的判断。离开医疗实践，离开医患关系，医务人员就不可能正确地认识主观世界并进行有效的改造。医德修养就成了一句空话。因此，医务人员在医疗实践中自觉地进行自我锻炼、自我教育、自我改造，才是医学道德修养的根本的正确的途径。

在道德修养与实践相联系这一根本的前提下，历史和现实中许多人的道德修养实践表明，下列几种修养方法是行之有效的。

(1)把学习医德理论和医德实践结合起来。文明、高尚总是同知识、理智相联系的，野蛮、粗俗又总是同愚昧、无知、不学无术相联系的。自我道德修养的第一步也是最基本的方法就是学习。学习医德理论，是医德修养的必备条件，学习的目的是为了更好地指导我们的医疗实践活动，正确地处理各种医疗实践过程中的难题，规范自己的医疗行为，更好地为大众的健康服务。因此，就不能脱离医疗实践活动，参加医疗实践是医务人员医德修养的根本途径。因为只有在医疗实践活动中，才能把所学的医德理论与具体医疗实践结合起来，用实践来检验自己对理论的掌握程度及医德理论本身的正确程度，进一步完善医德理论和自身的医德修养。也只有在医疗实践中，才能深切地感受患者的疾苦，体现出医疗工作者的价值，增强自己工作的责任感。

(2)学习医德典范，从榜样中吸取力量。榜样的力量是无穷的，它往往能给人以鼓舞，给人以教育，给人以鞭策。所谓榜样示范，就是以先进典型为榜样，以典型人物的先进思想、先进行为，教育引导受教育的医务人员模仿、学习某些医德高尚的道德修养方法。这是一种更直接、生动的医德修养方法，这样做，可以使人看到活生生的医德理想人格，自然而然地起到"点燃一盏灯，照亮一大片"的作用。

(3)开展批评和自我批评。古人的"洁身、省身、正身、澡身"等等，讲的都是自我批评，这是医德修养的重要方法。只有经常进行自我批评，才能自觉地揭露矛盾，开展积极的思想斗争，医德修养不可能在风平浪静中进行，它总是在善的、美的观念同恶的、丑的观念斗争中进行的。当前我国医德医风存在的大量问题，是不可回避的，问题在于我们如何去对待它，在于我们在医德修养过程中能不能通过自我批评，自觉地坚决地抵制它。因此，我们应当运用自我批评的方法一步一步达到高尚的医德境界。

(4)严格自律，力行慎独。"慎独"是我国伦理学所特有的范畴，是指在个人独处时，在没有任何人监督的情况之下，仍能坚持道德信念，按照道德原则行事，它既是道德修养的一种方法，又是道德修养所要达到的一种更高的道德境界。医学道德修养中的慎独，指的是医务人员在单独工作、无人监督时，仍能坚持医德信念，履行医德原则和规范，不做任何违反道德的事。

医德修养非一日之功。医德品质的培养也不是一蹴而就、一次完成的，而是一个长期的曲折的过程，它需要我们医务工作者刻苦地磨炼自己顽强的意志和克服困难的毅力，做到提高"慎独"的自觉性，在"隐""微"之处下功夫，防微杜渐，从小事入手，努力提高自己的医德境界。

二、医学道德教育

医学道德教育是社会一种有目的、有组织、有计划地对医务人员施加一系列医德影响的活动。开展医学道德教育，是我们培养全面、合格的医学人才的重要手段，也是形成良好的医德医风的重要环节，更是促进医学科学的发展的重要措施，因而对医疗实践活动具有重要的意义。

(一)医学道德教育含义与意义

医学道德教育是指社会按照社会主义医德的基本原则和规范，运用各种方式和手段，对医科学生和医务人员进行的有组织、有计划、有目的的道德教育活动。医学道德教育既要面对在校的医科学生，又要面对医疗一线的医务人员。因此，医学道德教育从形式上讲，是从外部进行的一种客观的思想灌输，可分为普及教育与系统教育两种模式。普及教育的对象主要是广大医务工作者，系统教育的对象则应该是医学院校的学生，同时还包括卫生行政部门、医疗卫生单位的领导与技术骨干及专职人员在内。不管是普及教育形式还是系统教育形式，其目的都是向医科学生和医学工作者传授医学道德基础理论和基本知识，特别是医学道德规范要求，使他们进行品格的陶冶和塑造，并逐渐地把社会主义医德理论的基本原则和规范转化为自己内在的医德信念，养成良好的医学道德品质和行为习惯。那么在这一层面上讲，医德教育实质上就是一种特殊的职业道德教育。

在人类发展史上，我国的伦理文化素以重德教而著称。目前，在我国的医学职业教育体系中，我国也和世界上其他国家的医学院校一样，开设了医学伦理学课程，系统地对学生进行医德知识教育，尽管时代变迁，医德内容发生了变化，但医德教育在医学教育中具有的重要地位与作用始终没有改变。医德教育的这种重要作用，首先是由医学职业的特殊性所决定的。医疗卫生工作承担着为人类健康服务的重大使命，关系到人民生命安危，涉及千家万户的幸福，正如孙思邈所言"人命之重贵于千金"，医疗卫生工作的重要性绝非其他行业可比。我国古代医家在挑选其职业传人时，首先关注的就是其道德品质。明确提出"夫医者，非仁爱之士不可托也"，"无恒德者，不可作医。人命生死之系"。同时，他们又将医疗实践中概括出的医学道德要求，言传身教，代代相传。社会主义医学教育，无疑要继承和发扬上述优良传统，才能培养出德才兼备的卫生工作人员。

其次，医德教育是现代医学科学技术发展的要求。现代医学正由"生物医学模式"向"生物心理社会医学模式"转化，人们已经认识到人不仅仅是生物的人，而且是社会的人，与人类生命过程相联系的生老病死，不仅由生物因素所决定，而且受社会、精神因素所制约，社会、心理因素也可成为病源物，因此，除了用药物治疗疾病外，还要重视心理活动及社会因素对调节身心所起的作用。

医学道德教育的意义表现在：(1)医学道德教育是培养全面、合格医学人才的重要手段。医学道德教育将不仅能够帮助医学生、医务工作者认识从事医疗卫生工作的意义，而且有助于他们树立正确的人生观、价值观和道德观，培养高尚的医德品质，成为一个全面、合格的医务工作者。(2)它是形成良好医德医风的重要环节。医学道德教育把医学道德的原则、规范传达给医务人员，提高其医德认识，激发其医德情感，锻炼其医德意志，并促进其在医疗活动中把医德原则、规范转化成医务人员的医德信念和医德行为习惯，从而形成良好的医德医风。(3)医学道德教育是促进医学科学发展的重要措施。医学科学的进步和发展离不开医务工作者的献身精神,并且,医学科学自身发展的过程中,也给人类的生存、发展带来许多困惑和伦理难题等,医学道德教育不仅培养医务人员为医学科学献身的高尚品质,而且也可提高他们分析和解决困惑或伦理难题的能力,从而推动医学科学的发展。

(二)医学道德教育的过程

医学道德的教育过程是同医务人员道德品质的形成和完善相一致的过程。医学道德品质,是指一个医学工作者在一系列医德行为中反映出来的那些稳固的倾向和特征,它通常是由人们的医学道德认识、医学道德情感、医学道德意志、医学道德信念和医学道德行为习惯几方面构成的。那么医德教育过程实质上也就是上述要素的提高与发展过程。

1. 医学道德认识的提高

医德认识是对医德关系以及调节这些关系的原则、规范的认知、理解和接受。认识是行为的先导,因此,提高医务人员的医德认知水平,是医德教育首要的基本环节。

2. 医学道德情感的培养

医德情感是对医疗卫生事业及病人所产生的爱恨、喜恶态度及其履行医德要求后的内心体验和自然流露。医德情感是产生行为的内在动力,因此,培养医务人员的医德情感,是医学道德教育的重要环节。

3. 医学道德意志的锻炼

医德意志是指在履行医德义务的过程中,自觉克服困难和障碍的毅力。医德意志是行为的杠杆,因此,锻炼医务人员的医德意志,是医学道德教育的关键环节。

4. 医学道德信念的确立

医德信念是根据医德认识、医德情感、医德意志而确立起来的对医德理想、目标坚定不移的信仰和追求,在医德品质中居于主导和核心地位。医德信念是推动医务人员产生医德行为的动力,是认识转化为行为的中间环节,因此,着力于医务人员的医德信念的确立,是医学道德教育的中心环节。

5. 医学道德行为习惯的养成

医德行为习惯是在医德认识、医德情感、医德意志和医德信念的支配下形成的一种经常的、持续的、自然而然的行为活动习惯。医德行为习惯是医德教育的目的，也是衡量一个医务人员医德水平高低的标志，因此，使医务人员养成良好的医德行为习惯是医学道德教育的最终环节。

(三) 医学道德教育的特点

医学道德教育作为职业道德教育的特殊领域，具有职业道德教育的共同特征，但由于医学职业本身的特殊性及服务对象的复杂性，又具有它自身的一些特点，具体表现在：

1. 专业性与实践性相统一

医学是一门专业性和实践性极强的科学，在医疗实践中，医务工作者的医德和医术是紧密结合、相互渗透的，医德教育离不开医学实践，否则就失去了医学专业的特征，就会成为软弱无力的说教。只有将医德教育与专业实践结合，通过解决具体的医学伦理、社会问题来体现医德原则和规范，才能取得良好的效果。

2. 整体性和层次性相统一

医德教育过程，是一个促进医务工作者医德认识、医德情感、医德意志、医德信念、医德行为习惯等诸因素相互渗透、相互促进、整体发展的过程。医务工作者医学道德品质的真正形成，必须是知、情、意、信、行的和谐发展。

医学道德规范要求，体现在医疗实践中是多方面的、具体的，既要强调世界观、人生观、价值观的教育，又要强调奉献精神、敬业精神、服务理念、职业纪律的教育。由于受教育者所受社会、学校和家庭教育的影响不同，其道德修养和道德行为的选择也有差别，因此，社会主义医德教育，既要坚持社会主义医德原则和规范，又要从实际出发，因时因人施教。根据每个受教育者医德觉悟水平和修养状况的不同，从医德品质的不同层次为起点，进行有针对性的教育。

3. 长期性和渐进性相统一

医德教育不仅仅是传授知识，重要的是培养医务工作者坚定的医德信念和相应的行为习惯，因而它比起单纯的知识教育、健身教育甚至审美教育来说，更艰巨、更困难、更复杂。如不进行长期的、反复的教育，是不会收到好的效果的。再加上道德本身就具有保守性和稳定性的特点，人们在接受新的道德教育之前，已经吸收了不少旧道德的影响，要铲除不良道德的影响不是一朝一夕的事。但医学道德品质，从广泛的意义上讲，是可以通过医德教育来培养和改变的，而且医德品质的形成过程是一个从低到高不断升华的过程，只要受教育者日积月累，其善行就能获得循序渐进的效果。

(四) 医学道德教育的原则

医学道德教育的原则，是指医德教育过程中应遵守的准则，是组织实施医德教育的基本要求和依据，它应该贯穿于医学道德教育的始终。医学道德教育的根本原则是理论联系实际，具体体现在以下几方面：

1. 目的性原则

医德教育首先要有目的性，即医德教育必须明确教育的目的和方向，也就是培养具有什么样医德品质的人的问题。我们的医德教育的目的是培养全心全意为人民服务的医务人员这一原则，我们要一以贯之，贯彻到底。脱离了这个目的，医德教育就会迷失方向。

2. 理论与实际相结合原则

医德教育必须在医德实践中进行，不能单纯停留在理论上。医德本身就来源于实践，也只有在实践中，才能使医务人员对医德不仅有理性的认识，而且有感性的直接触动，医务工作者只有亲身体会到病人在被疾病折磨时的痛苦、家属面对自己亲人身患重症时的焦急和期盼，才会理解医生对于病人的意义，才能做到急病人之所急，想病人之所想，这样才会自觉地形成高尚的医学道德品质。

3. 正面疏导原则

这是在医德教育中，教育者从提高受教育者的医德认识入手，通过摆事实，讲道理，对受教育者进行正面的引导，为其医德品质的形成指明方向的教育原则。但在坚持和运用这一原则的过程中，首先必须尊重和信任受教育者，切忌家长式或训导式的教育，其次要坚持正面教育，必须以先进工作者和模范人物的生动感人的事迹为教材，循循善诱，以理服人，以情动人，避免讽刺、挖苦、侮辱等粗暴的教育方式或手段。

4. 因人施教原则

在医德教育过程中，教育者要坚持实事求是，具体问题具体分析，不搞一刀切，即从个体的实际医德水平出发，分层次、分阶段进行医德教育。

(五) 医学道德教育的方法

医学道德教育的方法是指遵循医德教育的原则，运用多种有效的教育形式和措施去组织实施医德教育。医学道德教育的方法是多种多样的，应根据医德教育的任务、内容、教育的对象的实际情况来确定，医德教育的基本方法是多种多样的，必须选择切合时代特点的、灵活而富有趣味的方法，才能保证教育的效果。以下概括的几种方法，仅供选择：（1）以理服人，说理启迪法；（2）以情感人，情感激励法；（3）以形感人，榜样示范法；（4）寓理于教，正反对比法；（5）知行结合，案例讨论法；（6）寓教于乐，实践锻炼法。以上方法，各有侧重点，也各有千秋，但它们之间是一个互相联系、互相补充、互相促进的一个统一的整体，在具体的操作过程中，应根据实际情况，优化组合，灵活运用，以期达到最佳的教育效果。

【本章推荐阅读】

[1]郑文清，周宏菊. 现代医学伦理学概论［M］. 武汉：武汉大学出版社，2017.

[2]刘俊荣，严金海. 医学伦理学［M］. 武汉：华中科技大学出版社，2019.

[3][美]保罗·布卢姆（Paul Bloom）. 善恶之源（Just Babies：The Origins of Good and Evil）［M］. 青涂，译. 杭州：浙江人民出版社，2015.

[4][英]托尼·霍普（Tony Hope）. 医学伦理［M］. 吴俊华，李方，裘劼人，译. 南京：译林出版社，2015.

【本章思考与练习】

1. 现代医学道德修养的意义是什么？
2. 现代医学道德修养的内容是什么？
3. 医学道德修养的境界有哪些不同层次？
4. 医学道德修养的方法有哪些？
5. 医学道德教育的意义是什么？

6. 医学道德教育的过程是什么？
7. 医学道德教育的特点是什么？
8. 医学道德教育的原则是什么？
9. 医学道德教育的方式是什么？

【本章延伸阅读】

伟大的国际主义战士柯棣华

柯棣华原名德瓦卡纳思·桑塔拉姆·柯棣尼斯(Kwarkanath S. Kotnis, 1910 年 10 月 10 日—1942 年 12 月 9 日)，男，印度人，著名医生，1938 年随同印度援华医疗队到中国协助抗日，先后在延安和华北抗日根据地服务。

1939 年 11 月 4 日开始，柯棣华和印度医疗队的同伴们，出入枪林弹雨之中，走遍了晋东南、冀西、冀南、冀中、平西和晋察冀敌后抗日根据地，数次通过敌人的封锁线。在战争环境中，他们和中国抗日军民一起，过着艰苦的生活，但他们没有任何怨言，以饱满的热情投入工作，在沿途施行了 50 余次手术，诊治了 2000 余名伤病员。

1941 年 1 月，他正式参加了八路军——被任命为晋察冀军区白求恩国际和平医院第一任院长，仍然兼任白求恩卫生学校教员。此时，正是抗日根据地最艰苦、最危险的时候。

在晋察冀两年多时间里，他始终以白求恩为榜样，工作上极端负责，对同志对人民极端热忱。他不仅从事医疗工作，还从事教学训练，编写讲义，担负着行政和政治工作。在敌人向根据地残酷"扫荡"的情况下，他和同志们经常沿着山谷峻岭，一边作战，一边转移，一边护理伤病员。他以惊人的毅力和革命乐观主义精神，克服了一切艰险。他同群众血肉相连，把为群众服务看作自己的幸福。在敌人一次扫荡中，他路过一个被日寇摧残的村庄，听到断续的呻吟声，就顺声查找，在一间残破的房子里，见到一个由于难产而生命垂危的妇女。他连忙找来游击队和担架，把产妇送到一个临时救护所，连夜为她做手术，挽救了母子的生命。正因为这样，伤病员和群众都敬爱他，亲热地称他为"老柯""贴心大夫"和"黑妈妈"。

柯棣华以八路军一个普通战士严格要求自己，自觉革命，从不要求半点特殊。组织上分配给他的马，行军途中，他不是让身体不好的同志骑，就是驮东西；分配给他稍大一点的房子，他总是腾出来收伤病员，自己往小屋里搬。他经常穿带补丁的衣服，而把发下的新衣新鞋省下来，给同志们穿。他把克服困难当作锻炼自己、改造思想的好机会。他常说："我来是为了革命，不是为了享受。"在艰苦中，他总是乐观、愉快地说："我在此间虽然过着一种前所未有的生活，但我觉得我充满了活力和愉快。我热爱着中国，热爱着正以无穷的威力摧毁法西斯暴行的英勇抗战的军民！"在极其艰苦、紧张的战争条件下，柯棣华大夫不放过可以利用的每一刻钟，勤奋学习，追求革命真理。他经常请老同志给他讲中国共产党的历史和红军的光荣传统。1942年7月，由于他的积极要求，他光荣地加入了中国共产党。

1942年12月9日，柯棣华的癫痫病再一次发作，医护人员虽全力抢救，也未能挽救他的生命。他没有给他热爱的战友们留下一句话，没有给他爱妻娇儿留下一句话，但他全部工作，他的热情，他的献身精神，他的国际主义精神，将永远激励人们前进。

柯棣华是毛泽东盛赞的国际主义精神的代表。他像一颗明亮的星，陨落在中国大地上。毛主席当时对柯棣华的逝世寄托了无限哀思，给柯棣华以高度评价。在延安各界举行的追悼会上，毛主席送了亲笔挽词："印度友人柯棣华大夫远道来华，援助抗日，在延安华北工作五年之久，医治伤员，积劳病逝，全军失一臂助，民族失一友人。柯棣华大夫的国际主义精神，是我们永远不应该忘记的。"

（来源：https://baike.baidu.com/item 柯棣华/）

附录　医学伦理学文献

参 考 文 献

1. 宋希仁，陈劳志，赵仁光．伦理学大辞典［Z］．长春：吉林人民出版社，1989.

2. 杜治政，许志伟．医学伦理学辞典［Z］．郑州：郑州大学出版社，2003.

3. 郑文清，周宏菊．现代医学伦理学概论［M］．武汉：武汉大学出版社，2017.

4. ［美］雅克·蒂洛，［美］基思·克拉斯曼．伦理学与生活［M］．第11版．成都：四川人民出版社，2020.

5. 刘俊荣，严金海．医学伦理学［M］．武汉：华中科技大学出版社，2019.

6. ［美］戴维·J.罗思曼．《病床边的陌生人》［M］．潘驿炜，译．北京：中国社会科学出版社，2020.

7. 孙福川，王明旭．医学伦理学［M］．第4版．北京：人民卫生出版社，2013.

8. ［美］巴林特(Michael Balint)．医生、他的患者及所患疾病［M］．魏镜，主译．北京：人民卫生出版社，2012.

9. 汪一江，董晓艳，林晖．新医学伦理学(修订版)［M］．合肥：安徽科学技术出版社，2015.

10. ［英］托尼·霍普．医学伦理［M］．吴俊华，李方，裘劼人，译．南京：译林出版社，2015.

11. 朱燕波．生命质量(QOL)测量与评价［M］．北京：人民军医出版社，2010.

12. ［美］格雷戈里·E.彭斯．医学伦理学经典案例［M］．第4版．聂精保，胡林英，译．长沙：湖南科学技术出版社，2010.

13. 李庆功．医疗知情同意理论与实践［M］．北京：人民卫生出版社，2011.

14. 杨建兵，王传中．生物医学伦理学导论［M］．武汉：武汉大学出版社，2007.

15. 徐宗良，刘学礼，瞿晓敏．生命伦理学—理论与实践探索［M］．上海：上海人民出版社，2002.

16. 高崇明，张爱琴. 生物伦理学十五讲[M]. 北京：北京大学出版社，2004.

17. 沈铭贤. 生命伦理学[M]. 北京：高等教育出版社，2003.

18. ［德］Hans-Martin Sass. 生命伦理学与卫生政策[M]. 翟晓梅，译. 西安：第四军医大学出版社，2007.

19. 白丽萍. 卫生政策伦理研究[M]. 北京：中国广播电视出版社，2009.

20. 陈晓阳. 医学伦理学[M]. 北京：人民卫生出版社，2010.

21. 王明旭. 医学伦理学[M]. 北京：人民卫生出版社，2010.

22. 曹志平. 中国医学伦理思想史[M]. 北京：人民卫生出版社，2012.

23. 唐秀华. 医学伦理学案例教程[M]. 兰州：兰州大学出版社，2019.

24. 邱仁宗. 生命伦理学[M]. 北京：中国人民大学出版社，2010.

25. 翟晓梅，邱仁宗. 公共卫生伦理学[M]. 北京：中国社会科学出版社，2016.

全书较系统地论述了现代医学伦理学的研究对象、学科发展概况，概括了现代医学伦理学的基本原理与理论，探讨了现代医患关系伦理、现代医学科研的道德问题以及卫生政策伦理学等。该书从理论与实践结合的角度，对许多现代医学技术发展带来的一系列道德问题提出了自己的看法，进行了多视角的但以伦理学为主线的讨论，为读者了解诸如安乐死、克隆技术、器官移植、人体试验、生殖技术、基因工程等涉及的现代生命伦理学的热点问题提供了关注与思考的视野和线索。

武汉大学出版社
官方微信平台

武汉大学出版社
天猫旗舰店

■ 责任编辑／詹 蜜
■ 责任校对／汪欣怡
■ 版式设计／马 佳
■ 封面设计／涂 驰

ISBN 978-7-307-22465-0

9 787307 224650 >

定价：49.50元